gluet

Dr.diary

목차

글루어트

닥터다이어리 실현 가치		04
프로그램 목적		06
프로그램 설명		08
닥터다이어리가 제안하는 건강 습관 형성 메뉴얼		10
글루어트 커리큘럼		12
글루어트 1주차	DAY 01. 목표 체중 설정하기	14
	DAY 02. 채소부터 먼저 먹기	26
	DAY 03. 밥은 1/2공기 먹기	38
	DAY 04. 영양정보 확인하기	50
	DAY 05. 탄수화물에 영양소 추가하기	62
글루어트 2주차	DAY 06. 고기, 생선, 달걀, 콩류 챙겨 먹기	74
	DAY 07. 지방과 친해지기	86
	DAY 08. 식단에 식초 추가하기	98
	DAY 09. 식후 10분 걷기 운동하기	110
	DAY 10. 대체 설탕으로 단맛 즐기기	122
글루어트 3주차	DAY 11. 20분 동안 천천히 먹기	134
	DAY 12. 균형식으로 식사하기	146
	DAY 13. 식이섬유 챙겨 먹기	158
	DAY 14. 음료에서 당류 줄이기	170
	DAY 15. 당지수 낮은 간식 즐겨 먹기	182
글루어트 4주차	DAY 16. 정해진 시간에 식사하기	194
	DAY 17. 주스 대신 생과일 먹기	206
	DAY 18. 즐거운 마음으로 식사하기	218
	DAY 19. 배부르기 전에 숟가락 내려 놓기	230
	DAY 20. 나만의 다이어트 습관 만들기	242
이 책을 만든 사람들		254

닥터다이어리 실현 가치

닥터다이어리

만성질환관리
헬스케어 플랫폼

질환은 언제나 외롭고 '혼자'라는 생각이 들게 합니다.
닥터다이어리는 질환자들이 이러한 감정 침체에서 벗어나
일상으로의 회복이 가능하도록 돕고
건강의 가치를 지속적으로 제공할 수 있도록 노력합니다.

닥터다이어리는 만성질환관리 헬스케어 서비스를 기반으로
환자들의 생명연장 가치를 실현합니다.
당뇨인의 평생관리 파트너로서 모바일 앱을 통한
혈당관리, 질환정보, 커뮤니티 서비스를 제공하고 당뇨관리에
필수적인 의료기기, 건강식품, 식단 등을 온라인 커머스와
무화당 오프라인 매장을 통해 판매, 개척해 나갑니다.

향후 닥터다이어리는 질환관리 서비스를 넘어
만성질환을 가지고 있는 사람들의 삶에
필수적인 공존질환 관리 단일플랫폼으로 발전하고자 합니다.

닥터다이어리 공동창업자 *송제윤, 류연지*

닥터다이어리 애플리케이션

- 혈당, 혈압, 체중, 식단, 운동 등의 건강 데이터를 기록하고 관리하는 데 도움을 주는 앱입니다.
- 음식을 촬영하면 AI 식단 기록 기능을 통해 영양소가 자동 분석됩니다.
- 앱에 기록한 건강 데이터를 바탕으로 매주, 매월 무료로 건강 보고서 형태로 제공됩니다.
- 닥터다이어리 커뮤니티를 통해 유사한 고민을 가진 사람들을 만날 수 있습니다.
- 닥터다이어리 클래스를 구독하면 전문 코치에게 체계적으로 1:1 건강관리를 받을 수 있습니다.
- 만성질환 관리에 도움이 되는 실생활 콘텐츠를 강의 영상, 퀴즈, 칼럼, 건강 꿀팁, 카드 뉴스 등의 형태로 닥터다이어리 앱, 블로그 및 유튜브를 통해 제공하고 있습니다.

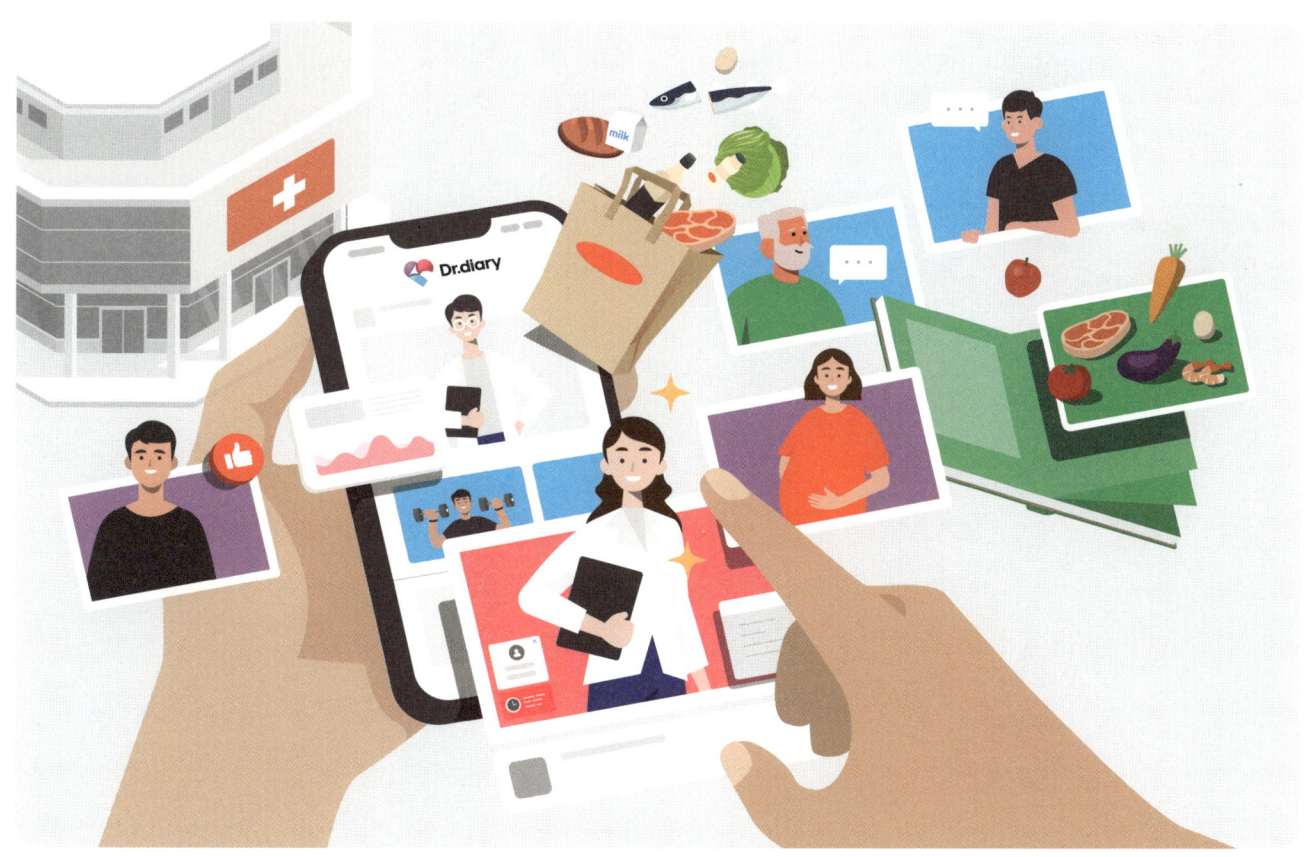

 닥터다이어리는 앱스토어와 구글플레이스토어에서 다운로드 가능합니다.

프로그램 목적

글루어트

다이어트를 위한 작은 배려

오늘도 다이어트를 결심하지만 실패하는 분들이 있습니다.

다이어트에 실패하는 이유는 과도한 절식과 운동 같은
지속 가능하지 않은 무리한 목표와 계획 때문인 경우가 많습니다.
식이제한이 엄격할수록 다이어트 실패 확률은 더욱 높아집니다.

다이어트의 핵심은 안정적인 혈당 수치를 유지하는 것입니다.

혈당과 인슐린, 체중과의 상관관계를 이해하면
지금까지 다이어트에 실패한 이유를 알 수 있습니다.

혈당을 관리하는 기술을 습득하고 실천할 수 있으면
좋아하는 음식을 먹으면서도 얼마든지 다이어트에 성공할 수 있습니다.

본 교재는 좋아하는 음식을 즐기면서 과학적으로 체중을 뺄 수 있는 방법을
가장 쉽게 알려주고, 실천까지 할 수 있도록 제작되었습니다.

단순히 식사의 순서를 바꾸고, 식사의 내용을 조금 바꾸는 것만으로도
자연스럽고 빠르게 체중을 감량할 수 있습니다.

본 교재를 읽는 모든 다이어터를 응원합니다.

닥터다이어리 연구소장

글루어트

글루어트(Gluet)는 포도당(glucose)과 다이어트(diet)의 합성어입니다.
글루어트는 혈당 조절을 통한 '과학적인' 다이어트 방법입니다.
글루어트 학습을 통해 여러분이 섭취한 음식, 스트레스, 수면, 운동, 활동량 등에 따른 혈당의 반응을 확인할 수 있습니다.
이러한 혈당 실험을 통해, 나만의 특별한 혈당 조절 방법을 터득하여
'체중 감량' 이라는 목표를 달성할 수 있습니다.

본 교재에서 제안하는 20가지 글루어트 핵심 미션을 통해
혈당 관리 기술을 배우고 실천한다면 누구나 다이어트에 성공할 수 있습니다.

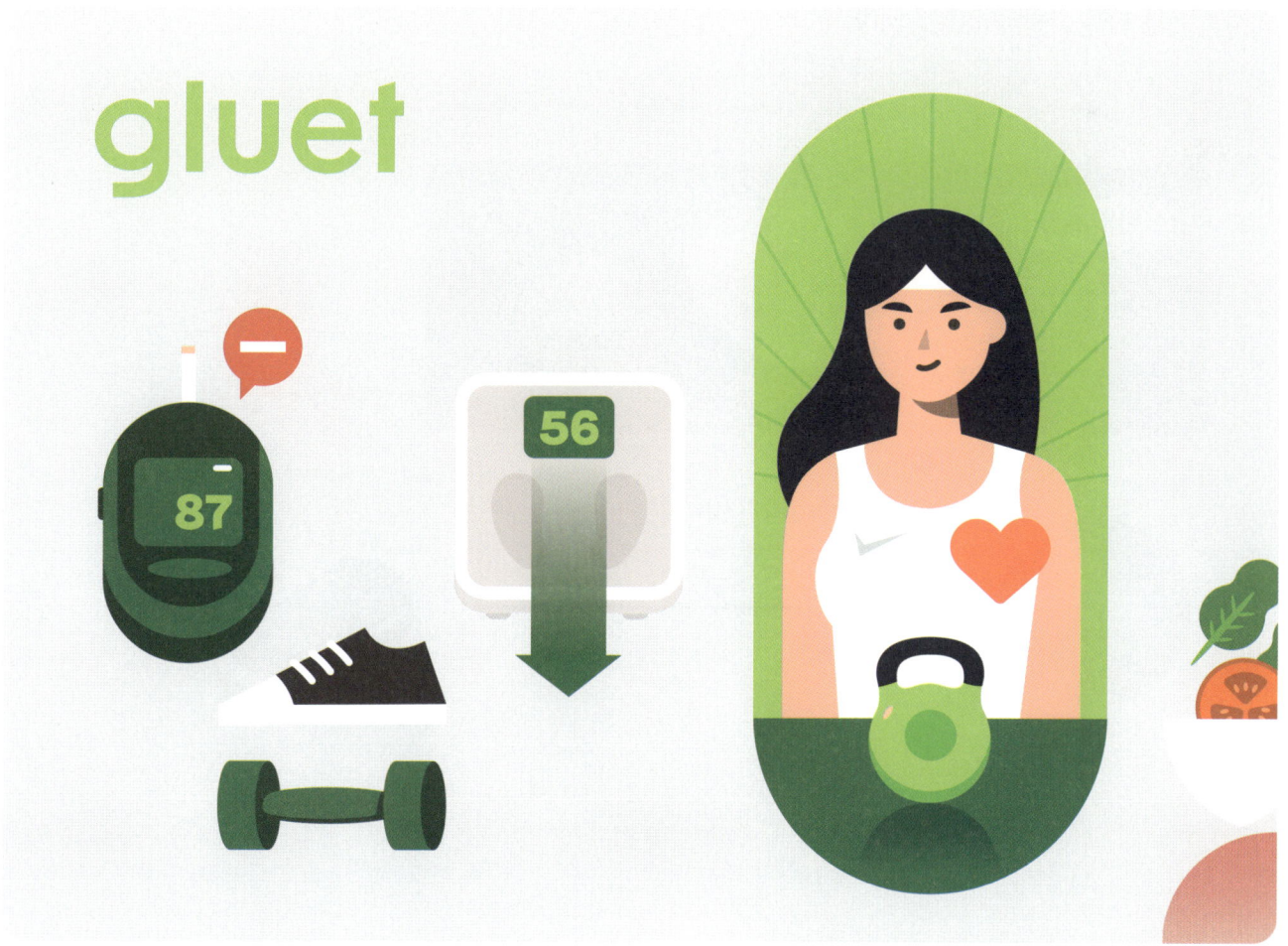

프로그램 설명

글루코스 다이어트란?

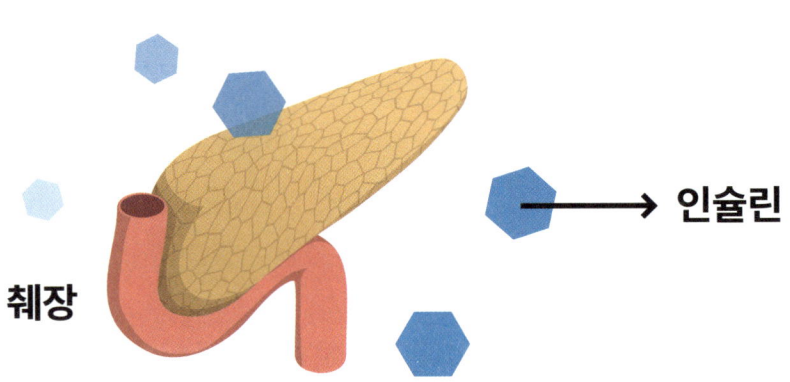

혈당 조절은 체중 감량의 핵심입니다.
그리고 혈당 조절의 역할은 인슐린이 담당합니다.

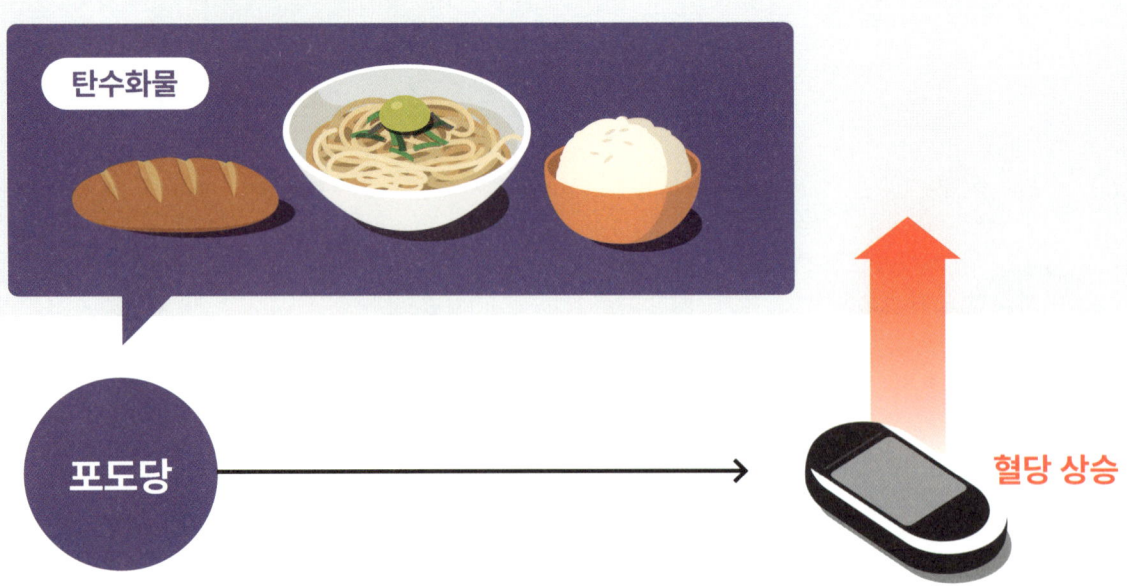

탄수화물은 포도당으로 분해되어 혈당을 높입니다.

혈당 관리 = 체중 관리

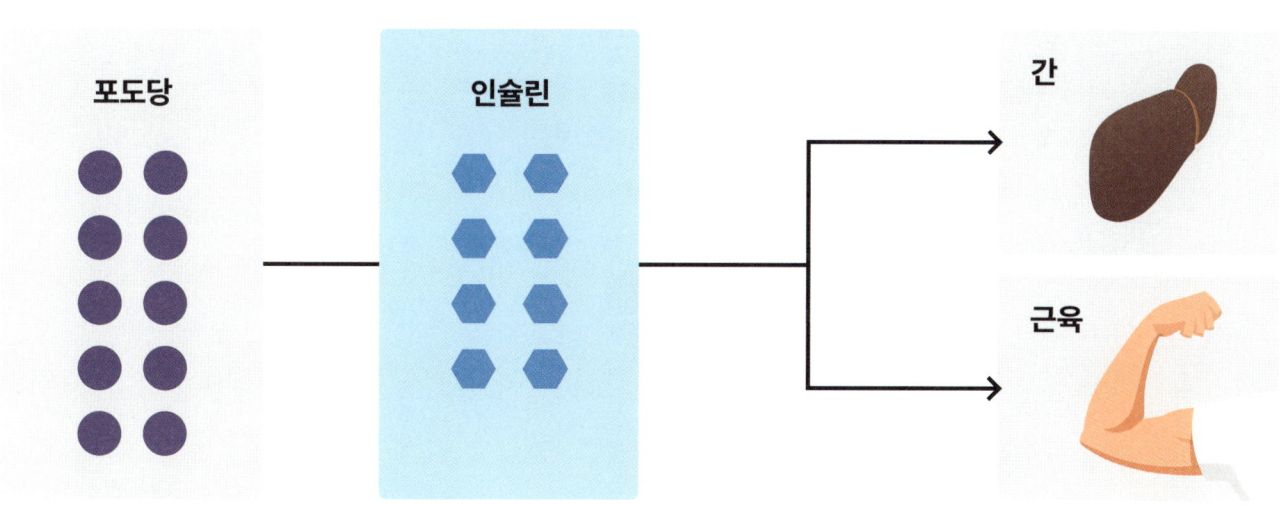

혈당이 높아진 만큼 인슐린이 분비되며,
인슐린은 간과 근육에 포도당을 저장시키도록 도와줍니다.
간과 근육에 저장된 포도당은 효율적인 에너지원입니다.

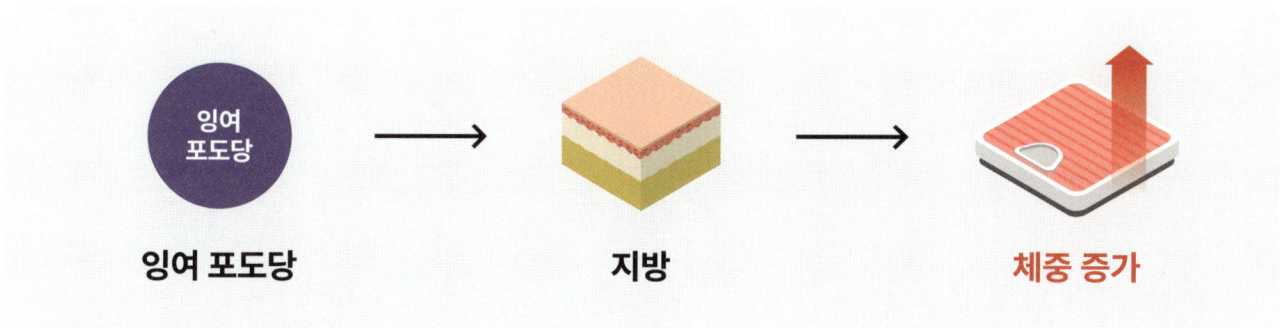

고탄수화물 섭취는 고혈당을 유발하며, 인슐린이 과량 분비됩니다.
간과 근육은 포도당을 한 번에 저장시키는 데 한계가 있습니다.

간과 근육의 저장량을 넘어서는 잉여 포도당은 지방으로 바뀌어 저장이 되며,
이것이 체중 증가로 연결됩니다.

닥터다이어리가 제안하는 건강 습관 형성 메뉴얼

01 평가하기

다이어트를 실천할 수 있는 방법은 건강한 습관을 하나씩 늘려가는 것인데요. 현재의 건강 습관을 평가해보세요! 혹시라도 문제가 되는 습관이 있어도 걱정하실 필요는 없어요. 나의 건강하지 않은 습관이 무엇인지 아는 것이 건강습관 형성의 시작이에요!

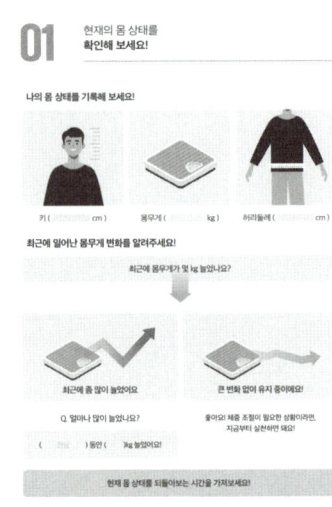

02 조언 받기

건강 습관을 평가했다면, 왜 건강 습관이 필요한지, 그리고 건강하지 않은 습관이 지속될 경우 어떠한 문제점이 있는지 알아보아요!
문제가 무엇인지 알 수 있다면, 문제를 개선하는 방법을 찾아낼 수 있어요!

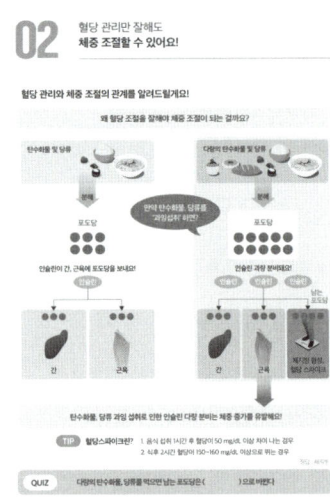

03 목표 설정하기

매일 하나씩 건강 습관 목표를 세워보세요.
닥터다이어리가 제안하는 건강 습관은 어렵지 않아요.
체중 조절을 위해 반드시 필요한 습관을 조금씩 늘려가다보면 저절로 건강이 개선되어요!

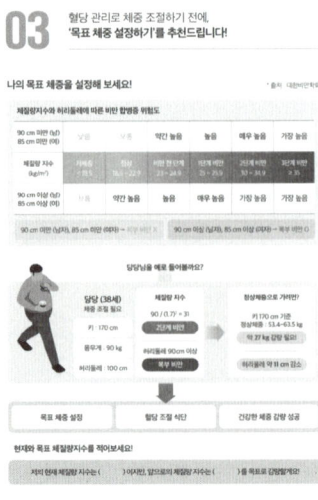

04 도움받기

삶의 다양한 상황 속에서 오늘의 습관 목표를 잘 해낼 수 있는 기술을 습득하고, 습관 형성에 대한 자신감을 가져보세요! 자신감은 다이어트의 실천 가능성을 높여줘요!

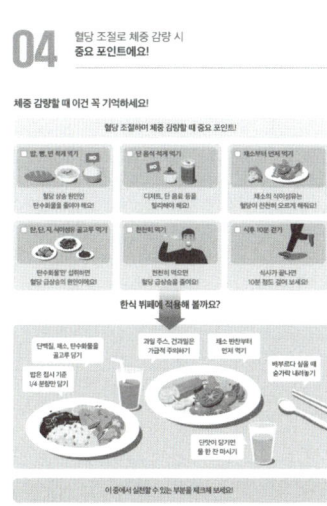

05 미션 도전하기

일상 속에서 건강한 행동을 더 많이 해낼 수 있도록, 닥터다이어리에서 제안하는 미션을 확인해보세요! 그리고 도전할 수 있는 건강 습관에 체크를 해보고, 실제로 그 미션을 수행해보세요! 미션을 훌륭히 해낼 수록 더 건강한 나를 만날 수 있어요!

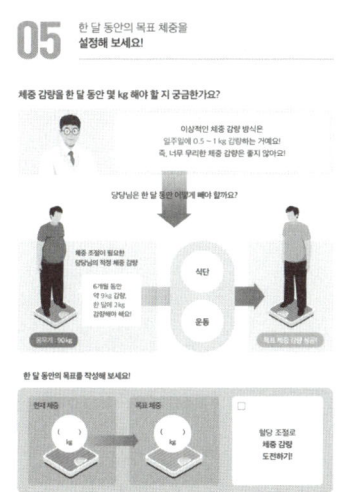

06 건강 습관 완성

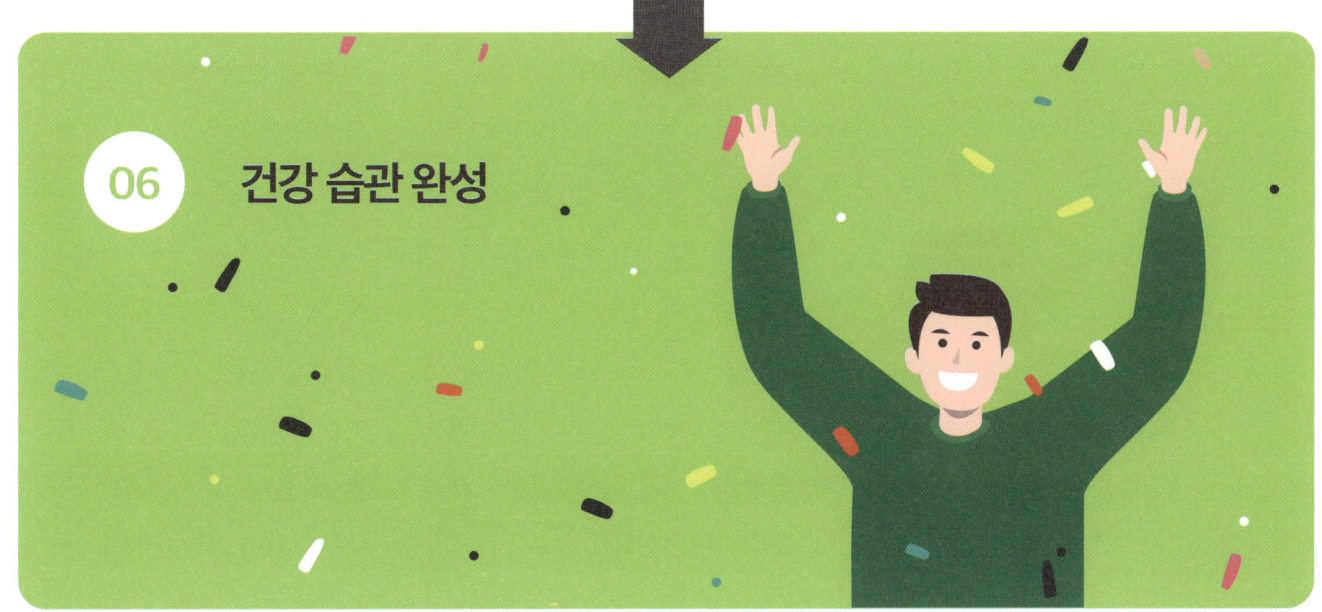

글루어트 커리큘럼

1주차

01 글루어터를 위한 목적지 설정

Misson

목표 체중 설정하기

02 밥상 위에 녹색 퍼스트

Misson

채소부터 먼저 먹기

2주차

06 내 몸을 위한 단백질 챙김

Misson

고기, 생선, 달걀, 콩류 챙겨 먹기

07 지방과 친구 맺기 기술

Misson

지방과 친해지기

3주차

11 거북이처럼 느릿느릿 식사

Misson

20분 동안 천천히 먹기

12 다이어트 식사를 디자인하다

Misson

균형식으로 식사하기

4주차

16 나만의 식사 알람

Misson

정해진 시간에 식사하기

17 내 몸을 위한 건강 과일 습관

Misson

주스 대신 생과일 먹기

천천히 익히는 체중 관리 습관 4주 챌린지!

03 탄수화물 DOWN 체중 DOWN	04 영양정보 확인, 작은 습관의 힘	05 탄수화물에 영양소 옷 입히기
Misson 밥은 1/2공기 먹기	**Misson** 영양정보 확인하기	**Misson** 탄수화물에 영양소 추가하기

08 잃어버린 식초를 찾아서	09 식후 디저트로 10분 걷기	10 건강한 설탕, 건강한 단맛
Misson 식단에 식초 추가하기	**Misson** 식후 10분 걷기 운동하기	**Misson** 대체 설탕으로 단맛 즐기기

13 다이어트를 위한 식이섬유 설명서	14 음료 속 설탕 지우개	15 단맛 간식 대신 혈당 천천히 간식
Misson 식이섬유 챙겨 먹기	**Misson** 음료에서 당류 줄이기	**Misson** 당지수 낮은 간식 즐겨 먹기

18 스트레스 없이 식사하기	19 숟가락 내려 놓기, 식사 마치기	20 혈당 다이어트 습관 성형
Misson 즐거운 마음으로 식사하기	**Misson** 배부르기 전에 숟가락 내려 놓기	**Misson** 나만의 다이어트 습관 만들기

글루어트

글루어트 커리큘럼

DAY 01 글루어터를 위한 목적지 설정

Mission 목표 체중 설정하기

본 교재에서 제시하는 혈당 안정화 방법을 따라하면
누구든지 건강하게 체중을 감량할 수 있습니다.
과도한 체중 감량은 우리 몸의 대사이상을 초래할 수 있는데요.
오늘은 목표 체중 설정하기에 대해 알려드리겠습니다.

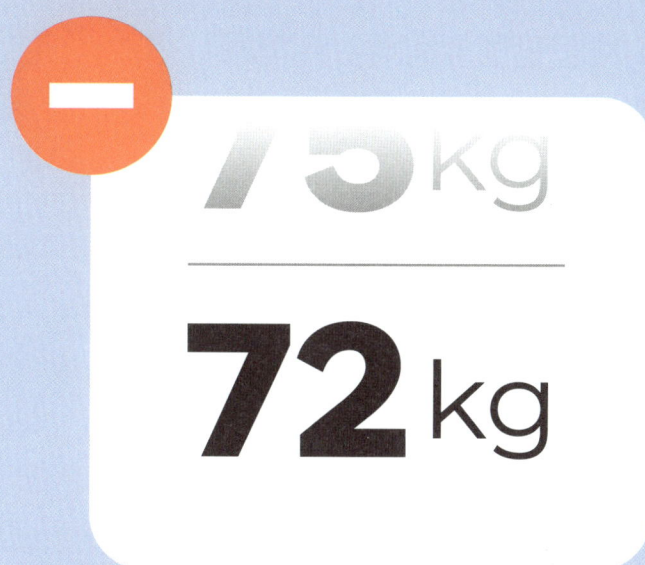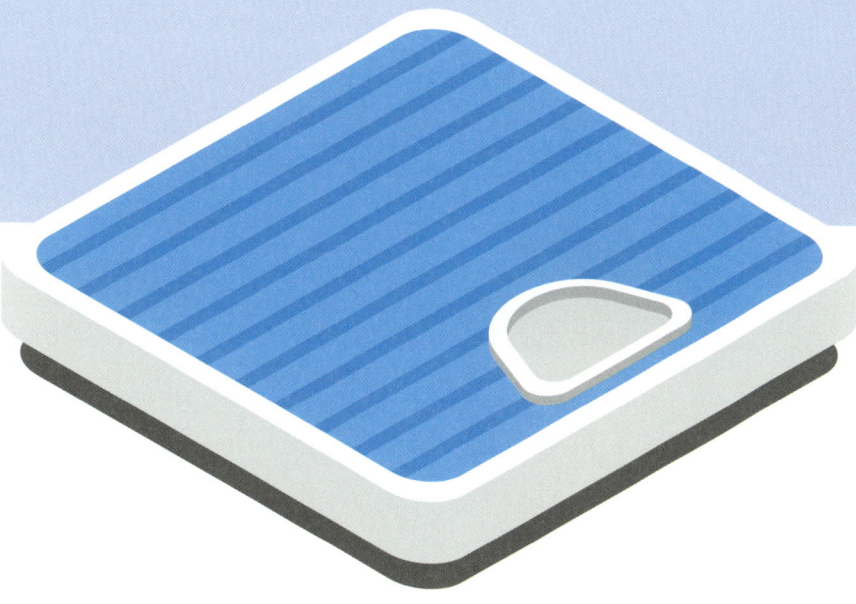

STEP. 01　평가하기

01 —— 현재 몸 상태 진단

목표 체중 만큼 감량하기 위해서
현재의 몸 상태의 파악이 선행되어야 합니다.

키, 몸무게, 허리둘레를 아는 것은
건강한 체중 감량의 기본이라 할 수 있어요.

오늘은 체중계와 줄자를 활용해서
현재의 몸 상태를 확인해 보세요.

만약 체중 감량이 필요한 상황이더라도
이제 시작하면 되니 절대 좌절하지 마세요.

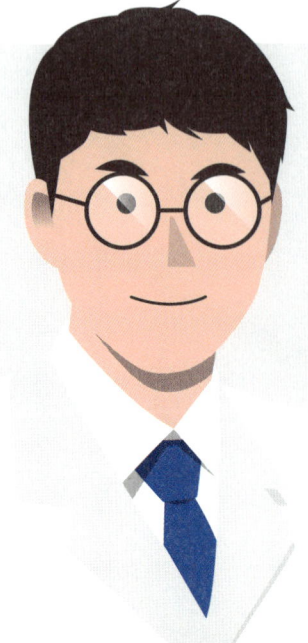

01 현재의 몸 상태를 **확인해 보세요!**

나의 몸 상태를 기록해 보세요!

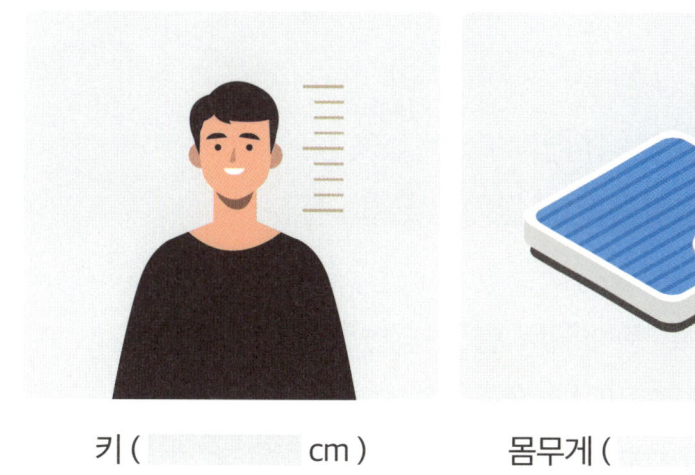
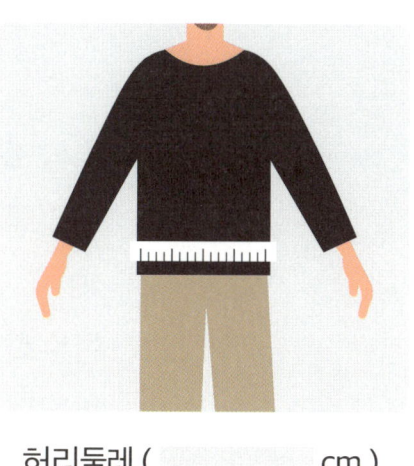

키 (　　　　cm)　　　몸무게 (　　　　kg)　　　허리둘레 (　　　　cm)

최근에 일어난 몸무게 변화를 알려주세요!

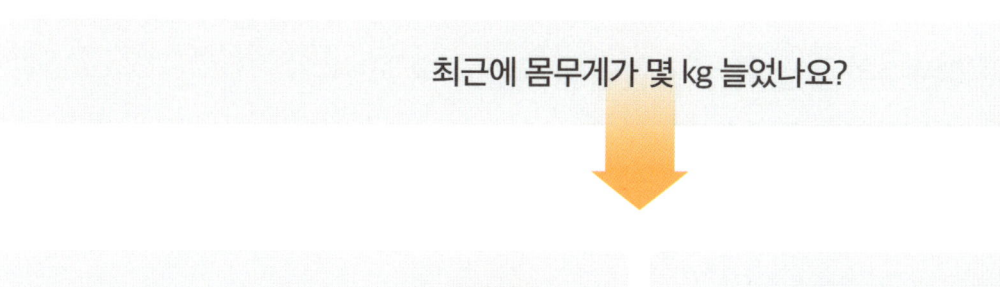

최근에 몸무게가 몇 kg 늘었나요?

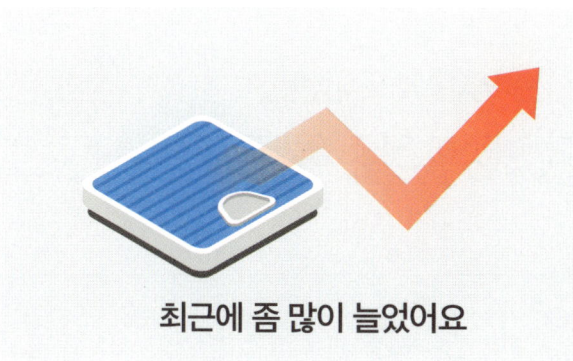
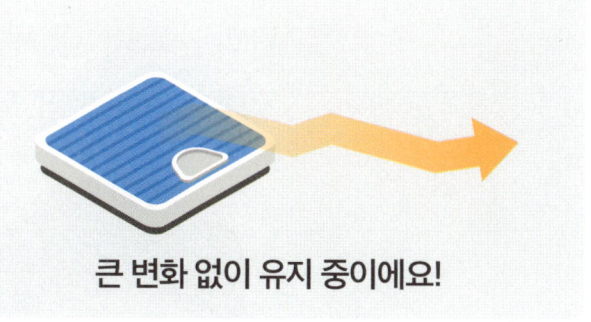

최근에 좀 많이 늘었어요　　　　　큰 변화 없이 유지 중이에요!

Q. 얼마나 많이 늘었나요?　　　　좋아요! 체중 조절이 필요한 상황이라면,
　　　　　　　　　　　　　　　　지금부터 실천하면 돼요!
(　한달　) 동안 (　　) kg 늘었어요!

현재 몸 상태를 되돌아보는 시간을 가져보세요!

STEP. 02   조언 받기

02 —— 혈당 관리와 체중 조절

혈당 조절은 체중 감량의 핵심입니다.
그리고 혈당 조절의 역할은 인슐린이 담당합니다.

탄수화물은 포도당으로 분해되어 혈당을 높입니다.
혈당이 높아진 만큼 인슐린이 분비되며,
인슐린은 간과 근육에 포도당을 저장시키도록 도와줍니다.
간과 근육에 저장된 포도당은 효율적인 에너지원입니다.

고탄수화물 섭취는 고혈당을 유발하며,
인슐린이 과량 분비됩니다.
간과 근육은 포도당을 한 번에 저장시키는 데 한계가 있습니다.

간과 근육의 저장량을 넘어서는 잉여 포도당은
지방으로 바뀌어 저장이 되며, 이것이 체중 증가로 연결됩니다.

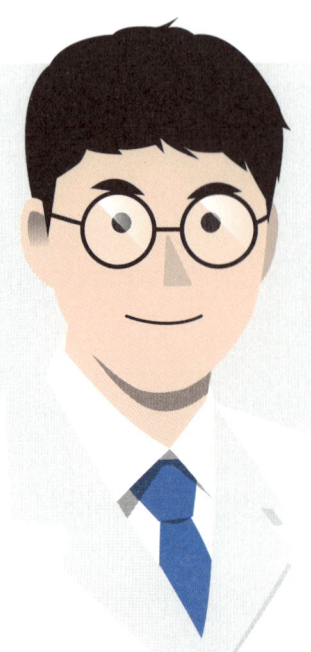

02 혈당 관리만 잘해도 체중 조절할 수 있어요!

혈당 관리와 체중 조절의 관계를 알려드릴게요!

왜 혈당 조절을 잘해야 체중 조절이 되는 걸까요?

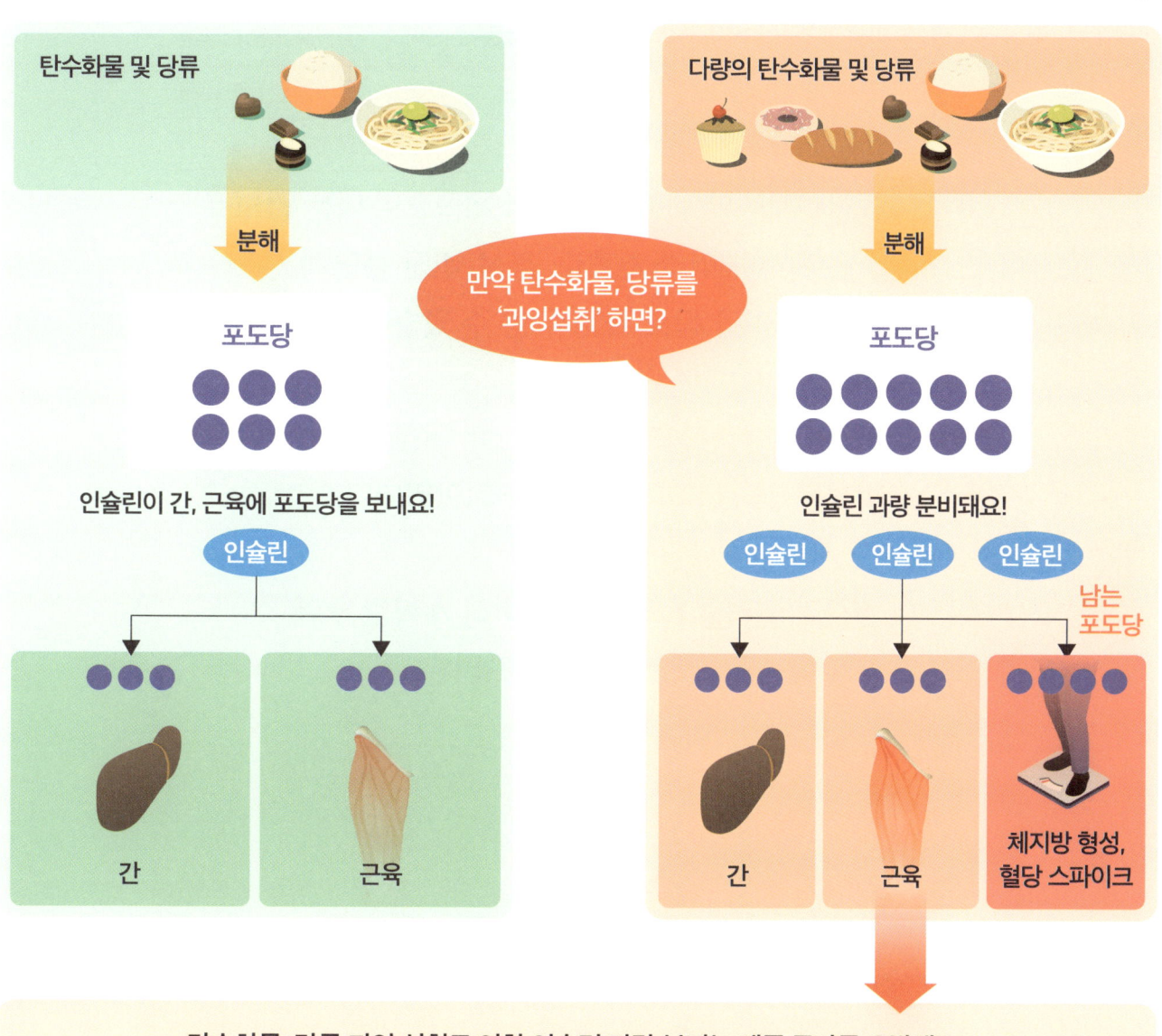

탄수화물, 당류 과잉 섭취로 인한 인슐린 다량 분비는 체중 증가를 유발해요!

TIP 혈당스파이크란?
1. 음식 섭취 1시간 후 혈당이 50 mg/dL 이상 차이 나는 경우
2. 식후 2시간 혈당이 150~160 mg/dL 이상으로 뛰는 경우

정답 : 체지방

QUIZ 다량의 탄수화물, 당류를 먹으면 남는 포도당은 (　　　　)으로 바뀐다

1주차 : 글루어트 1강

STEP. 03   목표 설정하기

03 ── 목표 체중 설정하기

체질량지수와 허리둘레에 따른
비만 위험도를 계산해 보세요.

체질량지수는 체중을 신장의 제곱으로 나눈 값으로
다음 지수에 따라 저체중, 정상, 비만 전단계,
1-3단계 비만 등으로 분류 할 수 있습니다.

허리둘레는 남성의 경우 90 cm 이상,
여성은 85 cm 이상이면 복부비만입니다.

체중과 허리둘레의 목표를 미리 계획한 후에
체중 감량을 하는 것을 추천드려요.

03 혈당 관리로 체중 조절하기 전에, '목표 체중 설정하기'를 추천드립니다!

나의 목표 체중을 설정해 보세요!

*출처 : 대한비만학회

체질량지수와 허리둘레에 따른 비만 합병증 위험도

90 cm 미만 (남) 85 cm 미만 (여)	낮음	보통	약간 높음	높음	매우 높음	가장 높음
체질량 지수 (kg/m²)	저체중 < 18.5	정상 18.5 ~ 22.9	비만 전 단계 23 ~ 24.9	1단계 비만 25 ~ 29.9	2단계 비만 30 ~ 34.9	3단계 비만 ≥ 35
90 cm 이상 (남) 85 cm 이상 (여)	보통	약간 높음	높음	매우 높음	가장 높음	가장 높음

90 cm 미만 (남자), 85 cm 미만 (여자) → 복부 비만 X
90 cm 이상 (남자), 85 cm 이상 (여자) → 복부 비만 O

당당님을 예로 들어볼까요?

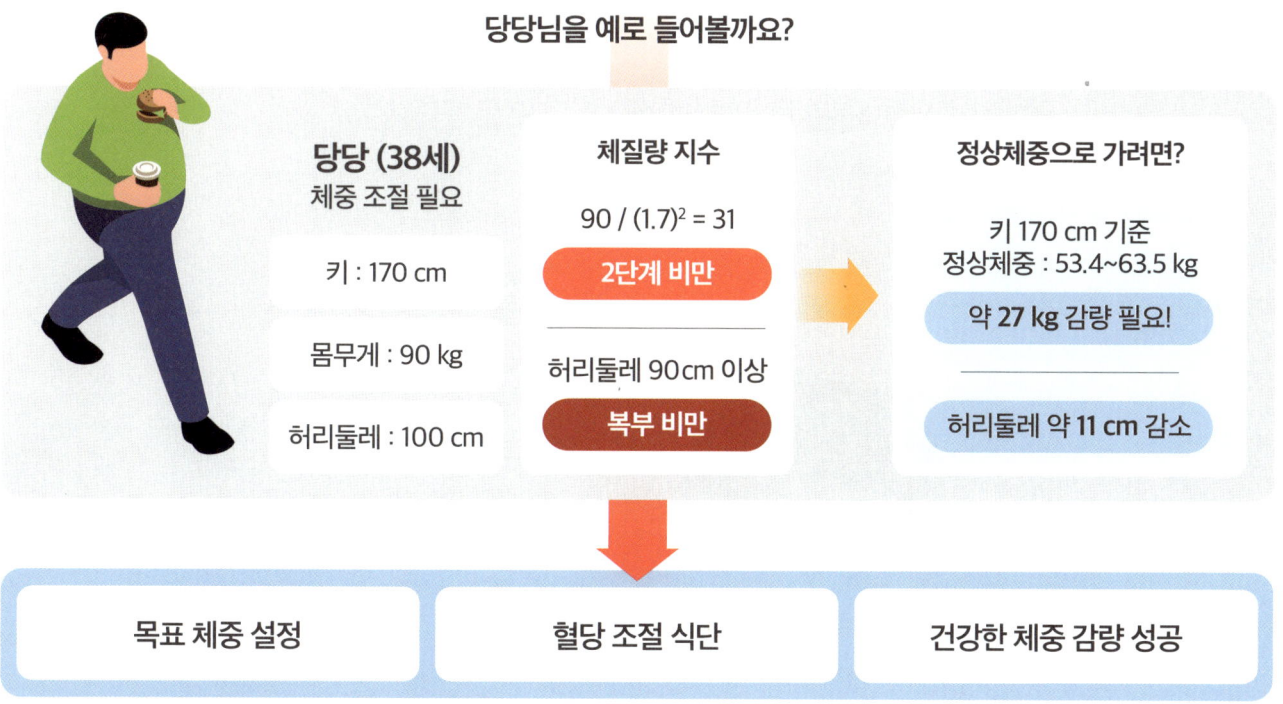

당당 (38세) 체중 조절 필요
- 키 : 170 cm
- 몸무게 : 90 kg
- 허리둘레 : 100 cm

체질량 지수
90 / (1.7)² = 31
2단계 비만

허리둘레 90cm 이상
복부 비만

정상체중으로 가려면?
키 170 cm 기준
정상체중 : 53.4~63.5 kg
약 **27 kg** 감량 필요!
허리둘레 약 **11 cm** 감소

목표 체중 설정 → 혈당 조절 식단 → 건강한 체중 감량 성공

현재와 목표 체질량지수를 적어보세요!

저의 현재 체질량 지수는 (   ) 이지만, 앞으로의 체질량 지수는 (   ) 를 목표로 감량할게요!

STEP. 04　도움받기

04 ── 체중 감량 중요 포인트

본 교재에서 제안하는 체중 감량의 핵심은
혈당 스파이크를 덜 유발하는 것입니다.

탄수화물 식품을 적게 섭취한다면
자연스럽게 혈당과 체중이 조절돼요.

이때 습관으로 단 음식 적게 섭취하기,
채소부터 먼저 먹기, 골고루 섭취하기,
천천히 식사하기, 식후 운동하기 등을 실천해 보세요.

이러한 습관을 실천해서 내 것으로 만들면
체중 감량이 눈에 보일 거예요.

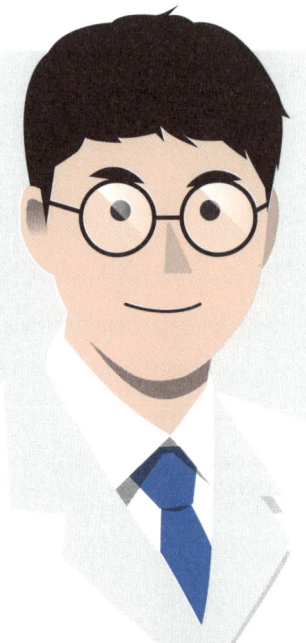

04 혈당 조절로 체중 감량 시 **중요 포인트에요!**

체중 감량할 때 이건 꼭 기억하세요!

혈당 조절하며 체중 감량할 때 중요 포인트!

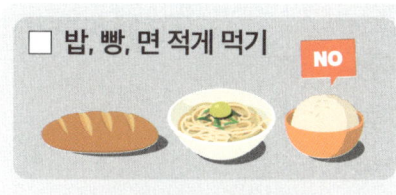
□ 밥, 빵, 면 적게 먹기
혈당 상승 원인인 탄수화물을 줄여야 해요!

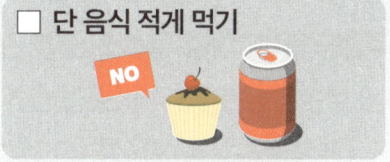
□ 단 음식 적게 먹기
디저트, 단 음료 등을 멀리해야 해요!

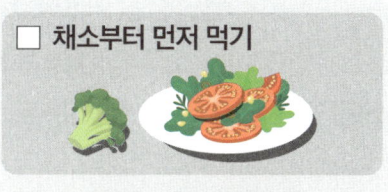
□ 채소부터 먼저 먹기
채소의 식이섬유는 혈당이 천천히 오르게 해줘요!

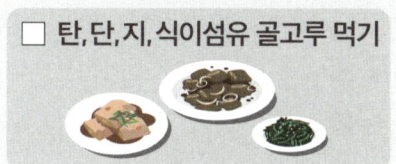
□ 탄, 단, 지, 식이섬유 골고루 먹기
탄수화물 '만' 섭취하면 혈당 급상승의 원인이에요!

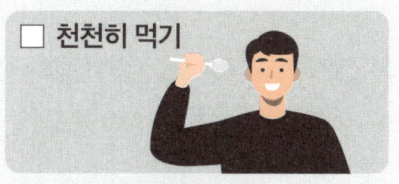
□ 천천히 먹기
천천히 먹으면 혈당 급상승을 줄여요!

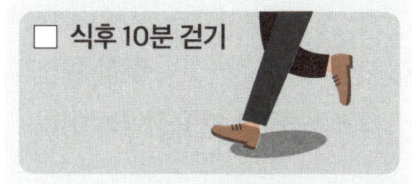
□ 식후 10분 걷기
식사가 끝나면 10분 정도 걸어 보세요!

한식 뷔페에 적용해 볼까요?

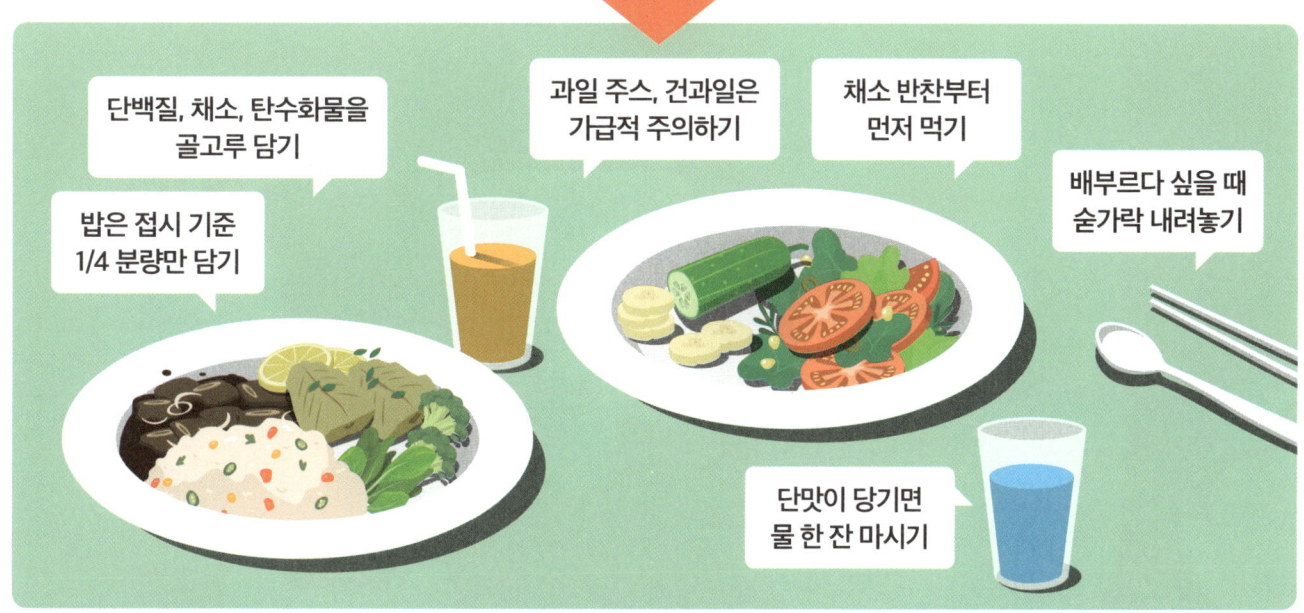

- 단백질, 채소, 탄수화물을 골고루 담기
- 밥은 접시 기준 1/4 분량만 담기
- 과일 주스, 건과일은 가급적 주의하기
- 채소 반찬부터 먼저 먹기
- 배부르다 싶을 때 숟가락 내려놓기
- 단맛이 당기면 물 한 잔 마시기

이 중에서 실천할 수 있는 부분을 체크해 보세요!

STEP. 05 미션 도전하기

05 ─── 한 달 목표 세우기

체중 감량을 할 때
너무 조급하면 안 됩니다.

무리한 체중 감량은 오히려 건강에
악영향을 미칠 수 있는데요.

이상적인 체중 감량은 1주일에 1 kg 미만입니다.
그 이상의 체중 감량은 몸에 부담이 될 수 있어요.

앞으로 한 달 동안의 목표 체중을 설정해 보세요.
감량한 나의 모습을 기대하며
혈당 조절 다이어트를 실천해 보세요!

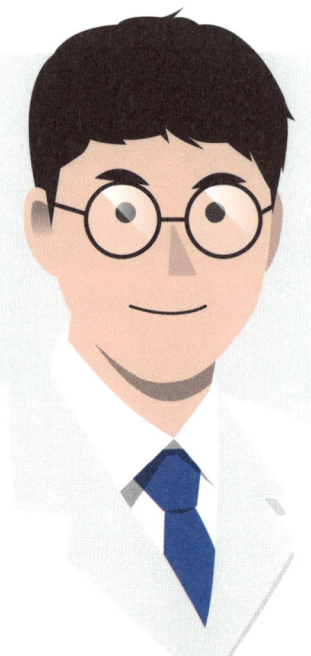

05 한 달 동안의 목표 체중을 **설정해 보세요!**

체중 감량을 한 달 동안 몇 kg 해야 할 지 궁금한가요?

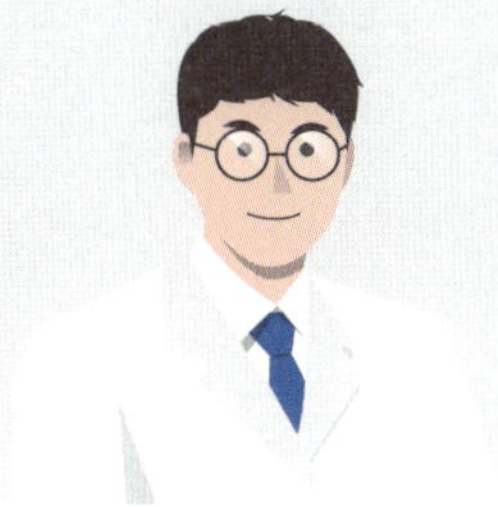

이상적인 체중 감량 방식은 **일주일에 0.5 ~ 1 kg 감량**하는 거예요!
즉, 너무 무리한 체중 감량은 좋지 않아요!

당당님은 한 달 동안 어떻게 빼야 할까요?

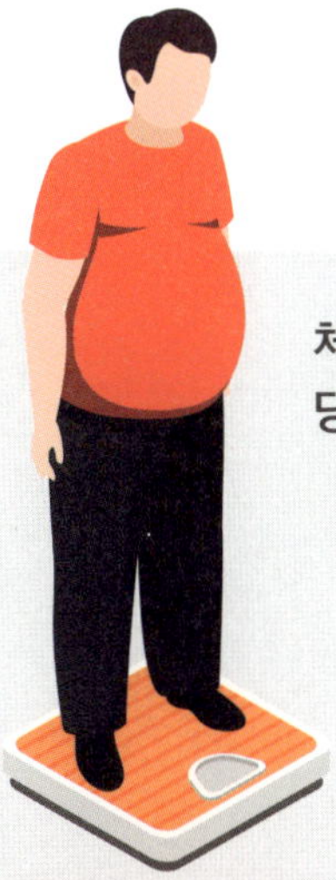

체중 조절이 필요한 당당님의 적정 체중 감량

6개월 동안 약 **9 kg 감량**, **한 달에 2 kg** 감량해야 해요!

식단
운동

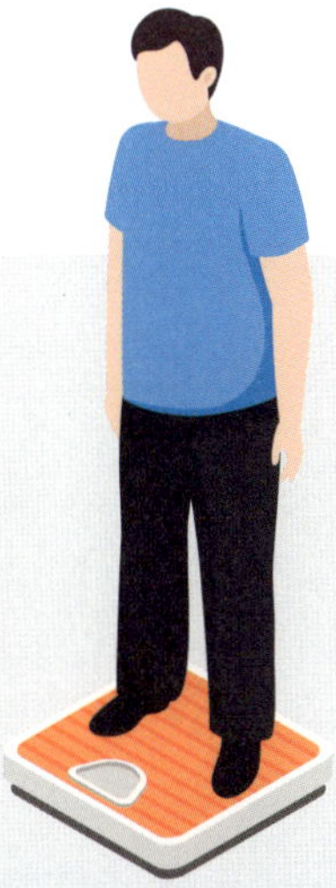

몸무게 : 90 kg

목표 체중 감량 성공!

한 달 동안의 목표를 작성해 보세요!

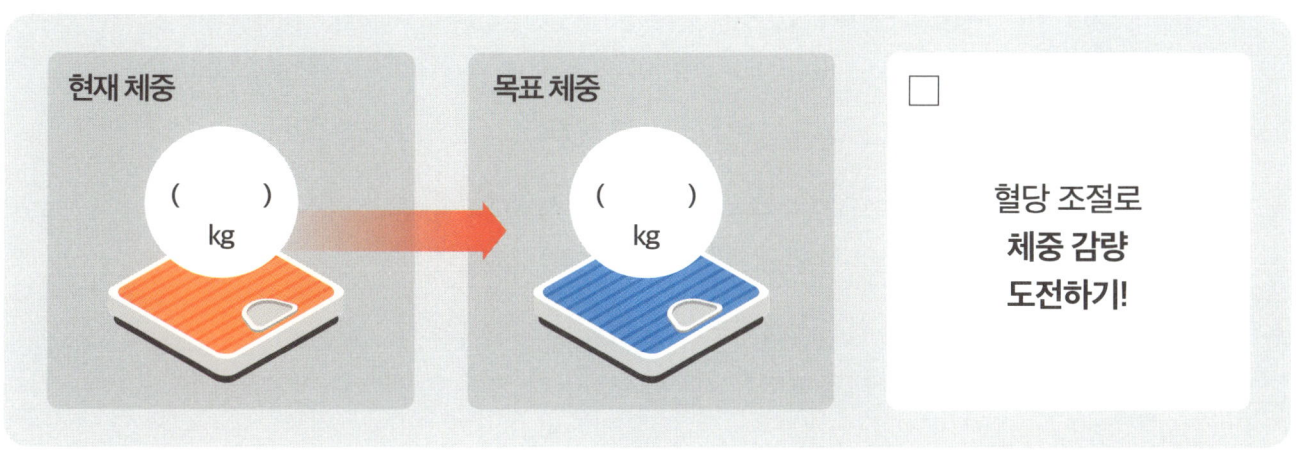

현재 체중 ( ) kg → 목표 체중 ( ) kg

☐ 혈당 조절로 **체중 감량 도전하기!**

글루어트 커리큘럼

DAY 02

밥상 위에 녹색 퍼스트

Mission 채소부터 먼저 먹기

삼겹살과 같은 고칼로리 음식은
체중 증가를 유발한다는 편견이 있습니다.
하지만 고칼로리 음식도 살찌지 않게 먹는
식사 순서가 있다는 사실을 알고 있나요?
오늘은 체중 감량을 돕는 식사 순서를 알려드리겠습니다.

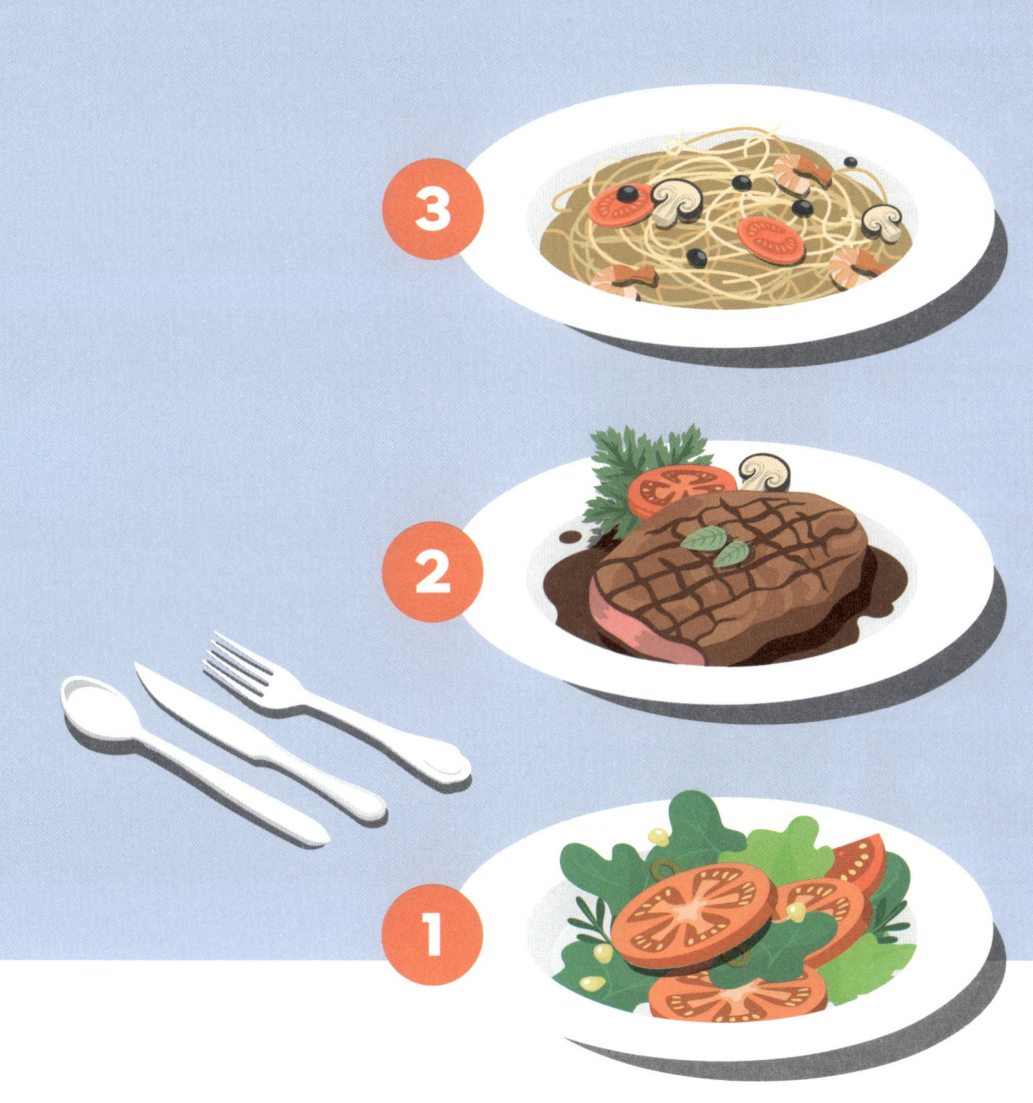

STEP. 01　평가하기

01 ── 식사 순서 자가 진단

혈당을 천천히 올리는 '더 건강한 식사 순서'가 있습니다.
이러한 식사 순서는 체중 감량에도 큰 도움이 됩니다.

평소 식사를 할 때 음식을 먹는 순서를 떠올려보세요.

여러분의 식사 순서는 밥이 먼저 인가요?
아니면 반찬이 먼저 인가요?
고기가 먼저인가요? 샐러드가 먼저인가요?
혹은 그 때 그 때마다 다른가요?

만약 기억이 잘 안 난다면
바로 전 식사를 어떻게 먹었는지 떠올려 보세요.

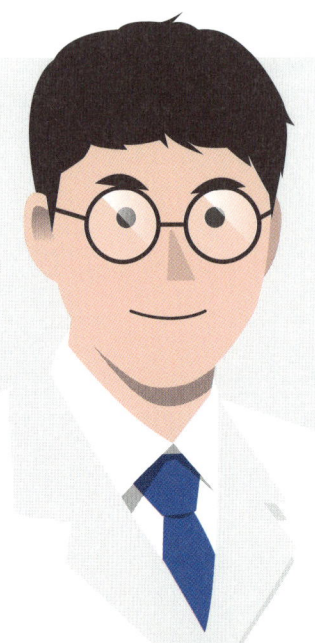

01 식사할 때 어떤 음식부터 먹나요?

손이 먼저 가는 음식을 생각해 보세요!

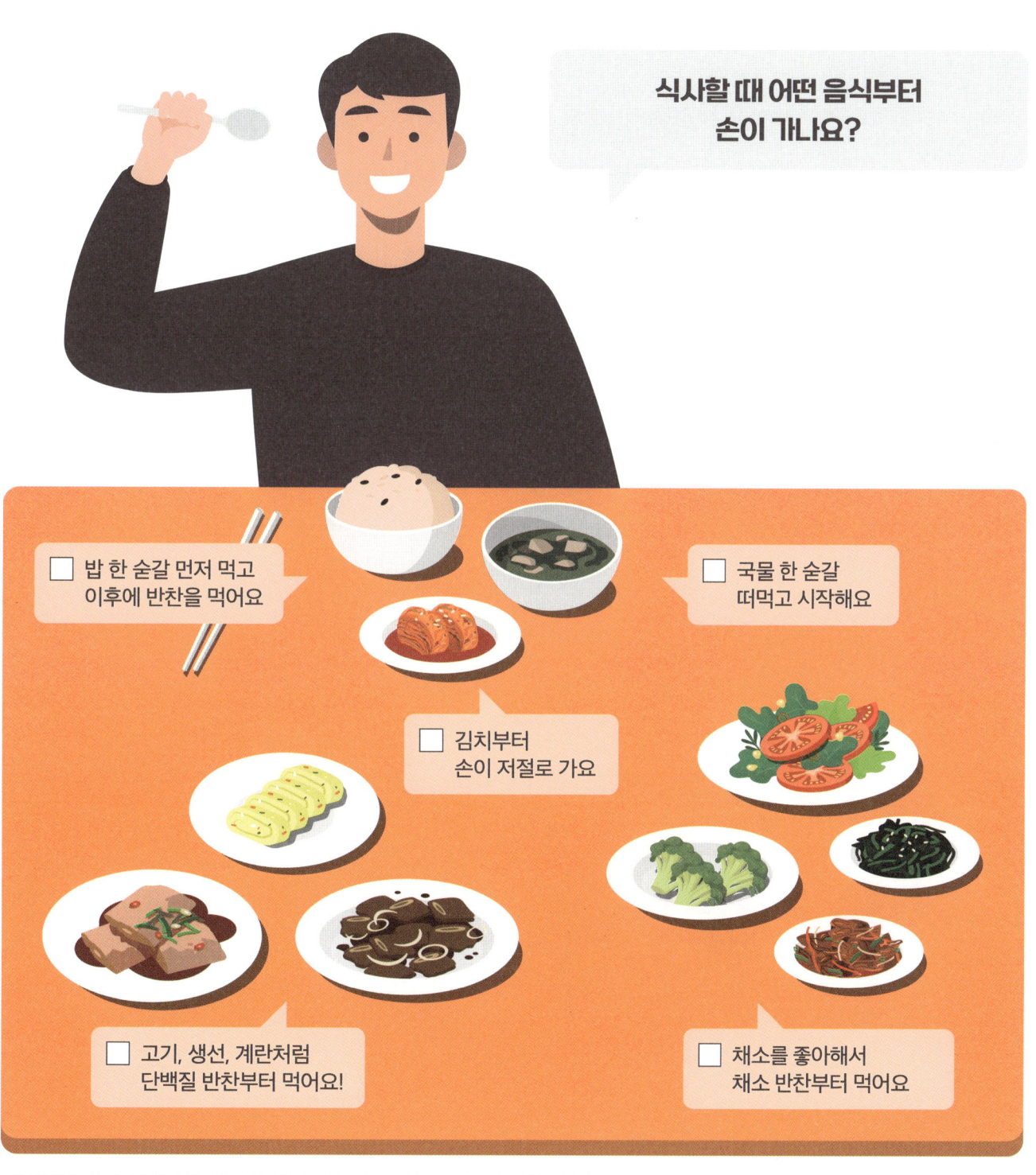

어떤 반찬부터 손이 가는지 체크해 보세요!

STEP. 02 조언 받기

02 ── 식사 순서의 중요성

먹는 순서를 바꾸면 혈당을 안정적으로 조절할 수 있고,
안정적인 혈당 상승은 체중 감량에 도움이 됩니다.

바로 혈당에 가장 영향을 많이 미치는 탄수화물을
식사의 가장 마지막에 섭취하는 것인데요.
탄수화물을 먼저 섭취할 경우 혈당이 빠르게 상승하지만,
탄수화물을 나중에 섭취하면 혈당이 천천히 오릅니다.

식이섬유가 풍부한 채소로 식사를 시작하는 것은
급격한 혈당 상승을 억제하는 데 효과가 있습니다.

만약 레스토랑에서 오일파스타와 샐러드를 주문한다면,
샐러드를 먼저 섭취하고 이후에 오일파스타를 섭취해주세요.
안정적으로 오르는 혈당을 확인할 수 있을 거예요.

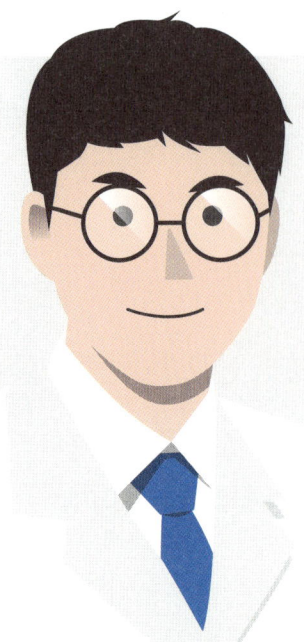

02 식사 순서의 중요성을 **알려드릴게요!**

어떤 음식을 먼저 먹느냐에 따라 달라져요!

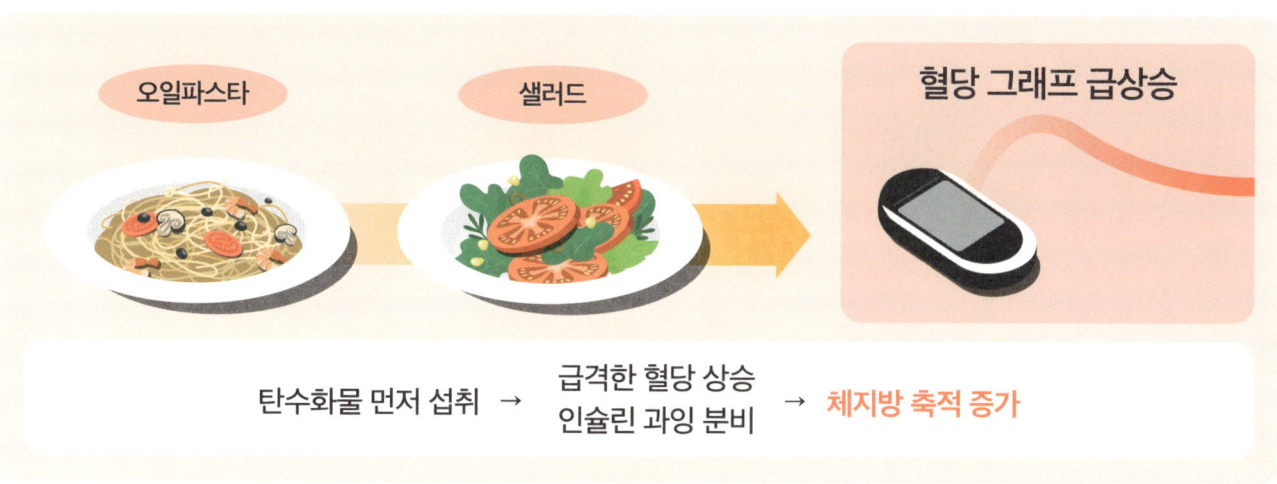

오일파스타 → 샐러드 → 혈당 그래프 급상승

탄수화물 먼저 섭취 → 급격한 혈당 상승 / 인슐린 과잉 분비 → **체지방 축적 증가**

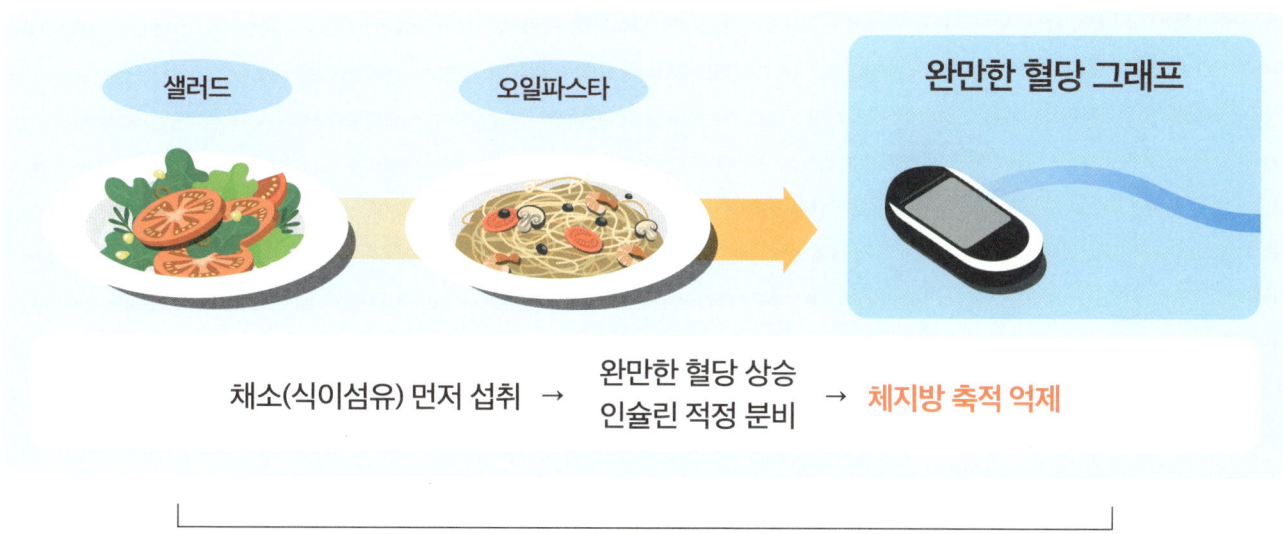

샐러드 → 오일파스타 → 완만한 혈당 그래프

채소(식이섬유) 먼저 섭취 → 완만한 혈당 상승 / 인슐린 적정 분비 → **체지방 축적 억제**

채소부터 먼저 먹으면

| 적정량의 인슐린 분비 | 탄수화물 과잉 섭취 예방 | 체중 감량 효과 |

*참고 탄수화물 과잉 섭취 시 과량의 포도당이 발생하고, 인슐린 또한 과량 분비돼요!
과량 분비된 인슐린은 포도당을 지방으로 축적하게 해요!

정답 : 샐러드

QUIZ 샐러드, 파스타 중 어떤 음식을 먼저 먹어야 혈당이 천천히 오를까요? (샐러드 / 파스타)

STEP. 03 목표 설정하기

03 ── 채소 먼저 먹기

식이섬유가 풍부한 채소를 가장 먼저 먹고,
다음에 단백질이 풍부한 고기·생선·달걀·콩류.
마지막에 탄수화물을 먹으면
급격한 혈당 상승을 막을 수 있습니다.

똑같은 식단도 채소 위주로 '먼저' 섭취하면
혈당 안정화 및 체중 감량에 도움이 되는데요.
채소의 식이섬유가 음식의 소화와 흡수를 늦춰
혈당을 천천히 오르게 하기 때문입니다.

또한 채소를 먼저 섭취하면 포만감이 커져서
자연스럽게 마지막 탄수화물을 줄일 수 있습니다.

03 식사 순서만으로 체중 감량을 하고 싶다면, '채소부터 먼저 먹기'를 추천드립니다!

채소 → 단백질 → 탄수화물 순서로 먹어요!

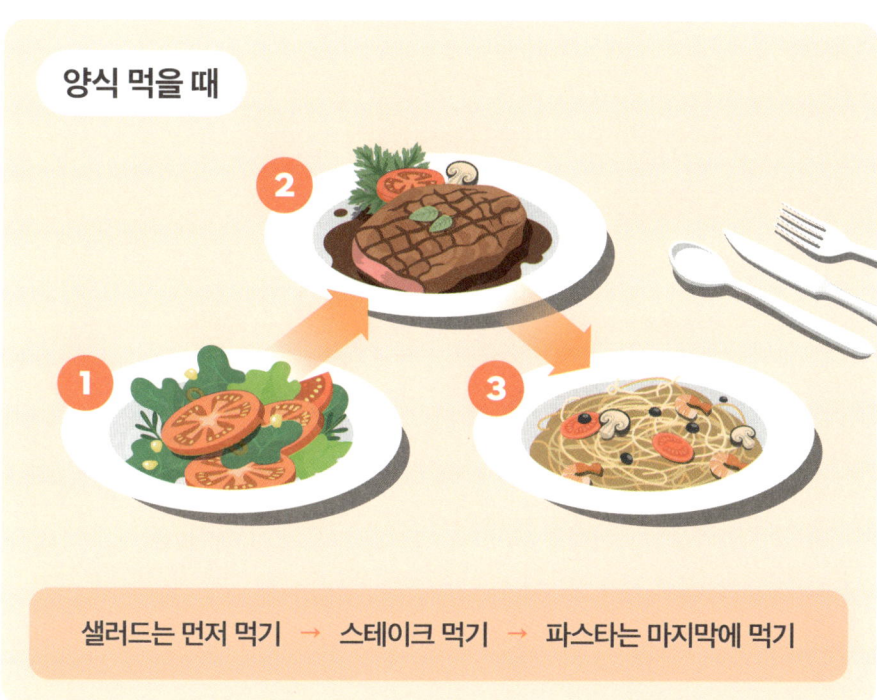

양식 먹을 때

샐러드는 먼저 먹기 → 스테이크 먹기 → 파스타는 마지막에 먹기

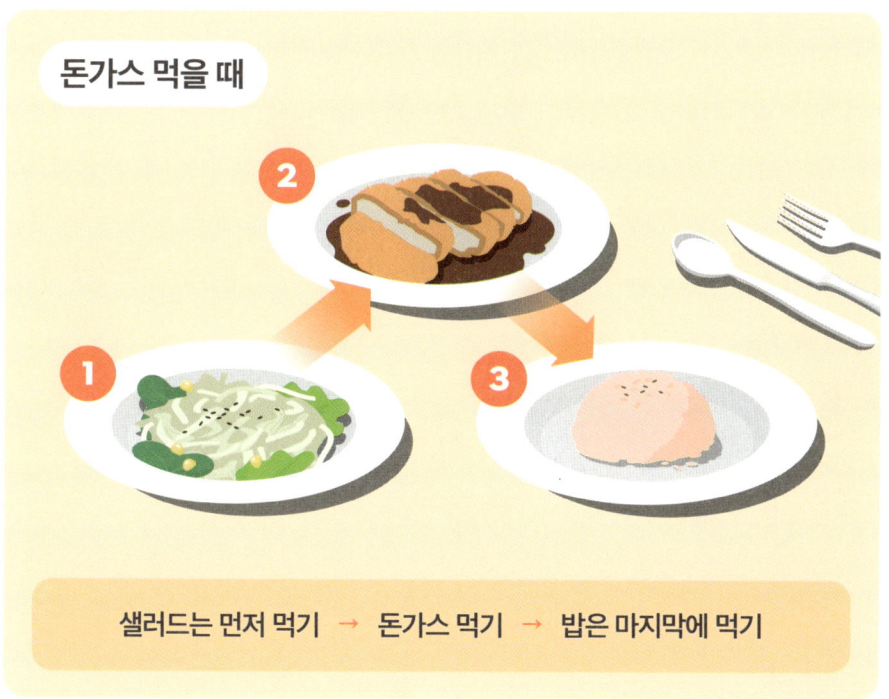

돈가스 먹을 때

샐러드는 먼저 먹기 → 돈가스 먹기 → 밥은 마지막에 먹기

글루어트 꿀팁

TIP

탄수화물을 마지막에 양껏 먹는 건 피하세요!

탄수화물 과잉 섭취를 줄이기 위해 채소부터 먼저 먹는 거예요!

지방 먼저 먹어도 혈당이 천천히 올라요!

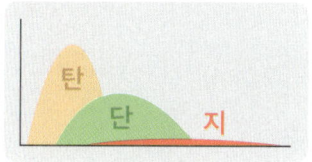

< 탄.단.지의 혈당 상승률 >

똑같은 양을 먹어도 영양소별로 혈당으로 바뀌는 비율이 달라요!

앞으로 식사할 때 (채소 / 단백질 / 탄수화물) 부터 먼저 먹을게요!

STEP. 04　도움받기

04 ─── 채소 먼저 먹기 TIP

채소 먼저 섭취가 혈당 안정화 및 체중 감량에 도움이 되더라도 채소를 싫어하는 분들도 계실텐데요.

채소를 고기 같은 다른 식재료와 함께 곁들여서 먹으면 맛이 어우러져서 음식의 맛을 더 살릴 수 있습니다.

생채소를 먹기 어려운 분들은 조리 방법을 변화해보세요. 채소를 굽거나, 찌거나, 튀기거나, 데쳐서 먹으면 생채소보다 먹기가 한결 수월해질 거예요.

음식을 준비하거나 주문할 때 채소 요리를 추가하고, 채소 먼저 먹기를 항상 기억하고, 실천해보세요.

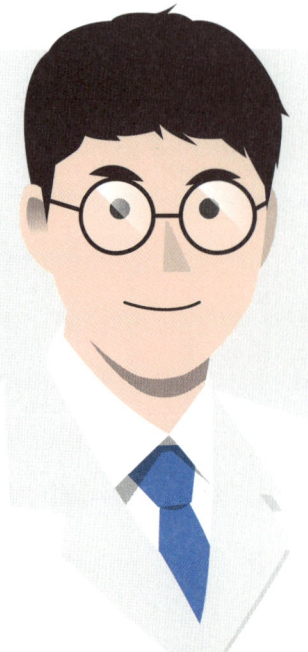

04 채소를 싫어해도 **채소부터 손이 갈 수 있어요!**

채소를 싫어해도 채소 먼저 먹을 수 있는 방법이에요!

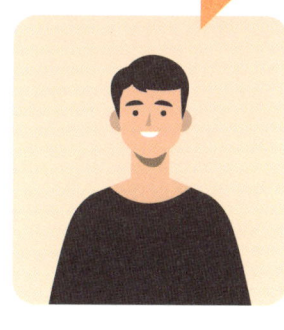

채소를 싫어하는 사람도 채소를 먼저 먹을 수 있을까요?

채소 외의 식재료와 곁들여 먹기

- ☐ **샐러드에 고기, 생선 넣기**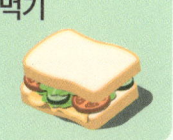
  고기, 생선과 같은 단백질도 추가하면 맛있게 먹을 수 있어요!

- ☐ **채소가 많은 샌드위치 먹기**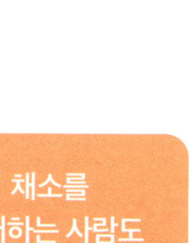
  양상추가 많은 샌드위치를 고르세요!

- ☐ **요리 시 채소는 최소 1개 추가하기**
  좋아하는 식재료에 채소를 곁들여 보세요!

채소의 쓴맛을 줄일 수 있는 요리 만들기

- ☐ **채소즙, 채소과자로 맛 길들이기**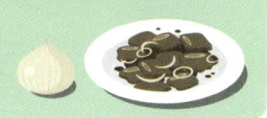
  (정말 싫어한다면) 채소맛 적응을 위해 즙, 과자부터 시작하세요!

- ☐ **채소 요리에 소스, 향신료 사용하기**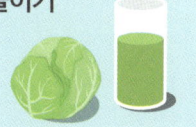
  채소의 쓴맛을 소스, 향신료로 가려보세요!

- ☐ **채소를 굽고, 튀기고 데쳐 먹기**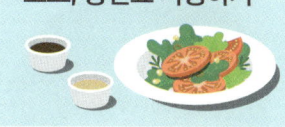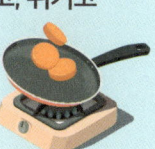
  좋아하는 조리 방법이라면 채소에 손이 갈 거예요!

이 중에서 실천할 수 있는 부분을 체크해 보세요!

STEP. 05　미션 도전하기

05 ─── 채소 반찬 및 요리 고르기

채소 반찬과 채소 요리를 먼저 먹는 습관을 가져보세요.

채소를 먼저 먹고, 단백질, 탄수화물 순서로 섭취해주세요.

오이나 당근 스틱, 양배추, 브로콜리 등
좋아하는 채소를 따로 챙겨 다녀보세요.
어떤 상황에서도 채소를 먼저 먹을 수 있습니다.

채소 본연의 맛에 집중하면 더 잘 챙겨 먹을 수 있어요.
안정적인 혈당과 포만감에 도움되는 채소 먼저 먹기로
더 건강한 체중 감량에 성공하길 응원드립니다.

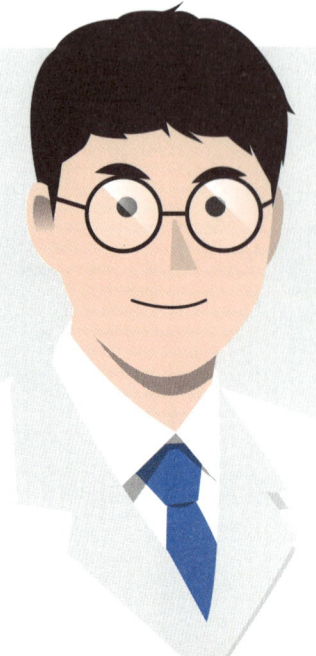

05 손이 먼저 갈 정도로 좋아하는 채소 반찬, 채소 요리를 먹어 보세요!

다음의 채소 반찬이 보이면 먼저 먹어요!

좋아하는 채소 반찬(음식) 먼저 먹기!

- ☐ 시금치나물 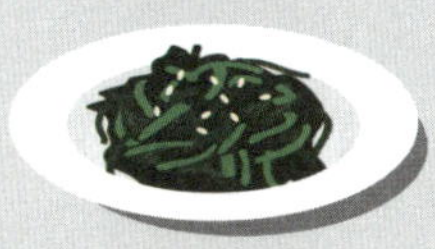
- ☐ 오이무침 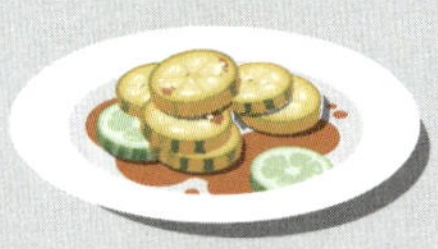
- ☐ 양상추쌈 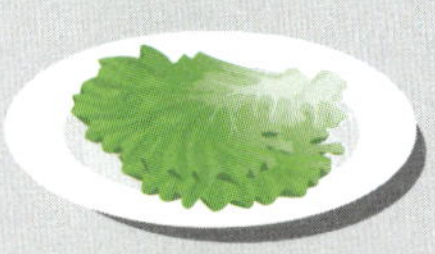
- ☐ 배추겉절이 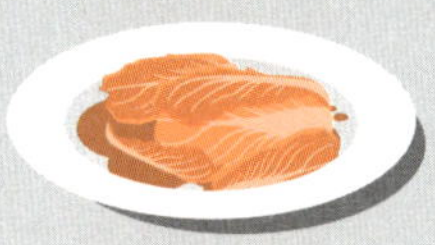
- ☐ 마늘쫑볶음 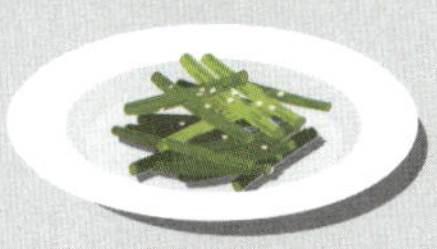
- ☐ 양상추 샐러드 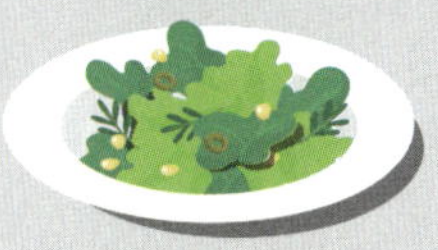
- ☐ 깻잎찜 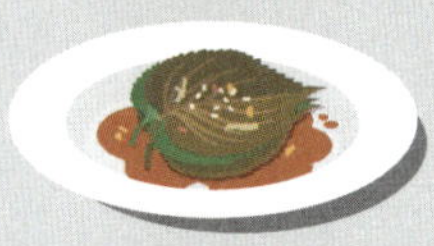
- ☐ 애호박나물 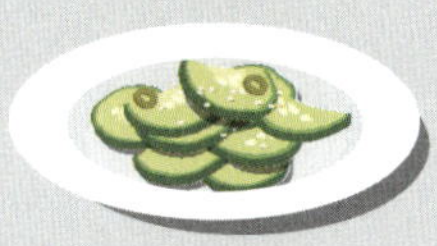
- ☐ 콩나물무침 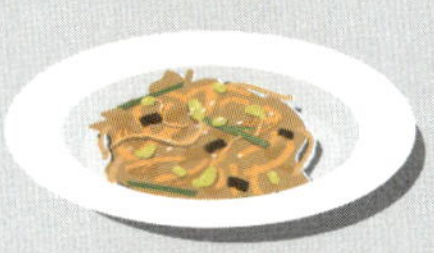
- ☐ 청경채볶음 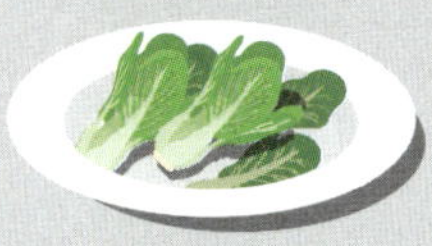
- ☐ 숙주나물 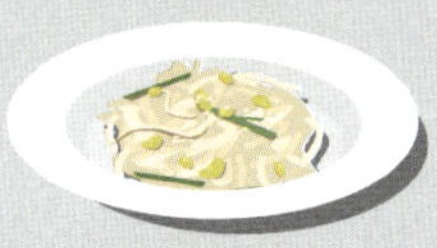
- ☐ 가지나물 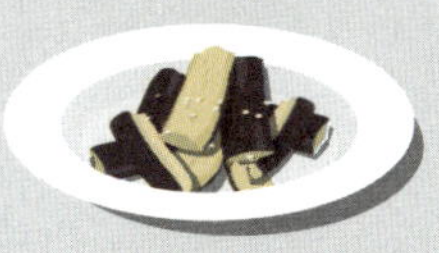
- ☐ 가지전 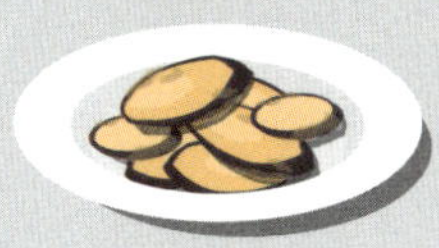
- ☐ 미역무침 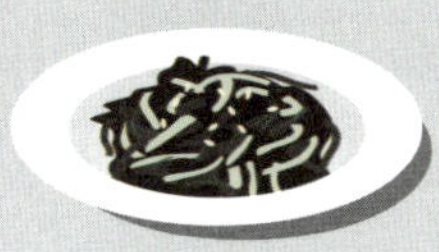
- ☐ 기타 (   )

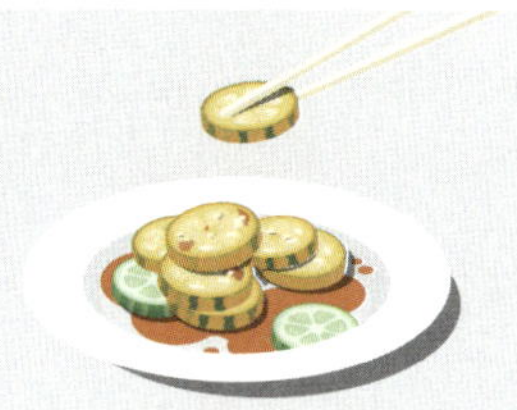

이 중 좋아하는 채소 반찬(음식)을 찾은 후, 먼저 먹어 보세요!

글루어트 꿀팁

TIP

탄수화물을 마지막에 양껏 먹는 건 피하세요!

탄수화물 과잉 섭취를 줄이기 위해 채소부터 먼저 먹는 거예요!

1주차 : 글루어트 2강

글루어트 커리큘럼

DAY 03
탄수화물 down
체중 down

Mission 밥은 1/2 공기 먹기

체중 감량 시 탄수화물 섭취량을 유의해야 합니다.
하지만 '이 습관'을 실천하면
밥양과 체중 감량까지 성공할 수 있는데요.
오늘은 밥양을 조절하고 체중 감량까지
성공할 수 있는 방법을 알려드리겠습니다.

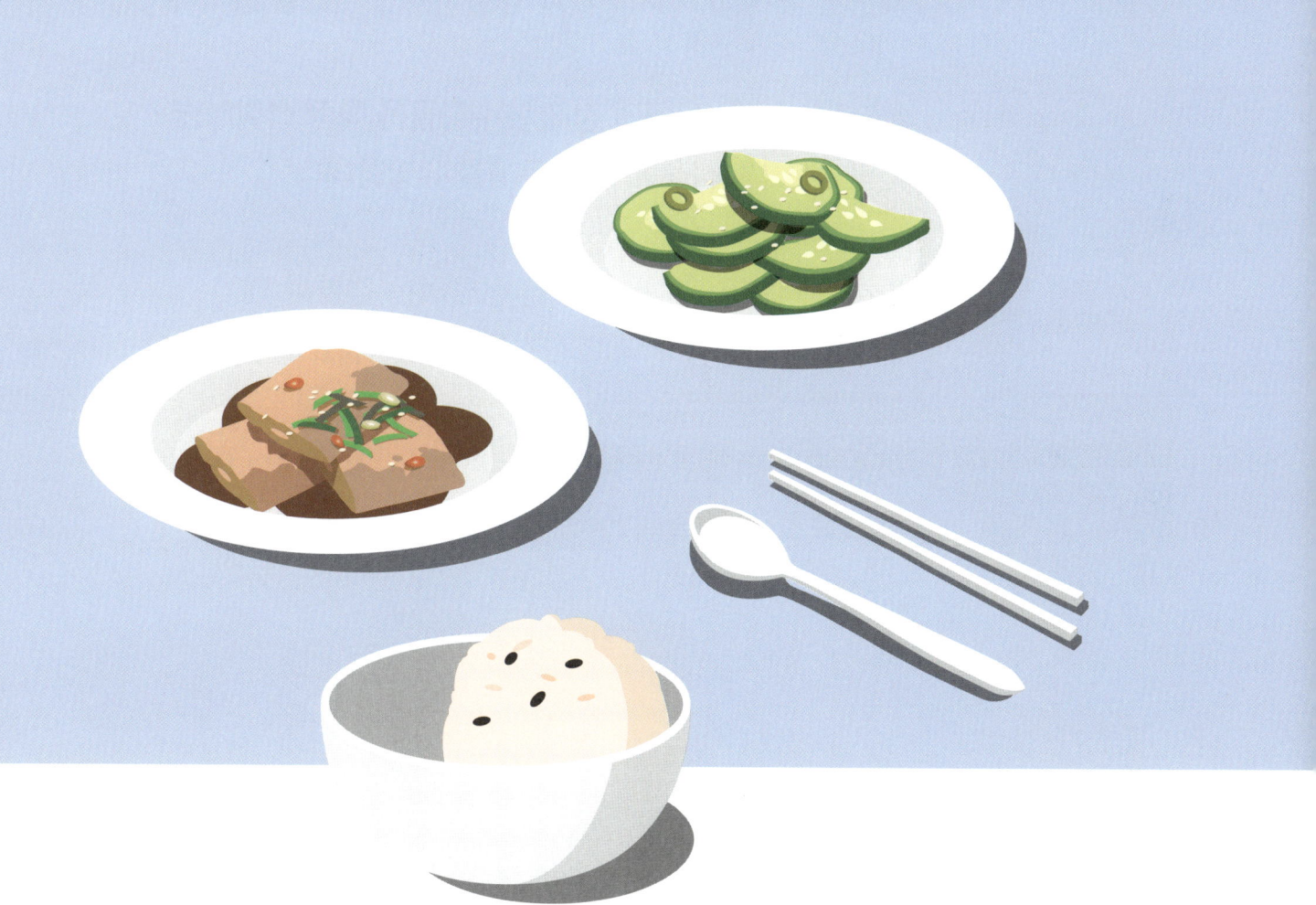

STEP. 01　평가하기

01 ── 탄수화물 자가 진단

탄수화물은 근육과 뇌의 기능을 지원하며,
기분을 좋게 하고, 기억력을 향상시키는 역할을 합니다.

하지만 밥, 빵, 면 등의 정제 탄수화물을 다량 섭취하면
비만, 당뇨병, 심장병 등의 문제를 유발합니다.

특히 한국인은 고탄수화물을 선호하는 경향이 있어
탄수화물 섭취량에 대해 신경을 써야할 필요가 있는데요.

평소 즐겨 먹었던 탄수화물이 무엇인지 확인해보고,
앞으로 조금 더 줄일 수 있는 방법을 고민해보아요.

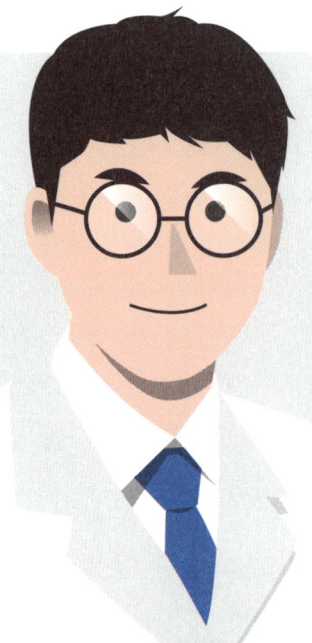

01 탄수화물 섭취 습관을 **확인해 보세요!**

평소에 탄수화물을 어떻게 먹는지 알려주세요!

탄수화물을 얼마나 많이 먹나요?

- ☐ 자주, 많이 먹어요
- ☐ 적당히 먹어요
- ☐ 잘 먹지 않아요
- ☐ 잘 모르겠어요

탄수화물 음식을 어떤 방식으로 먹고 있나요?

- 밥, 빵, 면류 음식은 양 조절을 신경 쓰고 있어요 ☐
- 밥 외에 탄수화물 간식을 (ex. 감자, 옥수수, 과자 등) 즐겨 먹어요 ☐
- 탄수화물 음식은 밥과 반찬으로만 먹고 간식으로는 잘 안 먹어요 ☐
- 기타 ( ) ☐

즐겨 먹는 탄수화물 음식을 체크해 보세요!

밥	빵	면	반찬	기타
☐ 흰밥	☐ 식빵, 모닝빵 등	☐ 잔치국수, 우동면	☐ 도토리묵	☐ 찹쌀떡, 떡볶이 등
☐ 잡곡밥	☐ 샌드위치	☐ 짜장면	☐ 감자조림	☐ 감자, 옥수수 등
☐ 누룽지	☐ 과자, 케이크류	☐ 파스타	☐ 전류	☐ 기타 ( )

STEP. 02　조언 받기

02 ── 탄수화물과 체중의 관계

활동량도 많고, 건강하게 음식을 먹는데도
살이 찌는 사람들이 있습니다.

이러한 분들의 식단에는 탄수화물이 많이 포함될
가능성이 다분히 큰데요.

탄수화물 과잉 섭취는 혈당의 급격한 상승을 유발하고,
많은 인슐린 분비와 함께 체지방 증가 가능성을 높입니다.

빵을 먹었을 때와 닭고기와 채소를 먹었을 때
혈당의 등락폭 변화 그림을 살펴보세요.
탄수화물 섭취를 주의해야 하는 이유를 알 수 있겠죠?

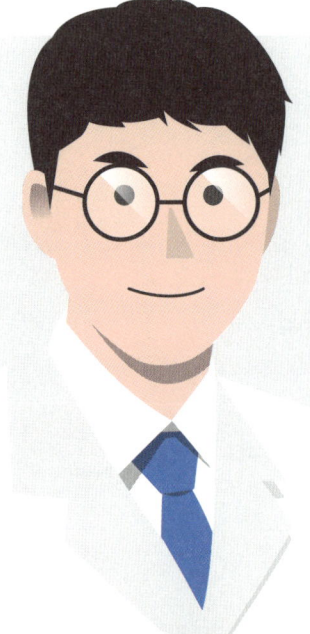

02 탄수화물 과잉 섭취 시 살이 찌는 이유를 알려드릴게요!

탄수화물은 왜 살이 찔까요?

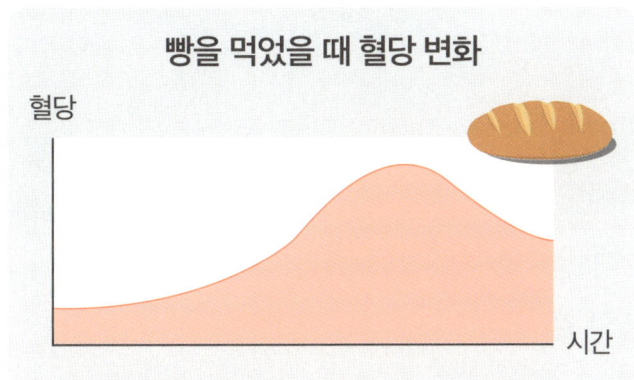

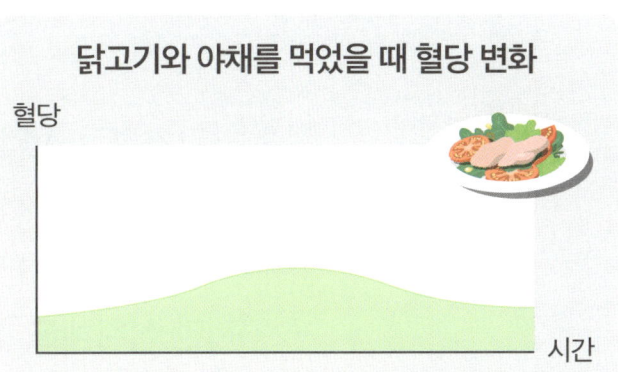

탄수화물 과잉 섭취 시 나의 몸 상태는 어떨까요?

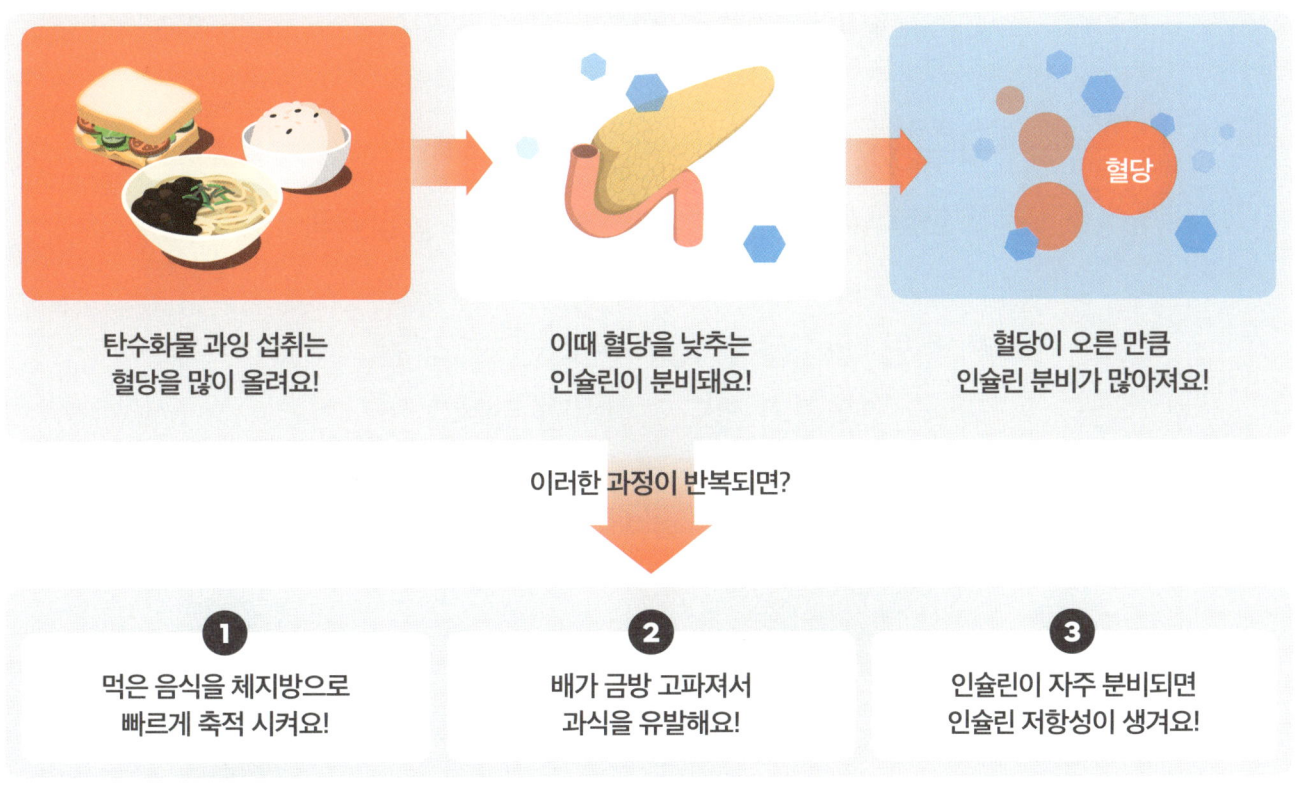

TIP 인슐린 저항성이란? 췌장에서 분비되는 인슐린의 기능이 약해지는 것을 말해요

QUIZ 정답:(O/X/O)

| 탄수화물을 많이 먹으면 혈당이 높아진다 (O / X) | 인슐린은 혈당을 높인다 (O / X) | 인슐린이 많아지면 살이 찐다 (O / X) |

STEP. 03　목표 설정하기

03 ── 밥은 1/2 공기 먹기

체중을 감량하고 싶다면
밥은 1/2공기만 섭취해보세요.
충분한 채소와 적당한 단백질을 섭취한다면
1/2공기만 섭취해도 충분히 포만감 있습니다.

하루 100 g 정도의 탄수화물을 섭취하면
체중 감량에 효과적인데요.

하루 3끼 밥을 1/2공기씩 섭취한다면
밥으로 부터 얻는 탄수화물은 약 104 g 입니다.

만약 밥 대신 잡곡빵을 먹는다면 1조각 반,
국수는 3/4공기 정도 섭취하면 됩니다.

03 탄수화물 조절로 체중 관리를 하고 싶다면 '밥은 1/2 공기 먹기'를 추천드립니다!

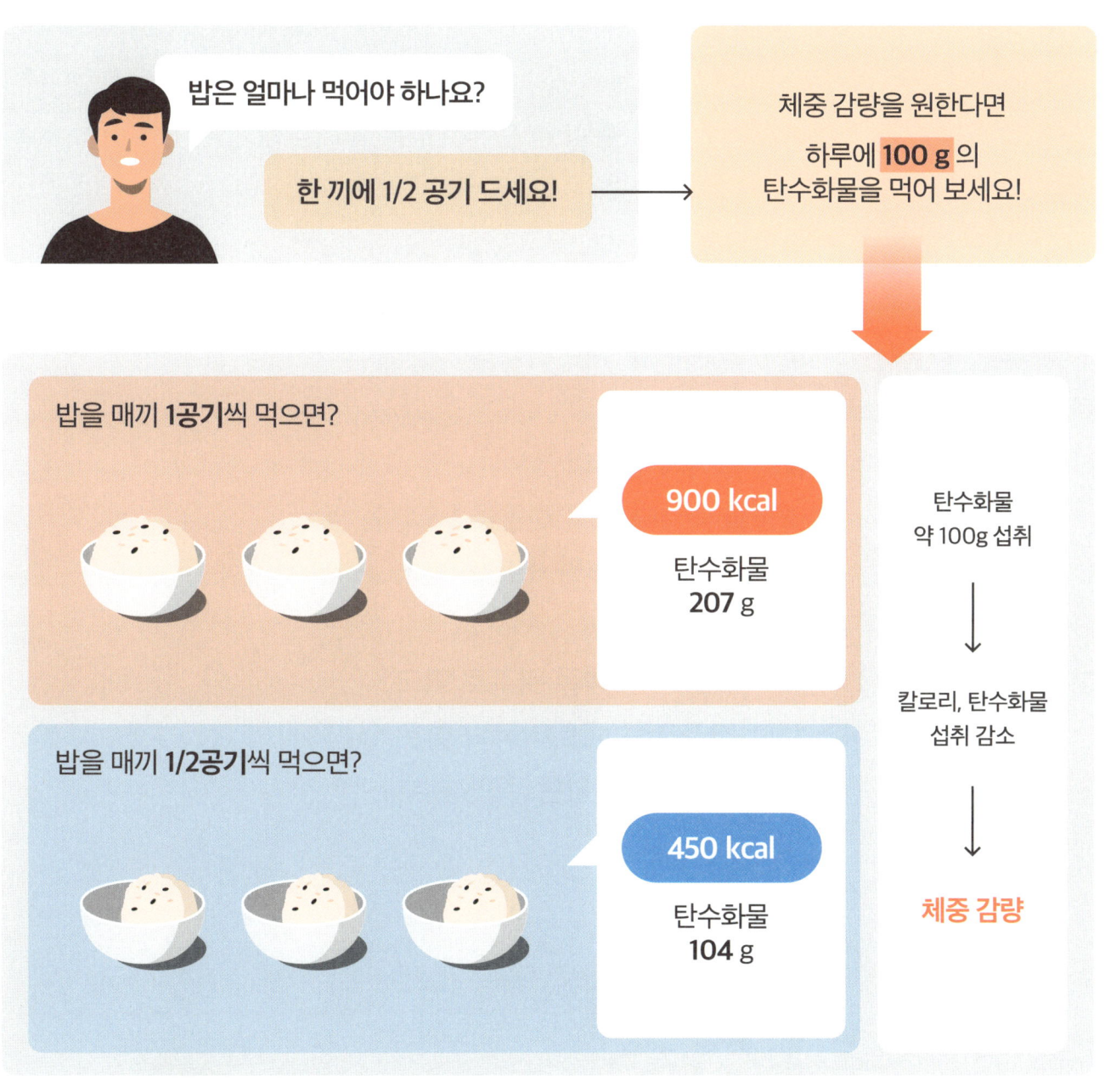

TIP 만약 밥 대신 면, 빵을 먹는다면? 식빵 3조각을 1+1/2개 먹고, 면은 1/2인분 먹어요!

탄수화물을 줄여볼 마음의 준비가 되셨나요?

☐ 네, 탄수화물 섭취를 줄이고 체중 감량해 볼게요.
☐ 아직은 어려워요
☐ 지금 탄수화물을 줄여서 먹고 있어요.

STEP. 04 도움받기

04 ── 탄수화물 줄이기 TIP

탄수화물 섭취를 줄일 수 있는 TIP을 알려드릴게요.

샌드위치를 먹을 때
식이섬유가 많은 잡곡빵을 고르고
채소가 많은 오픈 샌드위치를 추천합니다.

밥양을 줄이기 힘들다면
곤약밥을 먹거나 잡곡 비율을 늘려서
포만감 있는 식사를 하셔도 됩니다.

외식 시 채소와 단백질 위주로 먹고
김치전, 감자조림, 도토리묵과 같은
탄수화물이 많은 반찬은 주의해주세요.

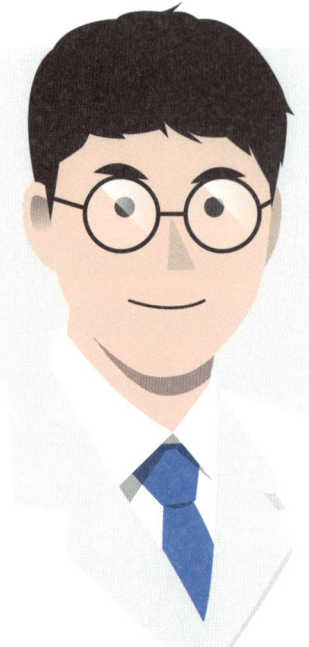

04 탄수화물 줄이기 TIP을 활용해 **체중 감량을 해보세요!**

상황별 탄수화물을 줄이는 TIP 중 실천 가능한 항목에 체크해 보세요!

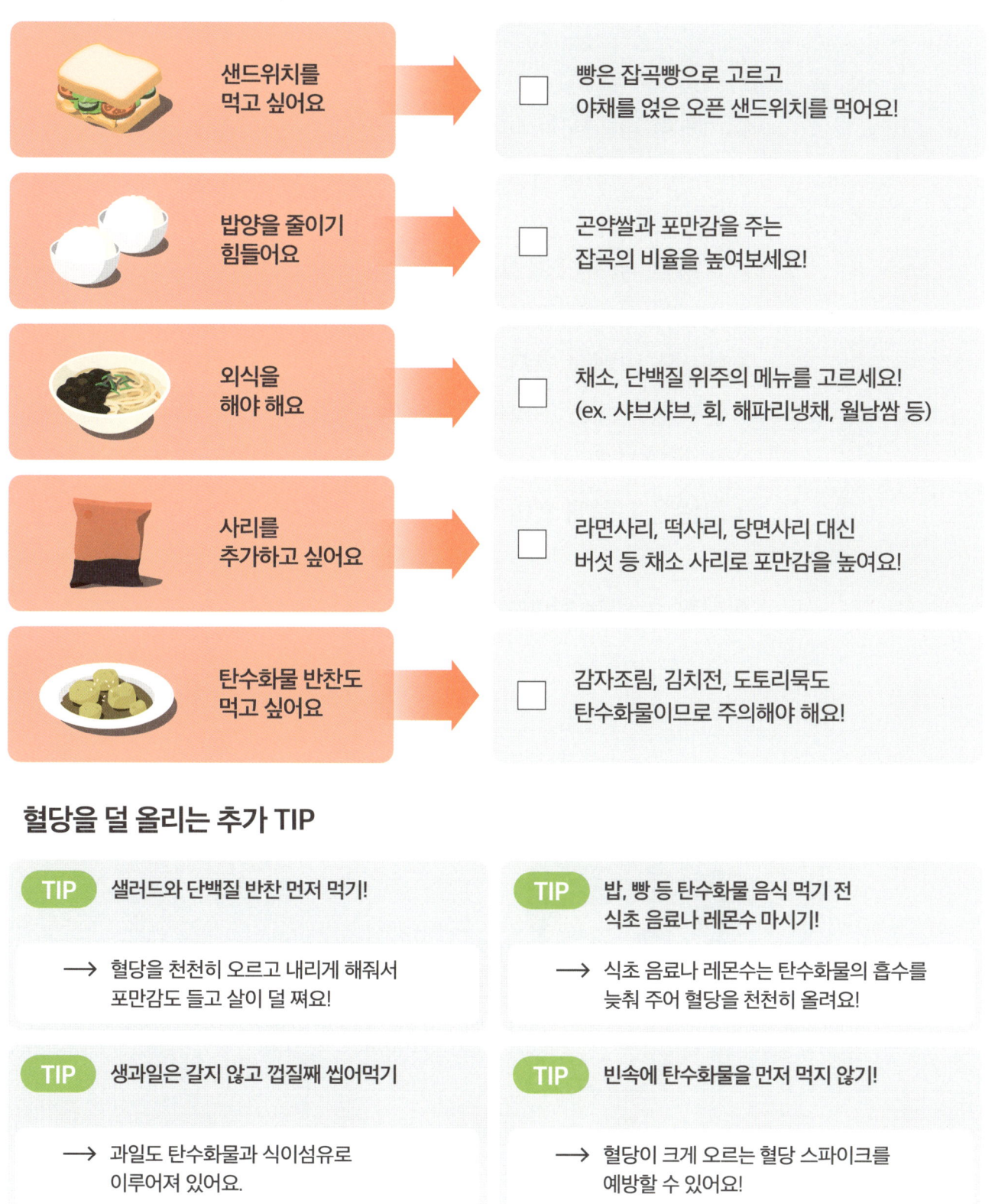

상황	TIP
샌드위치를 먹고 싶어요	☐ 빵은 잡곡빵으로 고르고 야채를 얹은 오픈 샌드위치를 먹어요!
밥양을 줄이기 힘들어요	☐ 곤약쌀과 포만감을 주는 잡곡의 비율을 높여보세요!
외식을 해야 해요	☐ 채소, 단백질 위주의 메뉴를 고르세요! (ex. 샤브샤브, 회, 해파리냉채, 월남쌈 등)
사리를 추가하고 싶어요	☐ 라면사리, 떡사리, 당면사리 대신 버섯 등 채소 사리로 포만감을 높여요!
탄수화물 반찬도 먹고 싶어요	☐ 감자조림, 김치전, 도토리묵도 탄수화물이므로 주의해야 해요!

혈당을 덜 올리는 추가 TIP

TIP 샐러드와 단백질 반찬 먼저 먹기!
→ 혈당을 천천히 오르고 내리게 해줘서 포만감도 들고 살이 덜 쪄요!

TIP 밥, 빵 등 탄수화물 음식 먹기 전 식초 음료나 레몬수 마시기!
→ 식초 음료나 레몬수는 탄수화물의 흡수를 늦춰 주어 혈당을 천천히 올려요!

TIP 생과일은 갈지 않고 껍질째 씹어먹기
→ 과일도 탄수화물과 식이섬유로 이루어져 있어요.

TIP 빈속에 탄수화물을 먼저 먹지 않기!
→ 혈당이 크게 오르는 혈당 스파이크를 예방할 수 있어요!

STEP. 05　미션 도전하기

05 ─── 탄수화물 줄이기 계획

탄수화물 섭취를 줄이는 좋은 방법은
미리 식사 계획을 세우고 실천하는 것인데요.

- 밥에 잡곡 많이 섞기
- 식전에 식초 음료나 레몬수 마시기
- 채소와 단백질 먼저 먹고 탄수화물 마지막에 먹기
- 단백질과 채소가 많은 메뉴 고르기
- 후식 대신 30분 산책하기
- 과일은 껍질째 씹어 먹기 등

실천할 수 있는 탄수화물 줄이기 행동을 늘려볼까요?

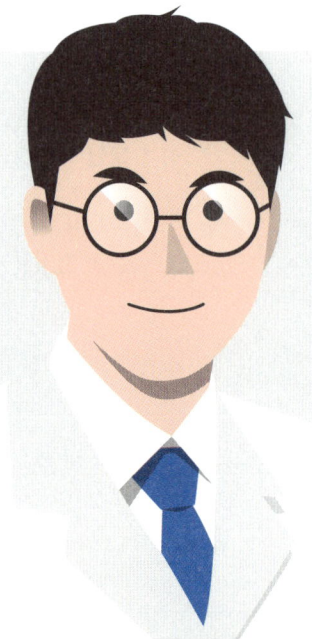

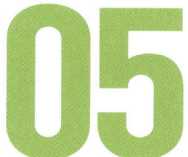

05 탄수화물 섭취 줄이기 계획을 **생각해 보세요!**

어떤 탄수화물을 어떻게 줄일지 계획해 보세요!

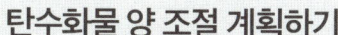

탄수화물 양 조절 계획하기

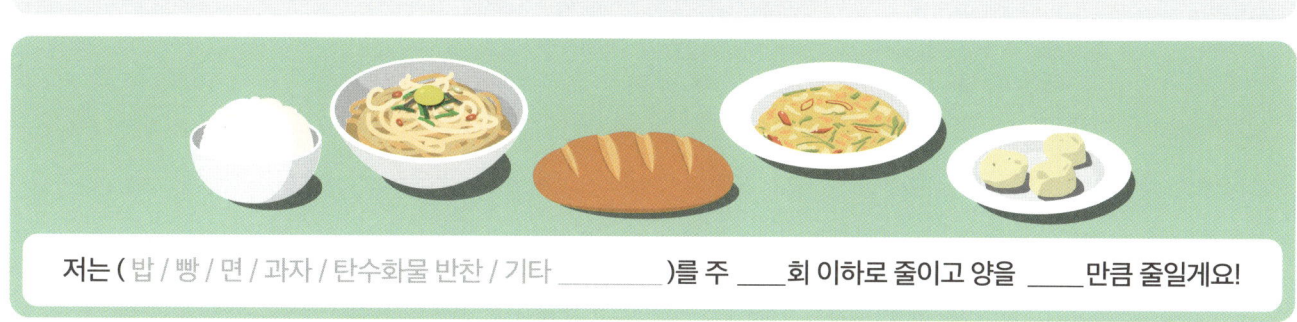

저는 (밥 / 빵 / 면 / 과자 / 탄수화물 반찬 / 기타 _____)를 주 ___회 이하로 줄이고 양을 ____만큼 줄일게요!

다음 탄수화물 줄이기 방법 중 실천할 수 있는 것에 체크해 보세요!

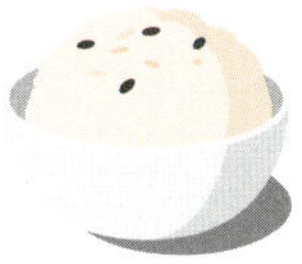

□ 밥에 잡곡을 많이 섞을게요!
잡곡은 혈당을 천천히 올리고 포만감을 줘요!

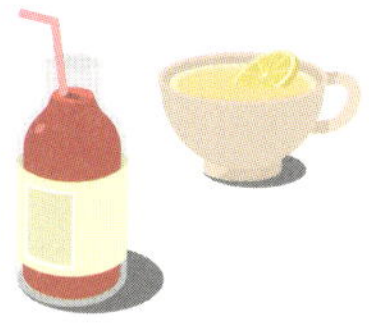

□ 식전에 식초음료나 레몬수를 먼저 마실게요!
식초음료와 레몬수는 당의 흡수를 더디게 하여 혈당을 천천히 올려줘요!

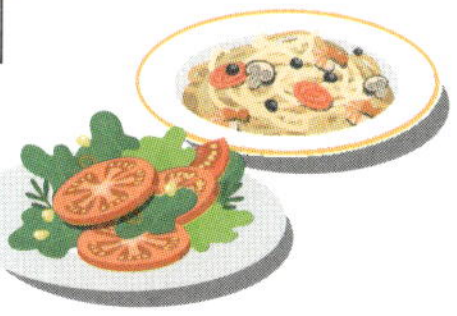

□ 채소와 단백질을 먼저 먹고, 탄수화물 음식을 먹을게요!
먹는 순서만 바꿔도 혈당이 천천히 올라요!

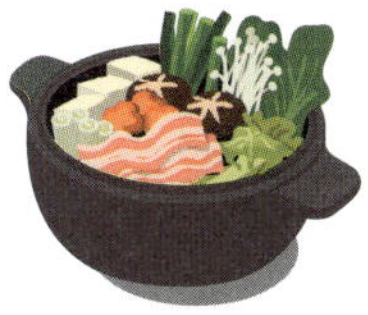

□ 탄수화물보다 단백질과 채소가 많은 메뉴를 선택할게요!
탄수화물 비율을 줄이면 살이 잘 빠져요!

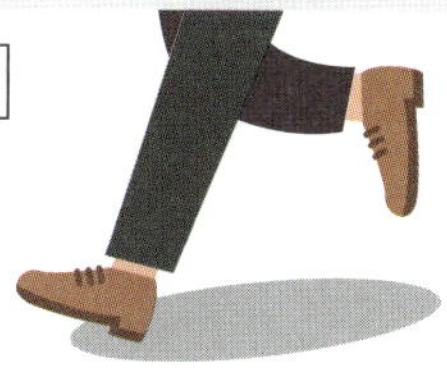

□ 식후 빵, 과자와 같은 후식 대신 30분 산책을 할게요!
식후 걷기는 혈당스파이크를 예방해줘요!

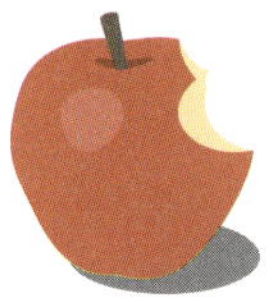

□ 과일은 주스보다 껍질째 씹어서 먹을게요!
과일도 탄수화물인 과당이 많아 주스로 마시면 혈당이 빠르게 올라요!

글루어트 커리큘럼

DAY 04

영양정보 확인, 작은 습관의 힘

Mission **영양정보 확인하기**

영양정보를 잘 활용한다면
더욱 건강한 가공식품을 구매할 수 있습니다.
이때 영양정보를 확인하는 방법을 알아야 하는데요.
오늘은 식품의 영양정보를 확인하며
현명하게 구매할 수 있는 방법을 알려드리겠습니다.

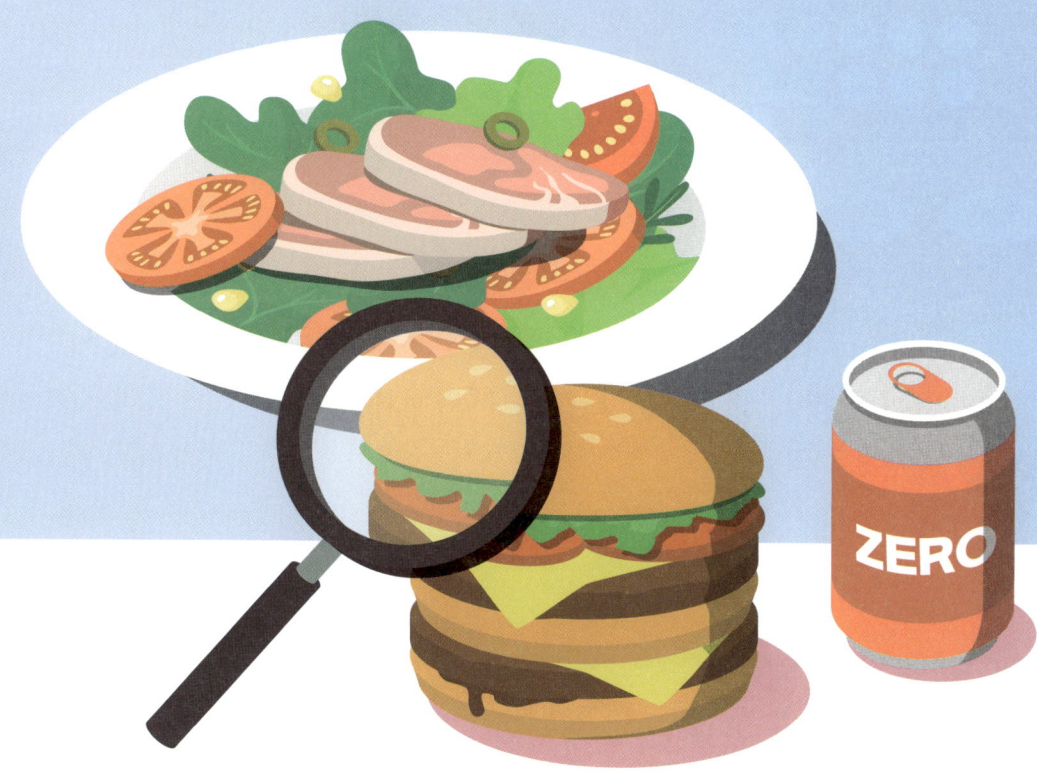

STEP. 01　평가하기

01 ─── 영양정보 확인 진단

다이어트를 시작할 때
영양정보에 관심을 갖게 됩니다.

건강한 음식을 찾아서 먹으려면
영양정보 확인이 중요하기 때문인데요.

식품 구매 시 영양정보 위주로 보는지,
혹은 가격이나 칼로리를 중시하는지
체크해 보세요.

그리고 나트륨, 탄수화물, 당류, 지방, 단백질 등
다양한 영양소 중에 어떤 영양소를 주로 확인하는지
잠시 생각하는 시간을 가져보세요.

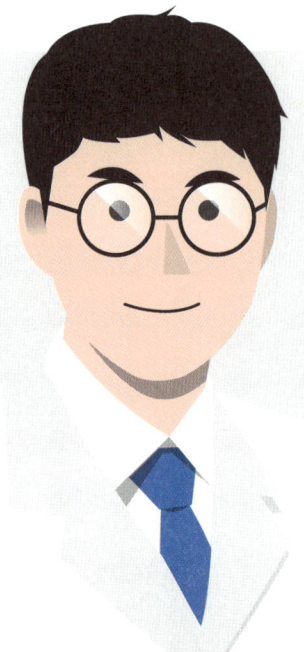

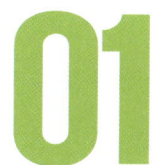

01 평소에 영양정보를 **잘 활용하나요?**

영양정보 확인을 잘하고 있는지 알려주세요!

평소에 영양정보를 확인하나요?

- 네, 그럼요! 건강 관리할 때 필수죠! ☐
- 종종 확인하는데, 깜빡할 때가 있어요 ☐
- 아니요. 영양정보보다 가격이 중요해요 ☐
- 기타 (   ) ☐

식품 구매나 음식을 먹을 때 어떤걸 확인하나요?

- 가격 ☐
- 칼로리 ☐
- 영양정보 ☐
- 원재료 함량 ☐
- 알레르기 유발 물질 ☐
- 1일 영양성분 기준치 ☐
- 기타 (   ) ☐

다음 음식의 영양정보를 어떻게 확인하나요?

영양정보	총 내용량 220 g
	250 kcal
총 내용량당	1일 영양성분 기준치에 대한 비율
나트륨 460 mg	23 %
탄수화물 41 g	13 %
당류 5 g	5 %
식이섬유 7 g	28 %
지방 5.6 g	10 %
트랜스지방 0 g	
포화지방 1.1 g	7 %
콜레스테롤 10 mg	3 %
단백질 13 g	24 %

1일 영양성분 기준치에 대한 비율(%)은 2,000kcal 기준이므로 개인의 필요 열량에 따라 다를 수 있습니다.

다음 영양정보 중 어떤 걸 주로 확인하나요?

- 총 내용량 ☐
- 1일 영양성분 기준치 ☐
- 영양소 ☐
  - ☐ 칼로리
  - ☐ 탄수화물
  - ☐ 당류
  - ☐ 식이섬유
  - ☐ 지방
  - ☐ 트랜스지방
  - ☐ 포화지방
  - ☐ 콜레스테롤
  - ☐ 단백질
  - ☐ 기타 (   )

STEP. 02　조언 받기

02 ─── 영양정보와 체중 감량

영양정보를 볼 때 총 내용량,
1일 영양성분 기준치, 영양성분을 봐야 합니다.

해당 영양정보가 낱개인지 혹은
100 g 기준인지 확인하기 위해
총 내용량의 확인이 필요해요.

영양정보를 확인 후 구매한다면
혈당 관리에 좋은 식품을 고르는
안목을 키울 수 있습니다.

영양정보를 올바르게 확인할 수 있으면
건강 간식을 구매할 수 있고,
이는 체중 감량에도 도움이 되겠죠?

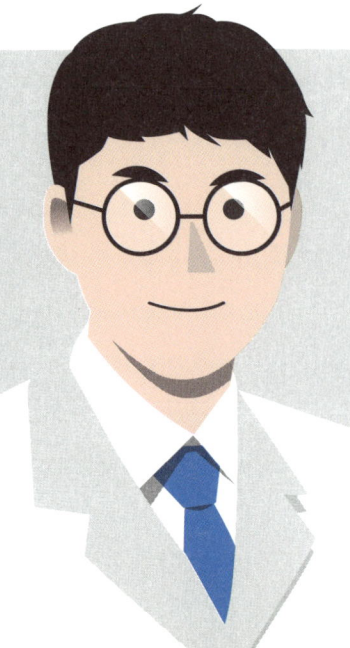

02 영양정보를 아는 것만으로도 **체중 감량 성공의 지름길이에요!**

우선 영양정보를 어떻게 봐야 하는지 알려드릴게요!

영양정보	총 내용량 220 g 250 kcal
총 내용량당	1일 영양성분 기준치에 대한 비율
나트륨 460 mg	23 %
탄수화물 41 g	13 %
당류 5 g	5 %
식이섬유 7 g	28 %
지방 5.6 g	10 %
트랜스지방 0 g	
포화지방 1.1 g	7 %
콜레스테롤 10 mg	3 %
단백질 13 g	24 %
1일 영양성분 기준치에 대한 비율(%)은 2,000kcal 기준이므로 개인의 필요 열량에 따라 다를 수 있습니다.	

영양정보는 어떤 걸 확인해야 하나요?

총 내용량
이 영양정보가 식품 전체를 나타내는지,
혹은 낱개나 100 g 기준인지 확인해야 해요!

1일 영양성분 기준치(%)
하루에 섭취해야 할 영양성분 기준치를
비율로 나타낸 값이에요! (1일 영양성분 기준치의 % 값)

영양 성분
우리 몸에 필요하거나 건강 관리 시 확인이 필요한
영양소가 얼마나 들어있는지 볼 수 있어요!

영양정보 확인과 체중 감량의 관계

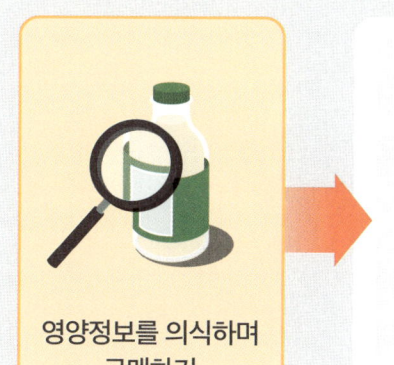

영양정보를 의식하며
구매하기

혈당 관리에 좋은
음식을 고르는 안목 키움
+
현명한 식습관 유지

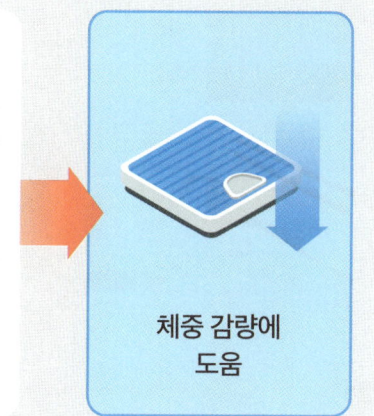

체중 감량에
도움

(영양정보)를 확인하며 구매하면 체중 감량에 도움이 돼요!

1주차 : 글루어트 4강

STEP. 03　목표 설정하기

03 ── 영양정보 확인하기

식품을 구매할 때 칼로리만 보는 것이 아니라
탄수화물, 당류와 같은 영양정보도 봐야 합니다.

그림의 샐러드와 쿠키의 칼로리는 똑같지만,
섭취 시 혈당이 오르는 정도가 다른데요.

두 음식의 영양 정보를 살펴보면
탄수화물은 1.8배, 당류는 3.1배의 차이가 납니다.
이는 칼로리는 같아도 혈당 상승의 원인인
탄수화물, 당류 함량에 차이가 있다는 의미입니다.

앞으로는 음식을 구매할 때
영양정보를 확인해야겠죠?

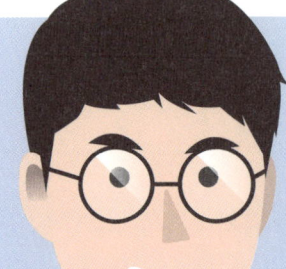

03 체중 감량에 도움을 주는 음식을 고르고 싶다면, '영양정보 확인하기'를 추천드립니다!

음식을 고를 때 칼로리 외에 영양정보도 봐야 해요!

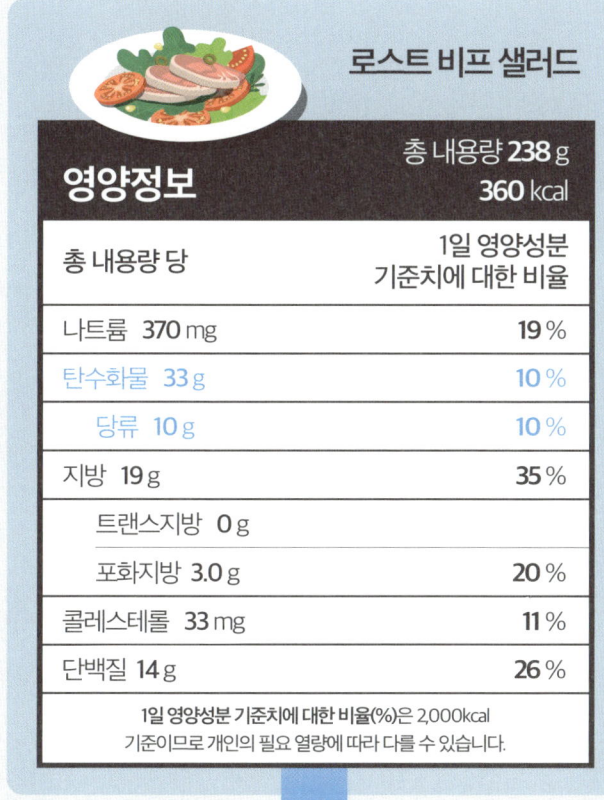

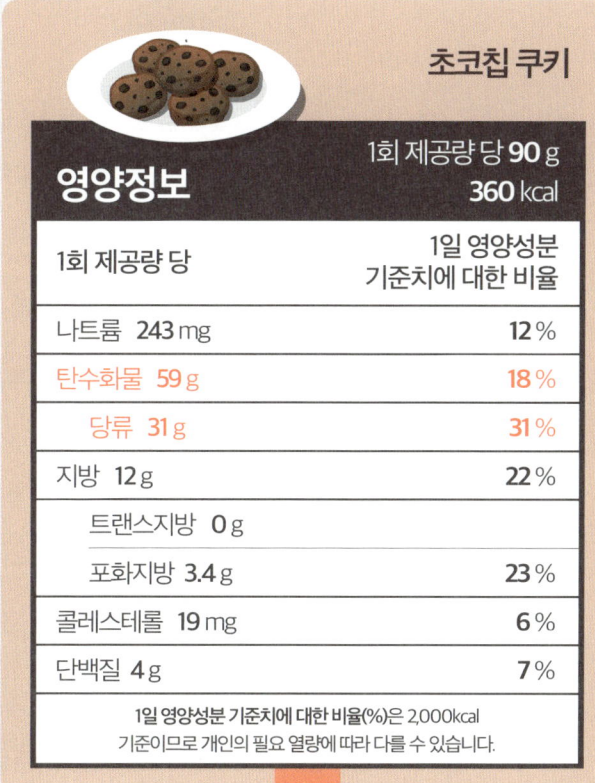

칼로리는 똑같지만 탄수화물 함량, **당류 함량에 큰 차이**를 볼 수 있어요!
+ 채소가 있어 포만감도 증가해요!

탄수화물 1.8배 / 당류 3.1배 차이!

앞으로 음식을 고를 때 영양정보를 확인할 건가요?

☐ 네! 칼로리 외에 영양정보도 확인할게요!

☐ 아니요 아직은 가격이 중요해요

☐ 지금도 영양정보를 확인하며 구매해요

1주차 : 글루어트 4강

STEP. 04　도움받기

04 ── 체중 감량에 좋은 영양소

영양정보는 신호등으로 표현할 수 있습니다.

단백질과 식이섬유는 초록불입니다.
단백질은 근육 형성을, 식이 섬유는
체내 노폐물 배설을 도와주기 때문이에요.

지방, 트랜스지방, 포화지방,
콜레스테롤, 나트륨은 노란불입니다.
과잉 섭취 시 심혈관질환을 유발하기 때문이에요.

탄수화물과 당류는 빨간불입니다.
둘 다 혈당을 많이 올릴 수 있기 때문에
체중 관리 시 주의해야 하는 영양소예요.

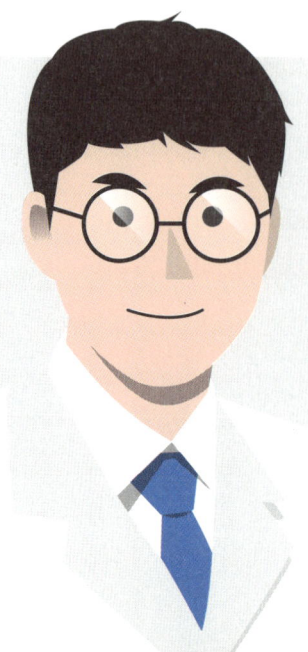

04 체중 감량할 때 봐야 할 **영양소를 알려드릴게요!**

다음의 영양정보 신호등을 확인해 보세요!

체중 감량 관련 영양정보 신호등

어떤 영양소가 체중감량에 좋은지, 나쁜지 확인해 보세요!

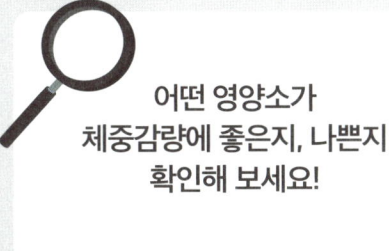

영양정보	총 내용량 220 g
	250 kcal

총 내용량당	1일 영양성분 기준치에 대한 비율
나트륨 460 mg	23 %
탄수화물 41 g	13 %
당류 5 g	5 %
식이섬유 7 g	28 %
지방 5.6 g	10 %
트랜스지방 0 g	
포화지방 1.1 g	7 %
콜레스테롤 10 mg	3 %
단백질 13 g	24 %

1일 영양성분 기준치에 대한 비율(%)은 2,000kcal 기준이므로 개인의 필요 열량에 따라 다를 수 있습니다.

체중감량 초록불 영양소
- 단백질
- 식이섬유

단백질은 근육을, 식이섬유는 체내 노폐물 배설을 도와줘서 잘 챙겨 먹어야 해요!

체중감량 노란불 영양소
- 지방
- 트랜스지방
- 포화지방
- 콜레스테롤
- 나트륨

지방은 1 g 당 9 kcal 라서 열량이 높고, 과잉 섭취 시 심혈관질환을 유발해요!

체중감량 빨간불 영양소
- 탄수화물
- 당류

혈당을 급격히 오르는 영양소라 체중 관리 할 때 꼭 확인해야 해요!

TIP 빨간색, 노란색 영양소도 우리 몸에 필요한 영양소이기 때문에 아예 안 먹는 건 피하셔야 해요. 그리고 영양정보에 식이섬유가 없는 이유는 식이섬유가 없거나 소량 있을 경우에요!

정답 : 탄수화물, 당류

QUIZ 영양정보를 확인할 때 인슐린 분비 증가로 체중 증가를 유발할 수 있는 (_____ , _____)를 확인해야 한다.

STEP. 05 미션 도전하기

05 ── 상황별 영양정보 확인하기

상황별 영양정보 확인 방법을 알려드리겠습니다.

최근 패스트푸드, 카페, 식당, 마트에서도
영양정보를 확인할 수 있어요.

영양정보 확인 후 햄버거는 단품만 먹거나
음료는 아메리카노를 선택해
탄수화물과 당류 섭취를 줄여 보는 거예요.

어떠한 상황에서도 영양정보를 확인해
건강한 음식을 고르는 습관을 만들어 보세요.

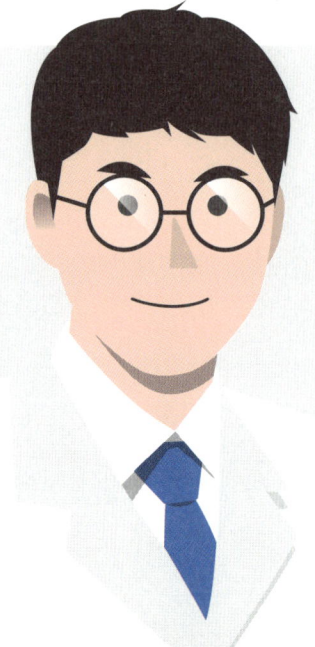

05 영양정보 확인을 실전에서 활용해 보세요!

영양정보 확인만으로 상황에 따라 건강하게 먹을 수 있어요!

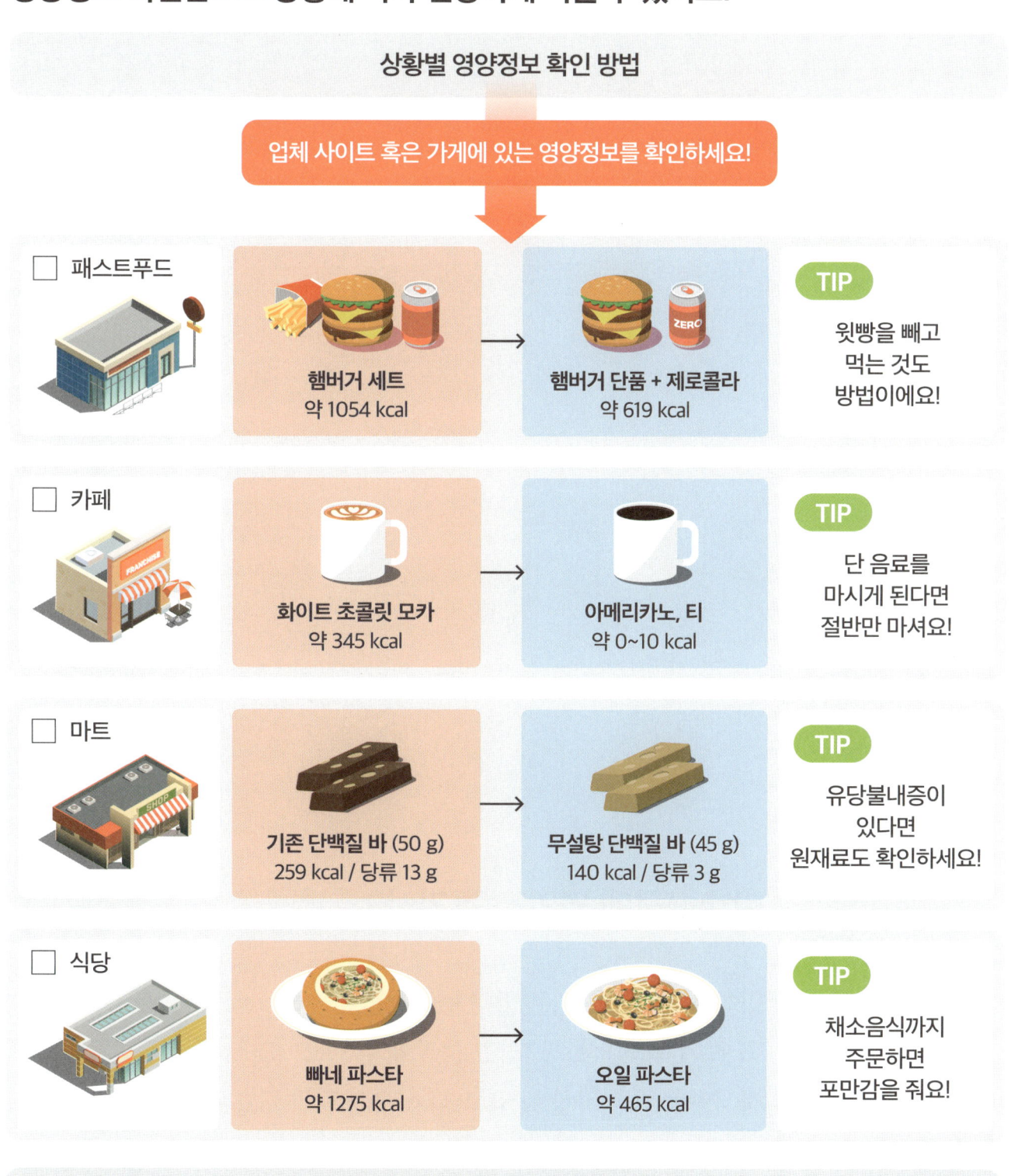

이 중에서 실천할 수 있는 상황에 체크해 보세요!

글루어트 커리큘럼

DAY 05
탄수화물에 영양소 옷 입히기

Mission | **탄수화물에 영양소 추가하기**

아침 식사의 중요성은 많이 들었지만,
'꼭 챙겨 먹어야 할까?'라고 생각할 수 있습니다.
하지만 체중 관리를 할 때 아침 식사가 정말 중요한데요.
오늘은 아침 식사의 중요성과 함께
건강한 아침 식사를 준비하는 방법을 알려드리겠습니다.

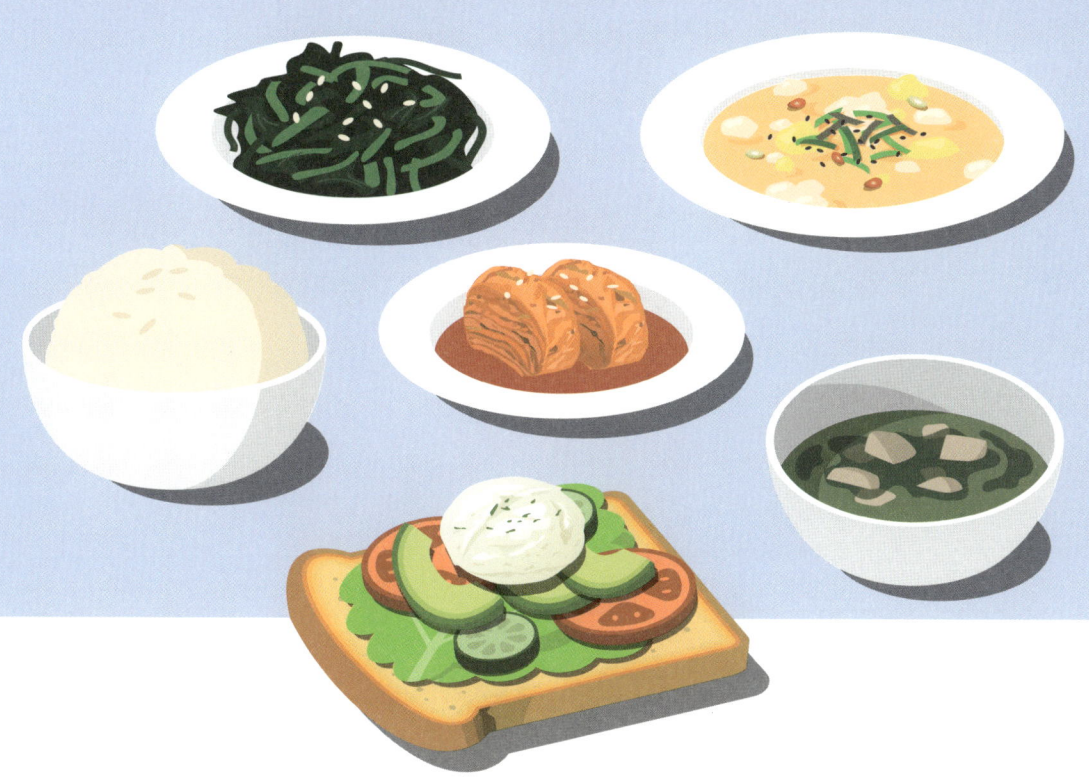

STEP. 01　평가하기

01 —— 아침 식사 섭취 진단

2020년 국민건강영양조사에 따르면
한국인 3명 중 1명은 아침 식사를 거른다고 합니다.

평소에 아침 식사를 꼭 챙겨 먹는지,
아니면 먹지 않거나 그때그때 다른지
확인하는 시간을 가져볼게요.

그리고 아침 식사를 할 때
중요하게 여기는 것은 무엇인지,
어떤 음식을 먹으며 하루를 시작하는지
해당하는 키워드에 체크해 보세요.

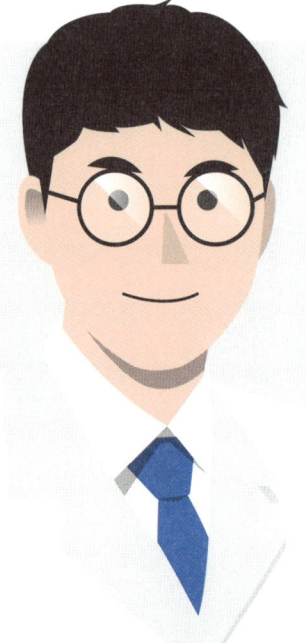

01 아침 식사를 챙겨 먹고 있나요?

아침 식사를 잘 챙겨 먹고 있는지 확인해 보세요!

2020년 한국인의 아침 결식률

- 34.6%
- 65.4%

□ 아침 식사 O ■ 아침 식사 X

*참고 : 2020년 국민건강영양조사

평소에 아침 식사를 챙겨 먹나요?

- [ ] 아니요. 아침 식사는 먹지 않아요.
- [ ] 아침 식사를 먹긴 하지만 거의 안 먹어요.
- [ ] 먹을 때도 있고 아닐 때도 있어요.
- [ ] 어떻게든 아침밥은 꼭 먹으려고 해요
- [ ] 네, 그럼요! 아침 식사는 무조건 먹어요!

↓

이 중 어디에 해당하는지 체크해 보세요!

아침 식사에서 중요하게 여기는 것은 무엇인가요?

- [ ] 건강
- [ ] 맛
- [ ] 영양
- [ ] 간편
- [ ] 가족
- [ ] 시간
- [ ] 든든
- [ ] 소화
- [ ] 가격
- [ ] 기타 (   )

아침 식사는 어떤 걸 주로 먹고 있나요?

- [ ] 밥
- [ ] 김밥
- [ ] 빵
- [ ] 토스트
- [ ] 계란
- [ ] 해장국
- [ ] 커피
- [ ] 죽
- [ ] 두부
- [ ] 기타 (   )

해당하는 키워드에 체크 표시해 보세요!

1주차 : 글루어트 5강

STEP. 02 조언 받기

02 ── 아침 식사와 체중 관리

아침 식사를 포함한 규칙적인 세 끼 식사는
체중 감량에 도움이 됩니다.

아침 식사로 인한 식사 횟수가 늘어나면
그렇지 않은 것보다 체중이 늘 것 같지만,
오히려 아침 결식이 체중 증가를 유발합니다.

아침 식사를 거르면 지난 저녁 이후의 공복감이
점심까지 이어져 점심 과식을 유발합니다.
과식은 혈당 상승과 관련이 있으며,
이는 체중 증가로 이어질 수 있습니다.

체중 감량을 원한다면 아침 식사는 필수입니다.

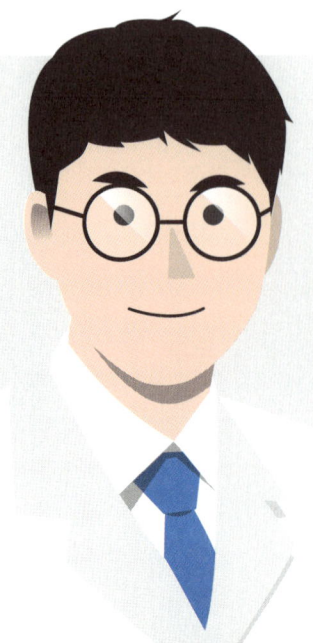

02 아침 식사를 잘 챙겨 먹으면 체중 관리에 도움을 줘요!

왜 아침 식사를 안 먹으면 살찌는지 알려드릴게요!

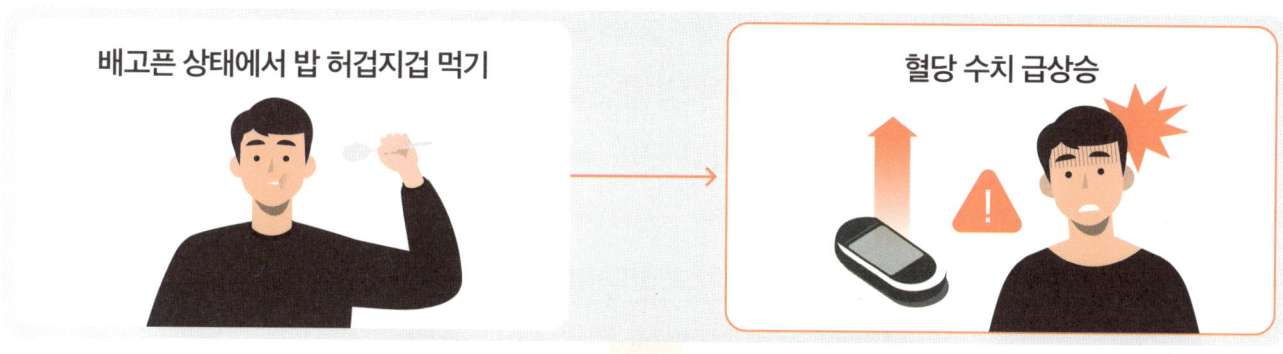

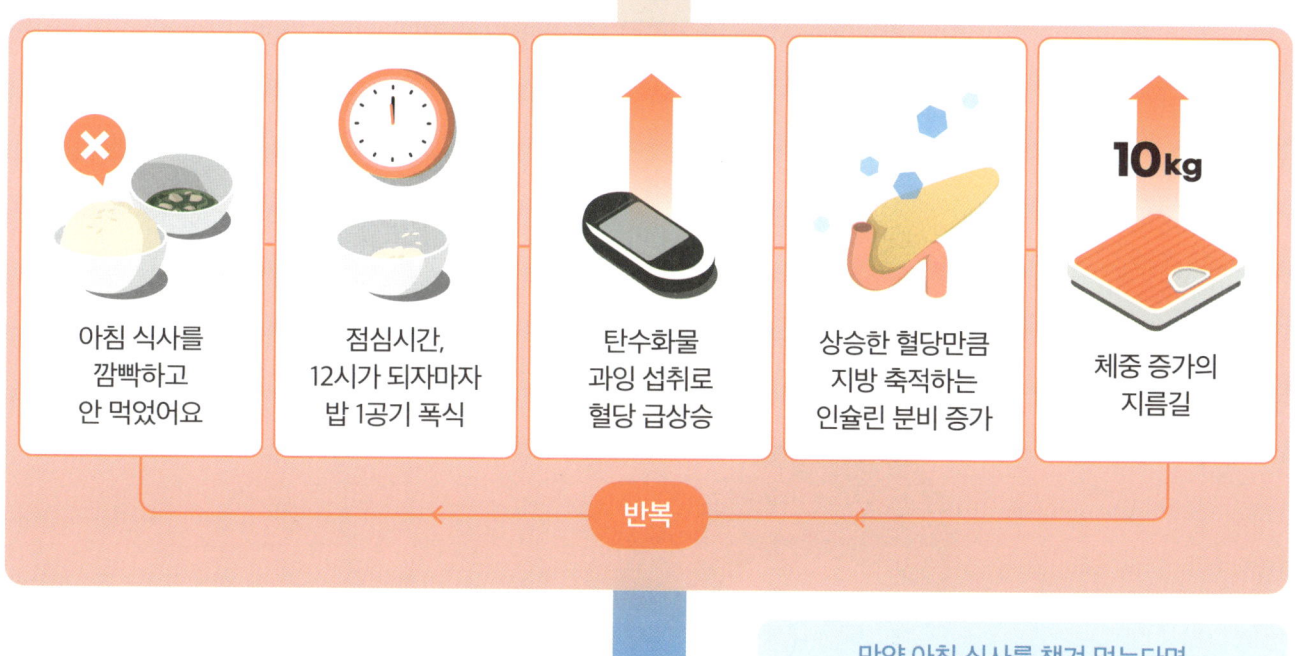

아침 식사를 거르게 되면 폭식 후 (혈당 급상승)과 함께 (체중 증가)할 수 있어요!

STEP. 03 목표 설정하기

03 ── 탄수화물에 영양소 추가하기

아침 식사를 먹을 때 밥, 빵, 시리얼과 같은
탄수화물 외에 다른 영양소를 추가해 보세요.
탄수화물의 흡수가 지연되는 효과가 있습니다.

탄수화물 흡수 지연은 완만한 혈당 상승으로 이어지고,
결과적으로 체중 감량에 도움이 됩니다.

밥을 먹는다면 채소, 단백질 반찬을 추가하고
빵을 먹는다면 잼 대신 상추, 토마토, 아보카도, 계란 등을
추가해 보세요.

살은 빠지고 더욱 든든한 아침이 완성됩니다.

03 아침 식사를 더욱 맛있고 건강하게 먹는 방법으로 '탄수화물에 영양소 추가하기'를 추천드립니다!

아침 식사에 다양한 영양소의 옷을 입혀 보세요!

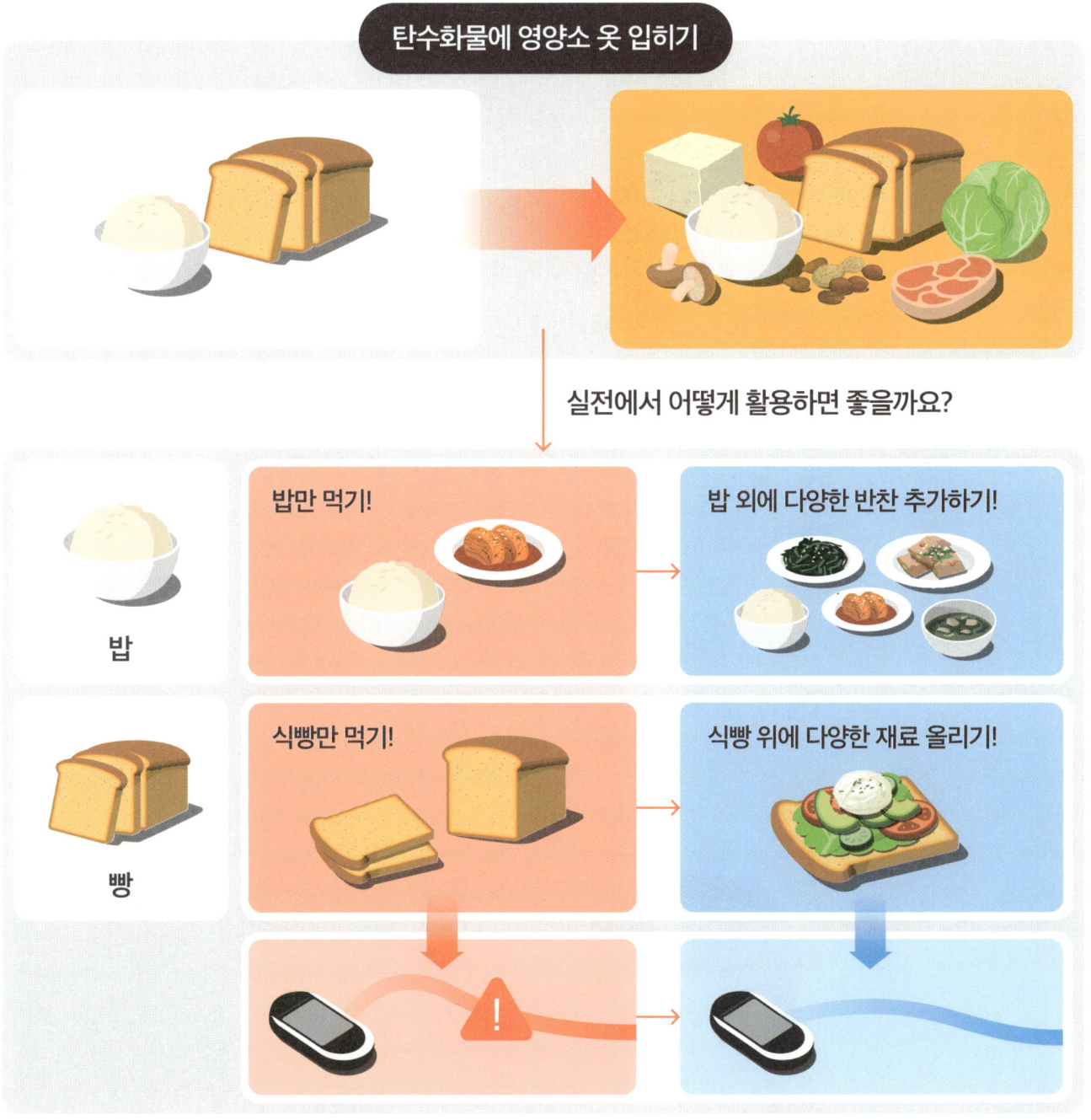

앞으로 아침 식사를 어떻게 먹을 건가요?

- ☐ 밥, 빵만 먹지 않고 채소나 고기류를 곁들일게요!
- ☐ 시간이 없어서 밥, 빵만 먹을래요
- ☐ 아침 식사를 먹을 시간도 없어요

STEP. 04　도움받기

04 ── 주스와 아침식사

아침 식사로 과일 주스를 마시는 건 피해야 합니다.

과일을 즙, 주스 형태로 먹으면 식이섬유가 파괴되어
과일 당류의 소화, 흡수가 빨라지는데요.
그 결과 혈당은 급격히 오르고, 인슐린은 과잉 분비되면서
체지방을 축적, 즉 체중 증가 가능성이 높아집니다.

주스를 먹어야 한다면 아보카도, 견과류, 두부와 같이
단백질과 지방이 포함된 음식을 곁들여 먹으세요.

이 방법이라면 혈당 스파이크 없이
완만한 혈당 곡선으로 체중 관리를 도와줄 거예요.

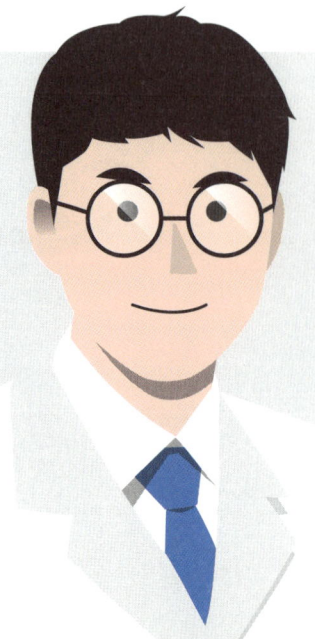

04 아침 식사로 과일 주스를 마시고 있진 않나요?

아침 식사로 과일 주스가 괜찮은지 알려 드릴게요!

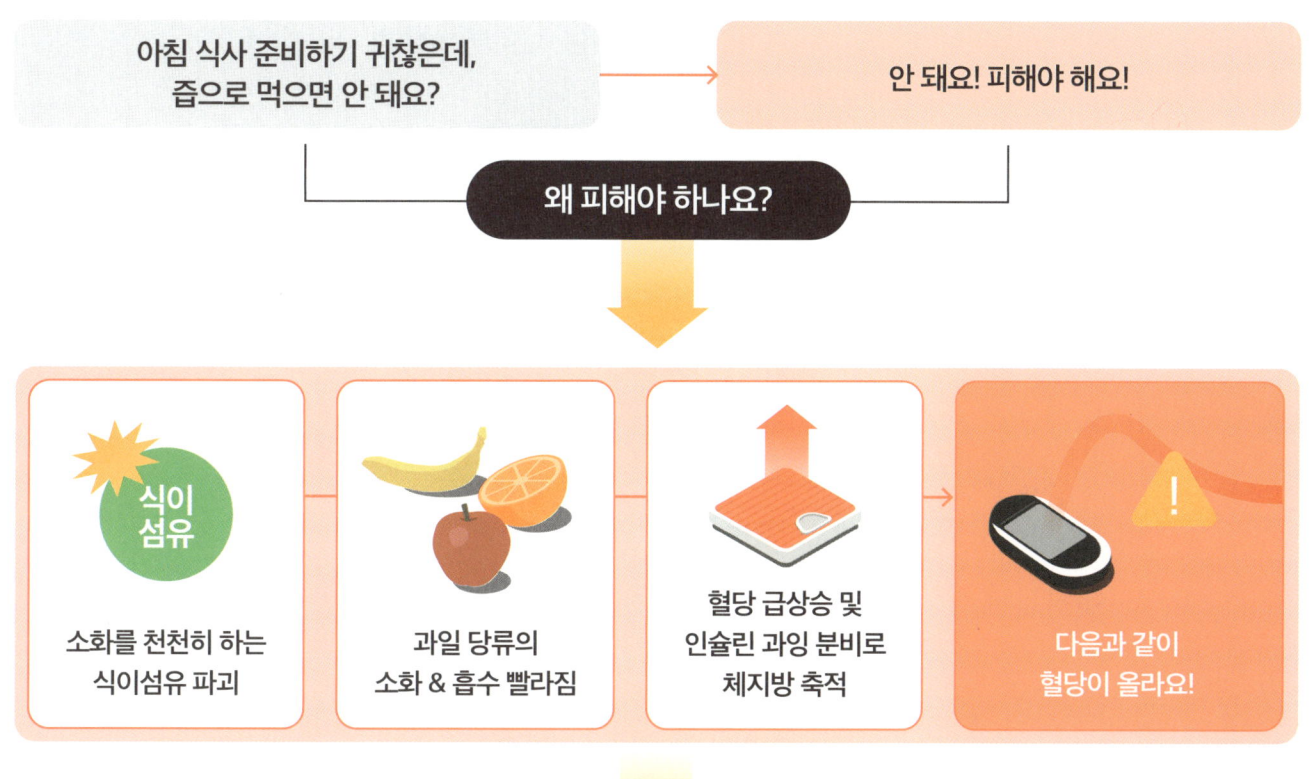

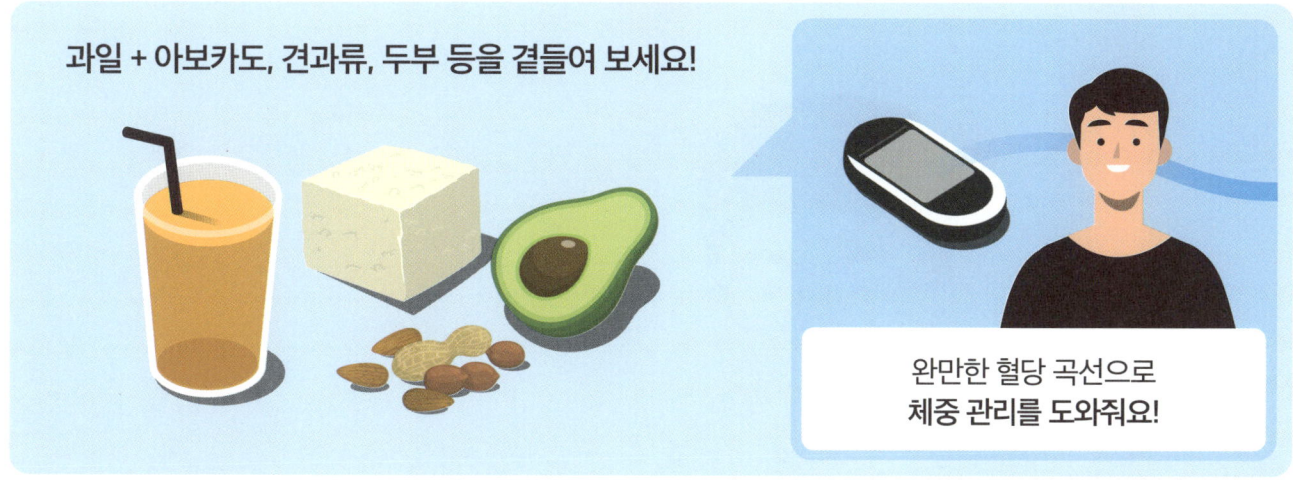

이 중에서 실천할 항목에 체크해 보세요!

STEP. 05　미션 도전하기

05 ── 간단한 아침 식사 만들기

아침 식사의 중요성을 알고 있어도
막상 급하게 준비해야 할 때 막막할 수 있습니다.

바쁜 아침에 먹기 좋은 요리를 알려드릴게요.

순두부계란볶음이나 닭가슴살 샐러드,
오트밀이나 토마토 달걀 볶음이라면
간편하고 맛있는 아침 식사를 만들 수 있어요.

채소 구매가 힘든 상황이라면 냉동 채소를 구매해 보세요.
아침에 혈당 걱정 없는 볶음밥을 먹고 싶다면
곤약이나 콜리플라워가 섞인 밥을 추천드립니다.

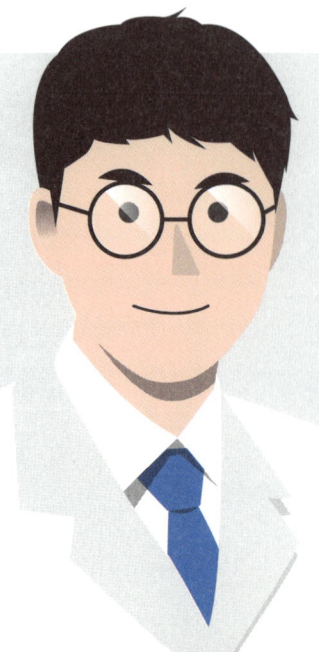

05 쉽게 만들 수 있는 아침 식사를 알려드릴게요!

아침에 다음과 같은 음식을 만들어 보세요!

아침에 먹기 좋은 요리 4가지

☆ 글루어트 꿀팁

☐ **순두부계란볶음**

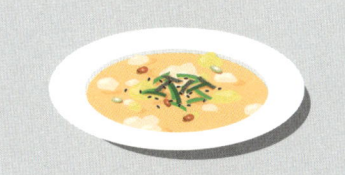

기름에 다진 파 1스푼을 볶고 계란 2개와 순두부 1/2개를 볶아준 후, 굴소스나 소금간하면 완성이에요!

TIP 버섯을 작게 썰어 넣으면 맛, 식감, 영양까지 보충해요!

☐ **닭가슴살 샐러드**

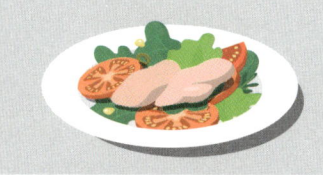

양상추, 양배추 등을 한입 크기로 썰어놓은 후 닭가슴살과 드레싱을 얹으면 완성이에요!

TIP 오리엔탈 드레싱을 넣고, 기호에 따라 치즈, 견과류를 넣어도 좋아요!

TIP

채소 구매가 힘들다면 냉동 채소를 구매해도 좋아요.

곤약볶음밥이나 컬리플라워볶음밥은 밥과 곤약, 컬리플라워 비율을 잘 살펴보세요. (너무 적은 비율은 피하세요!)

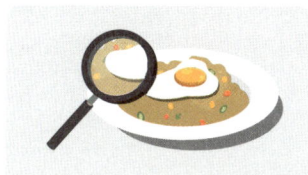

☐ **오트밀**

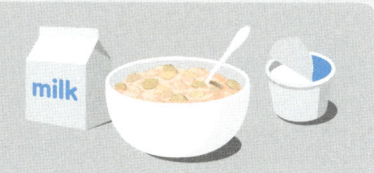

오트밀을 우유나 요거트, 아몬드유에 곁들여 먹으면 완성이에요!

TIP 이때 견과류도 같이 곁들여 보세요!

☐ **토마토 달걀 볶음**

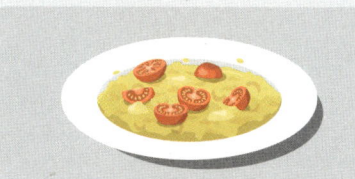

토마토, 다진 대파, 진간장을 후라이팬에 볶아준 후 잘 풀어준 계란도 함께 볶아주면 완성이에요!

TIP 이때 굴소스나 참기름을 살짝 넣어도 좋아요!

아침 식사로 어떤 음식을 요리할 건지 선택해 보세요!

글루어트 커리큘럼

DAY 06 — 내 몸을 위한 단백질 챙김

Mission 고기, 생선, 달걀, 콩류 챙겨 먹기

단백질은 우리 몸에 중요한 영양소입니다.
그런데 체중 감량할 때 단백질을
챙겨 먹어야 하는 이유는 무엇일까요?
오늘은 체중 감량할 때 단백질을
잘 챙겨 먹어야 하는 이유를 알려드리겠습니다.

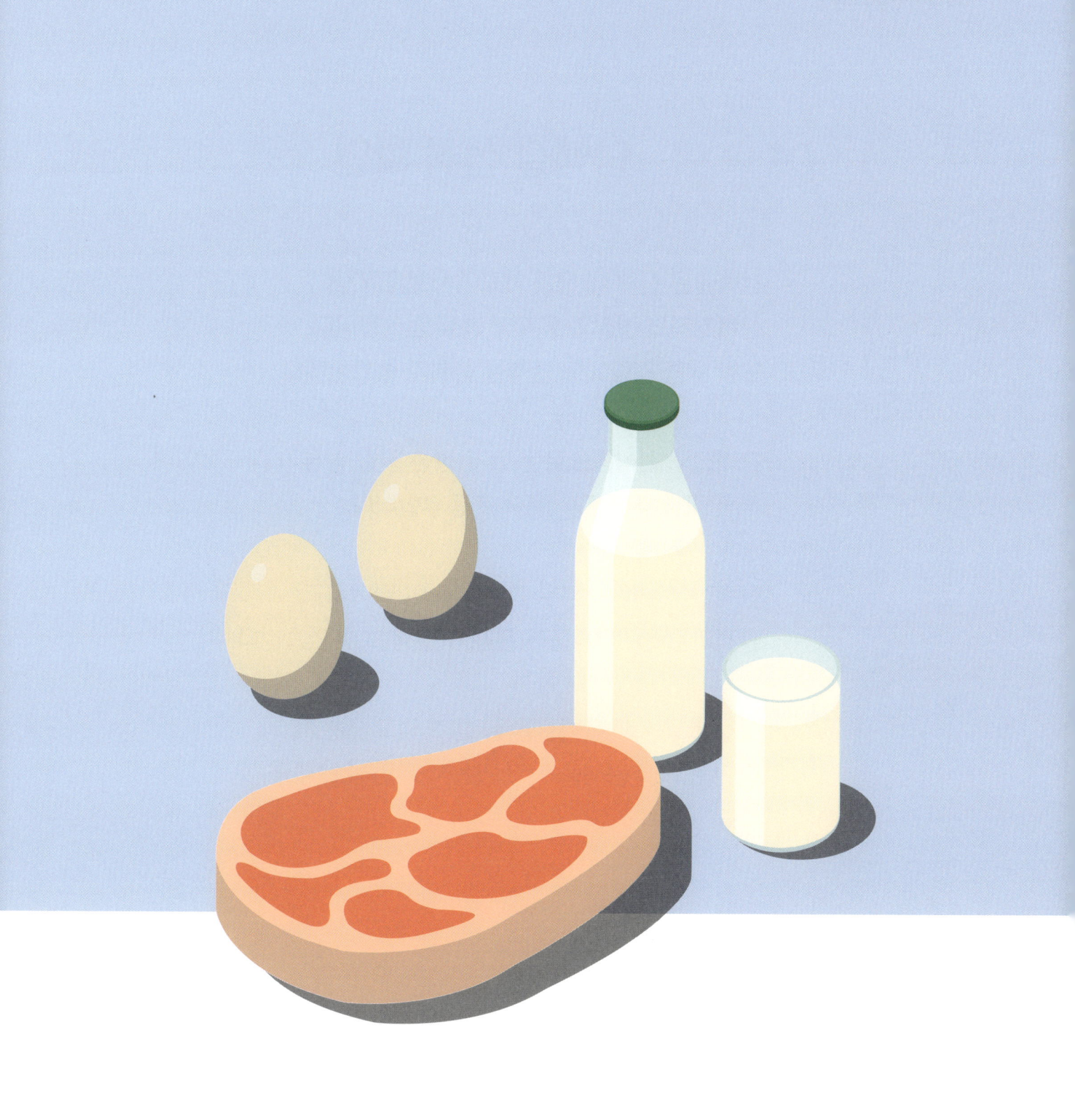

STEP. 01　평가하기

01 —— 단백질 섭취 확인

단백질은 신체 내 모든 세포에서 발견되며
신체조직의 성장과 유지에 매우 중요합니다.
또한 체중 감량에도 단백질 섭취가 중요한데요.

단백질 급원식품으로는 고기·생선·달걀·콩류가 대표적이며
우유 및 우유 가공 식품에도 풍부합니다.

단백질이 부족할 경우 면역 기능이 떨어지고,
골격과 손톱, 피부 등에 문제가 발생할 수 있습니다.

오늘은 평소에 단백질을 잘 챙겨 먹고 있는지,
어떤 단백질 음식을 먹고 있는지 확인해 보세요.

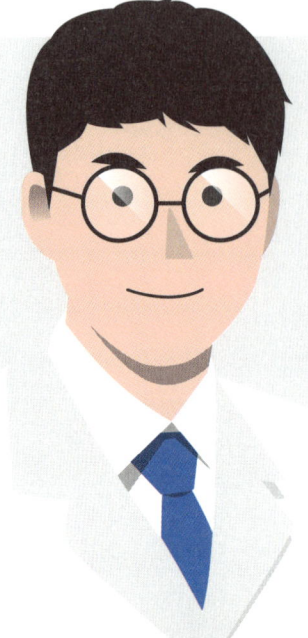

01 단백질을 잘 챙겨 먹고 있나요?

나의 단백질 식습관을 확인해 보세요!

평소에 단백질을 잘 챙겨 먹고 있나요?

- 네, 그럼요! 단백질은 필수에요 ☐
- 근육 보충 때문에 챙겨 먹는 중이에요 ☐
- 단백질을 챙겨 먹기가 힘들어요 ☐
- 식사도 거의 채소만 먹어요 ☐
- 기타 (   ) ☐

단백질을 어떤 형태로 챙겨 먹고 있나요?

- 육류 위주로 먹고 있어요! ☐
- 고기는 소화가 안 돼서 생선 위주로 먹어요 ☐
- 두부나 콩류 위주로 챙겨 먹어요 ☐
- 프로틴 파우더로 보충하는 중이에요 ☐
- 기타 (   ) ☐

챙겨 먹는 단백질 음식에 체크해 보세요!

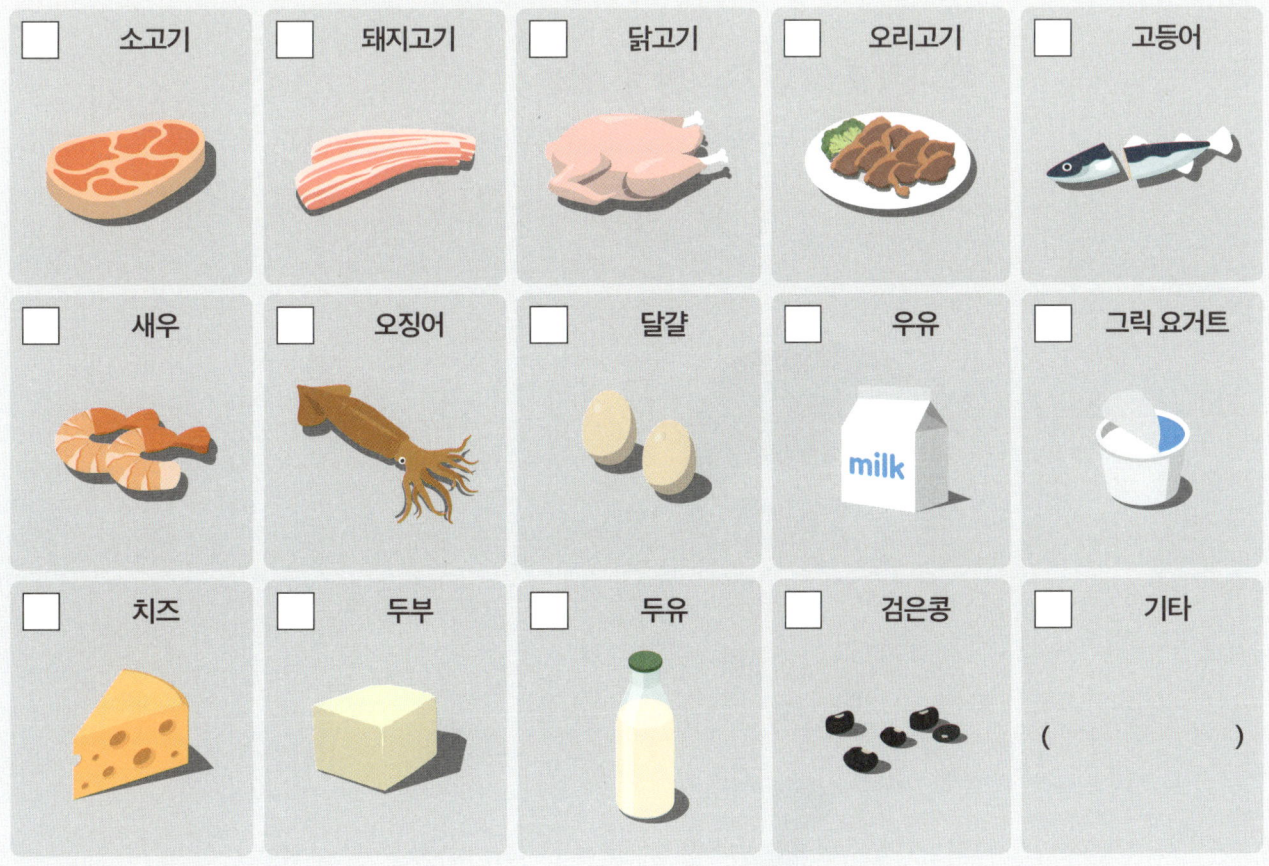

☐ 소고기 ☐ 돼지고기 ☐ 닭고기 ☐ 오리고기 ☐ 고등어
☐ 새우 ☐ 오징어 ☐ 달걀 ☐ 우유 ☐ 그릭 요거트
☐ 치즈 ☐ 두부 ☐ 두유 ☐ 검은콩 ☐ 기타 (   )

STEP. 02 조언 받기

02 ── 단백질과 체중 감량

다음의 그래프를 보면
체중 조절 시 단백질이 필요한 이유를 알 수 있습니다.

섭취한 탄수화물의 100 %가 혈당에 영향을 준다면
단백질은 50 %, 지방은 10 % 영향을 줍니다.

단백질은 탄수화물에 비해 지방 축적 호르몬인
인슐린 분비에 영향이 적어 혈당을 천천히 올리기 때문에
충분히 섭취해도 괜찮습니다.

게다가 혈당을 처리할 수 있는
근육을 만드는 영양소가 바로 단백질이에요.

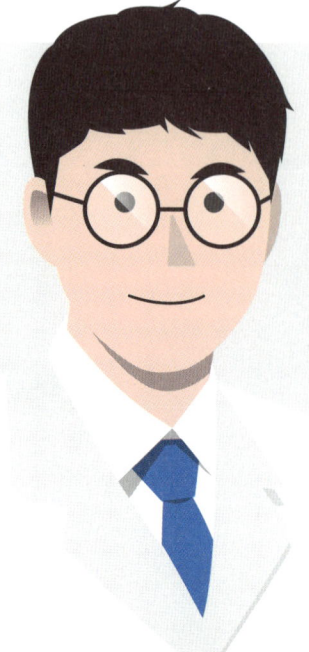

02 단백질을 잘 챙겨 먹어야 목표 체중까지 감량할 수 있어요!

체중 감량을 할 때 단백질도 잘 챙겨 먹어야 해요!

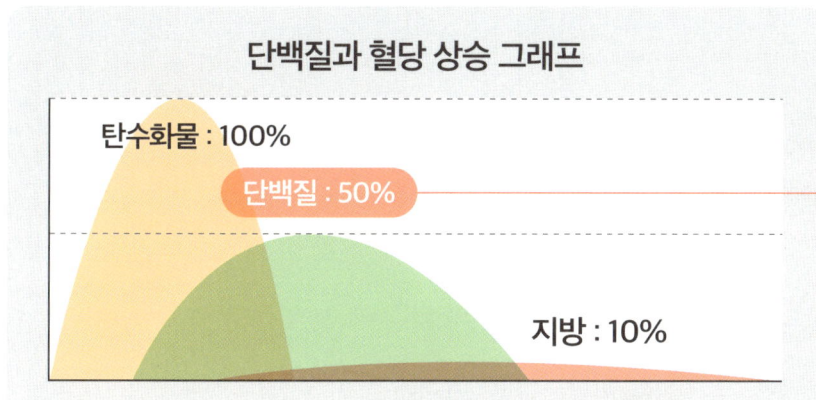

단백질과 혈당 상승 그래프
- 탄수화물 : 100%
- 단백질 : 50%
- 지방 : 10%

섭취 단백질의 약 **50%**가 혈당에 영향을 미쳐요!

지방 축적 호르몬인 인슐린 호르몬 분비가 적으니 충분히 섭취해도 괜찮아요!

만약 단백질을 잘 챙겨 먹지 않으면?

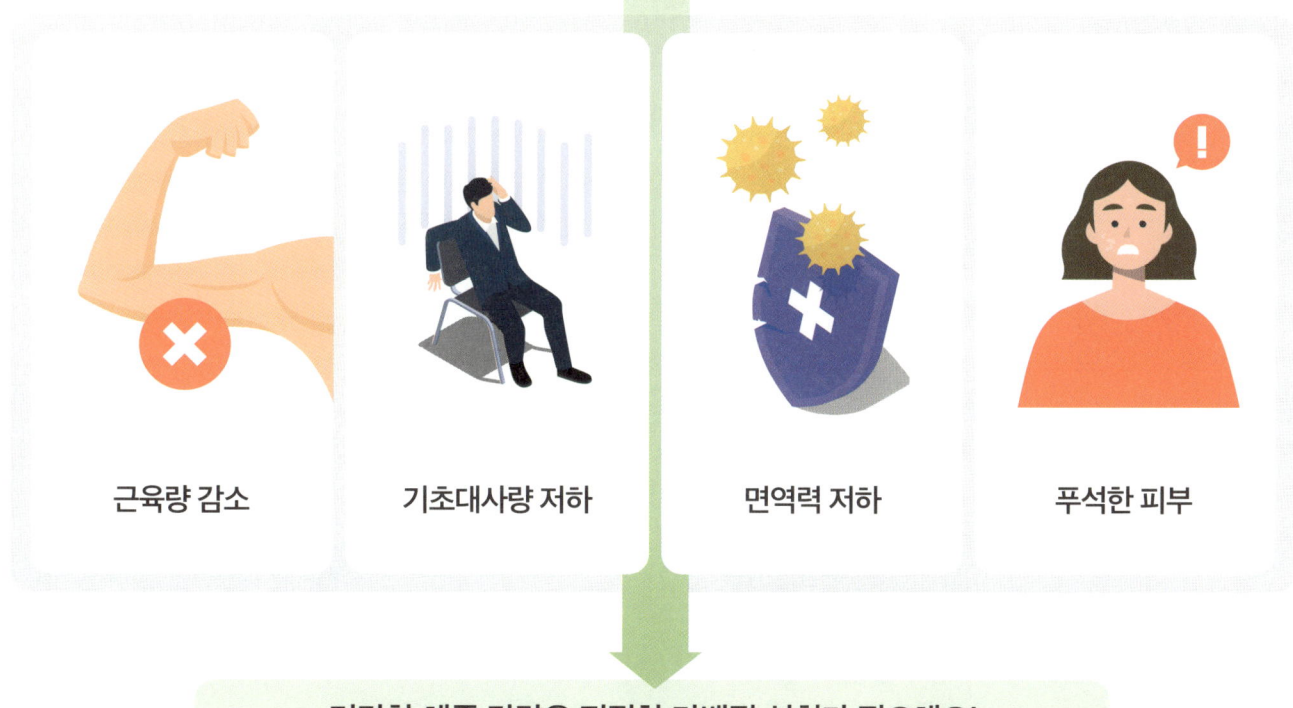

| 근육량 감소 | 기초대사량 저하 | 면역력 저하 | 푸석한 피부 |

건강한 체중 감량은 적절한 단백질 섭취가 필요해요!

> **TIP** 단백질의 효능은 무엇일까요? 우리 몸을 이루는 근육, 피부, 뼈, 손톱, 머리카락 등을 유지하는 효능을 가지고 있어요!

정답 : 단백질

QUIZ ( )은 인슐린 분비가 적고 우리 몸의 근육을 만드는 데 도움을 줘요!

| STEP. 03 | 목표 설정하기 |

03 —— 단백질 챙겨 먹기

고기, 생선, 달걀, 콩류로
단백질을 보충하는 것을 추천드립니다.

어떤 단백질을 챙겨야 할지 고민이라면
그림의 다양한 단백질 식품을 살펴보세요.

보통의 식사를 하고 있다면,
고기, 생선, 계란, 유제품 중에
좋아하는 식재료를 골라 먹으면 됩니다.

만약 채식을 한다면 두부, 두유, 낫또 등
콩을 활용한 식재료로
단백질을 보충해주세요.

03 어떤 단백질을 챙겨 먹을지 고민이라면, '고기, 생선, 달걀, 콩류 챙겨 먹기'를 추천드립니다!

어떤 단백질을 챙겨야 할지 고민이라면 이걸 확인하세요!

어떤 단백질을 잘 챙겨 먹어야 할까요?

저는 일반식도 좋아요!
- ☐ 소고기 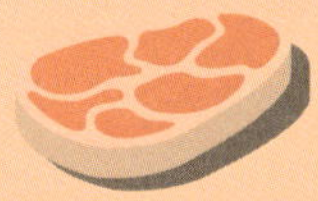
- ☐ 돼지고기 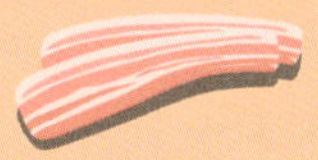
- ☐ 닭고기 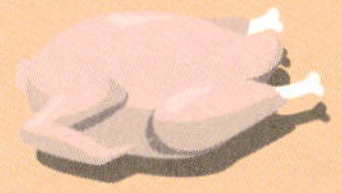
- ☐ 오리고기 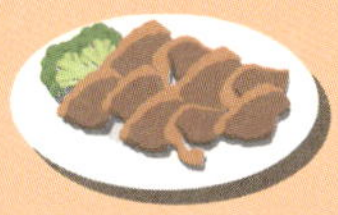
- ☐ 고등어 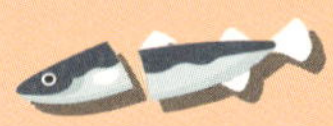
- ☐ 새우 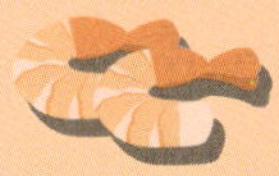
- ☐ 오징어 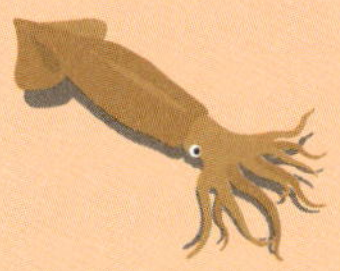
- ☐ 달걀 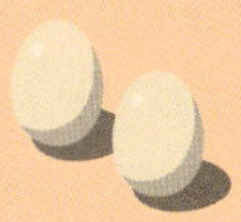
- ☐ 우유 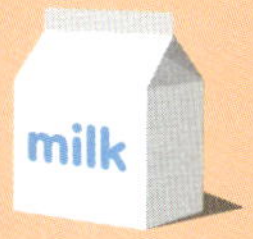
- ☐ 치즈

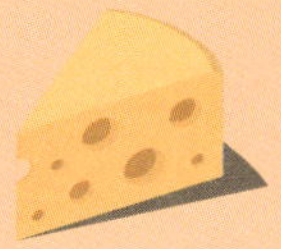

저는 채식주의자예요!
- ☐ 두부
- ☐ 두유 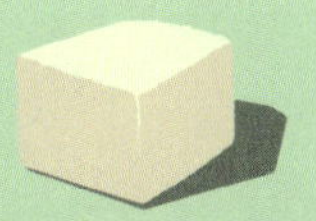
- ☐ 낫또 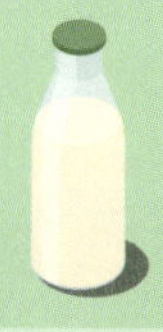
- ☐ 검은콩 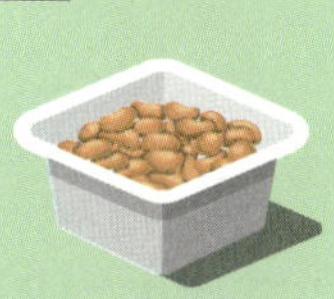
- ☐ 병아리콩 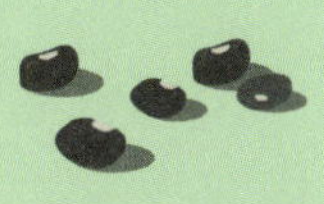
- ☐ 콩고기 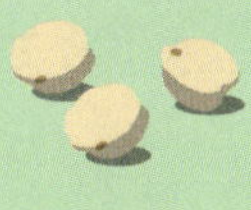
- ☐ 팔라펠 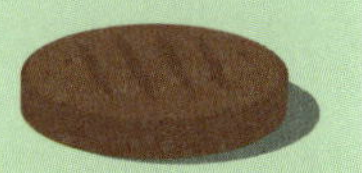
- ☐ 템페 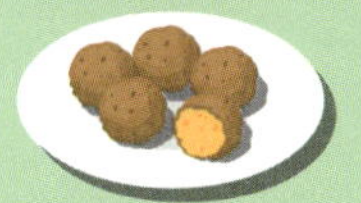 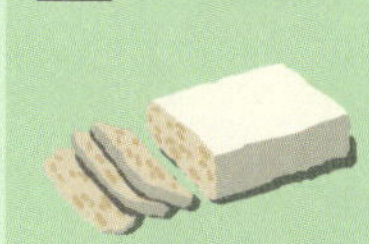
- ➕ 그 외 식물성 단백질로 만든 대체육

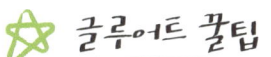

글루어트 꿀팁

TIP

팔라펠이란?

병아리콩을 잘게 다져서 공 모양으로 만든 식물성 단백질 음식이에요!

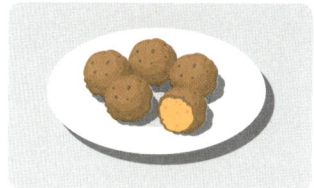

대체육은 어떻게 만드나요?

대부분 콩 단백질로 만들고 있어요.
식물성 단백질을 활용해 고기 느낌을 내기도 해요!

(제육볶음 느낌을 내는 제품도 있어요!)

앞으로 어떤 단백질을 챙겨 먹을 건가요?

저는 단백질 보충을 위해 ( )를 챙겨 먹을게요!

2주차 : 글루어트 6강

STEP. 04 도움받기

04 ── 단백질 섭취 Q&A

식품 대신 단백질 보충제를 선택할 수 있지만,
당류가 많은 제품인지 아닌지
구매 전에 영양성분표를 확인해야 합니다.

간혹 단백질은 혈당이 덜 오른다는 이유로
과잉섭취 하는 경우가 있는데요.

단백질도 과잉 섭취 시 혈당 상승을 유발하며,
과도하게 섭취할 경우 신장에 부담을 줄 수 있습니다.

단백질 섭취 권장량은 체중 kg 당 1 g 내외로
체중 감량 시에는 단백질 섭취 권장량은 유지하고,
탄수화물의 섭취를 줄이는 것을 추천드립니다.

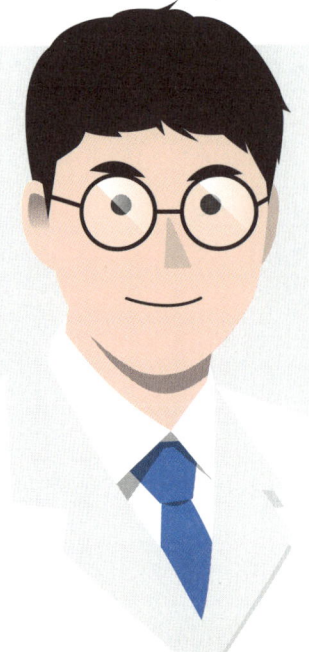

04 단백질 관련 궁금한 사항들을 **해결해줄게요!**

단백질 관련으로 자주 묻는 질문이에요!

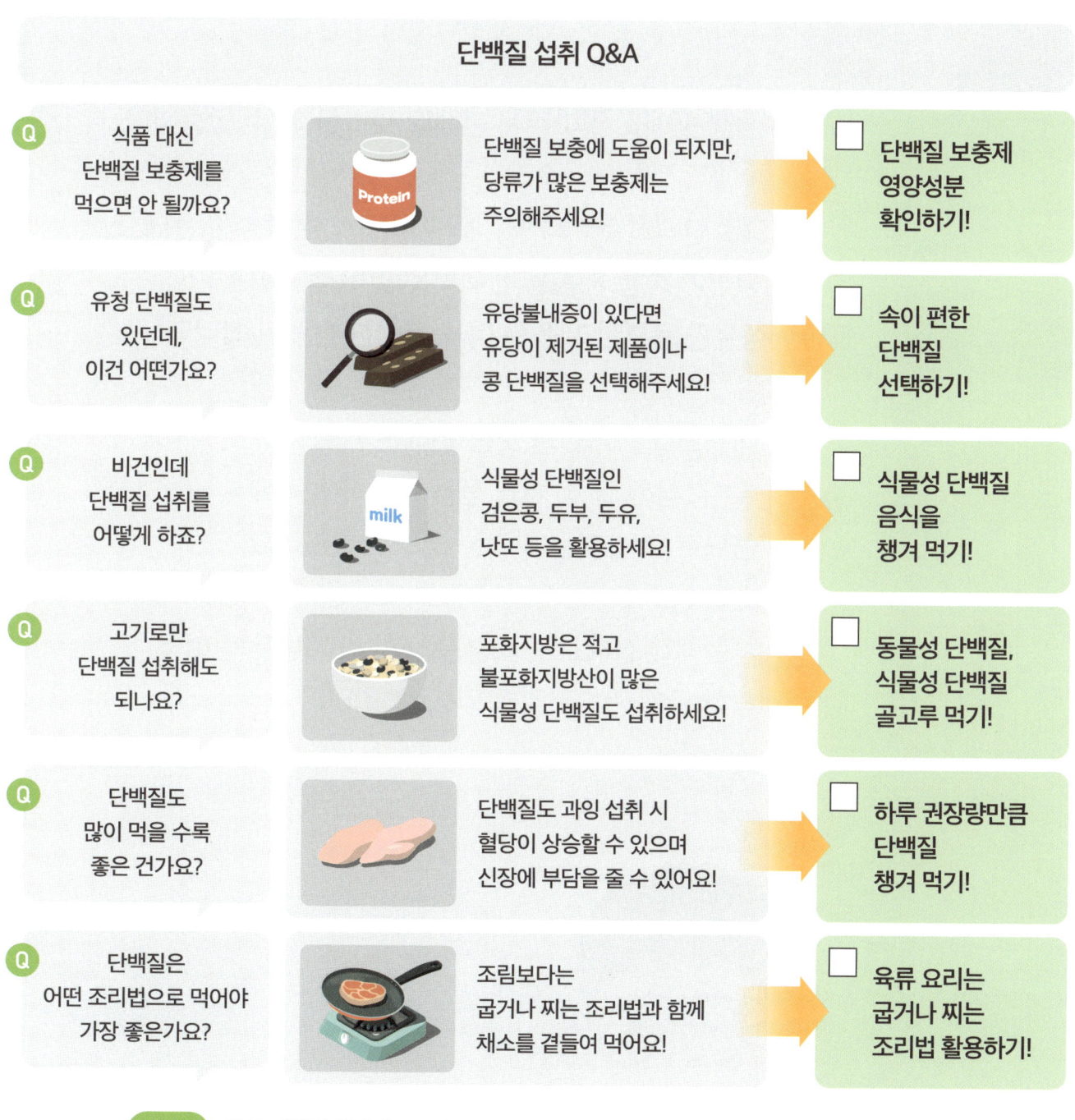

단백질 섭취 Q&A

Q 식품 대신 단백질 보충제를 먹으면 안 될까요?
→ 단백질 보충에 도움이 되지만, 당류가 많은 보충제는 주의해주세요!
☐ 단백질 보충제 영양성분 확인하기!

Q 유청 단백질도 있던데, 이건 어떤가요?
→ 유당불내증이 있다면 유당이 제거된 제품이나 콩 단백질을 선택해주세요!
☐ 속이 편한 단백질 선택하기!

Q 비건인데 단백질 섭취를 어떻게 하죠?
→ 식물성 단백질인 검은콩, 두부, 두유, 낫또 등을 활용하세요!
☐ 식물성 단백질 음식을 챙겨 먹기!

Q 고기로만 단백질 섭취해도 되나요?
→ 포화지방은 적고 불포화지방산이 많은 식물성 단백질도 섭취하세요!
☐ 동물성 단백질, 식물성 단백질 골고루 먹기!

Q 단백질도 많이 먹을 수록 좋은 건가요?
→ 단백질도 과잉 섭취 시 혈당이 상승할 수 있으며 신장에 부담을 줄 수 있어요!
☐ 하루 권장량만큼 단백질 챙겨 먹기!

Q 단백질은 어떤 조리법으로 먹어야 가장 좋은가요?
→ 조림보다는 굽거나 찌는 조리법과 함께 채소를 곁들여 먹어요!
☐ 육류 요리는 굽거나 찌는 조리법 활용하기!

> **TIP** **하루 단백질 섭취량** 본인 체중의 kg 대신 g 을 붙이면 하루 단백질 섭취량이에요!
> ex) 체중 60 kg => 하루 단백질 섭취량은 60 g

이중 실천할수 있는 항목에 체크해 보세요!

2주차 : 글루어트 6강

STEP. 05   미션 도전하기

05 ── 상황별 단백질 섭취 방법

바쁜 일상 중에도 얼마든지 단백질 보충을 할 수 있습니다.

간식으로 단백질 쿠키나 빵, 에너지바를 섭취할 수 있는데요.
이때 당류가 적은 제품을 선택하는 것이 좋으며,
식이섬유가 풍부한 제품은 더욱 현명한 선택이 됩니다.

식사 대용으로 단백질을 보충할 때는
두유, 우유, 삶은 달걀, 치즈 등을 활용해 보세요.
혹은 콩으로 만든 제품을 먹는 것도 추천드려요.

충분한 단백질 섭취로 근육량은 늘리고, 지방은 줄여서
더 건강한 몸매 만드시길 응원드립니다.

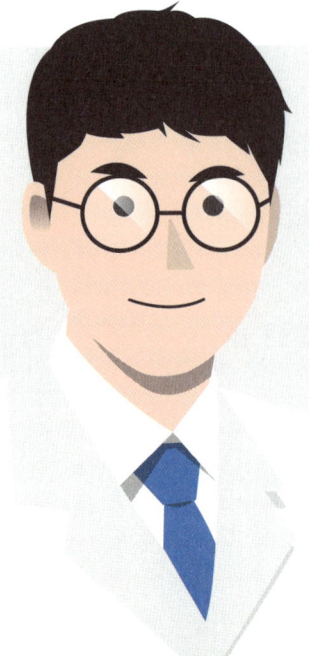

05 상황별 단백질 섭취 방법을 **알려드릴게요!**

단백질도 상황에 따라 섭취할 수 있어요!

상황별 단백질 섭취 방법

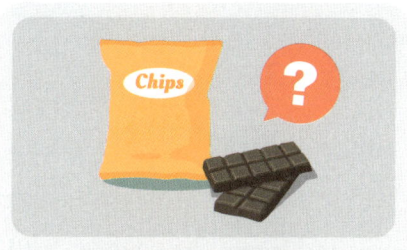
간식으로 단백질을 보충할 수 있나요?

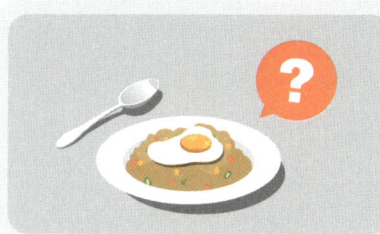
식사 대신 단백질을 간단하게 먹을 수 있나요?

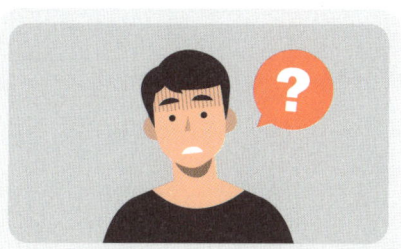
아픈 날은 단백질을 어떻게 보충하나요?

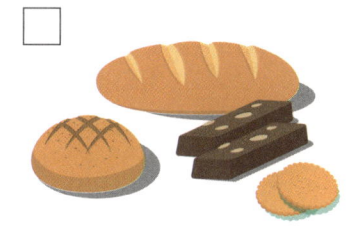
단백질 쿠키나 빵, 에너지바 등을 활용해 보세요!

TIP
구매 전 영양정보에서 당류 함량을 확인하세요!

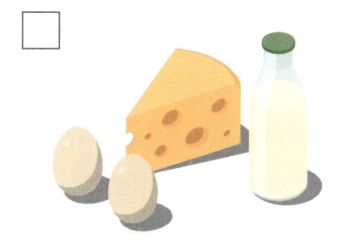
두유나 우유 혹은 삶은 달걀이나 치즈를 섭취해 보세요!

TIP
시중에 콩으로 만든 제품들도 확인하세요! (ex. 콩 치킨, 콩고기 등)

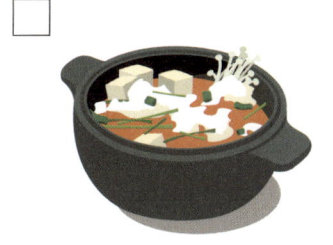
따뜻한 순두부나 액상 단백질 음료를 섭취하면 좋아요!

TIP
아플 때 장을 자극하는 유제품은 피하고 육류는 잘게 다져 먹으세요!

상황별로 단백질 섭취를 실천해 보세요!

글루어트 커리큘럼

DAY 07　지방과 친구 맺기 기술

Mission　지방과 친해지기

지방은 무조건 몸에 안 좋다는 편견이 있습니다.
또한 지방은 살을 찌운다는 편견도 있는데요.
체중 감량을 할 때에도 적절한 지방 섭취는 필요합니다.
오늘은 지방과 친해져야 하는 이유와 함께
지방 섭취 시 유의 사항을 알려드리겠습니다.

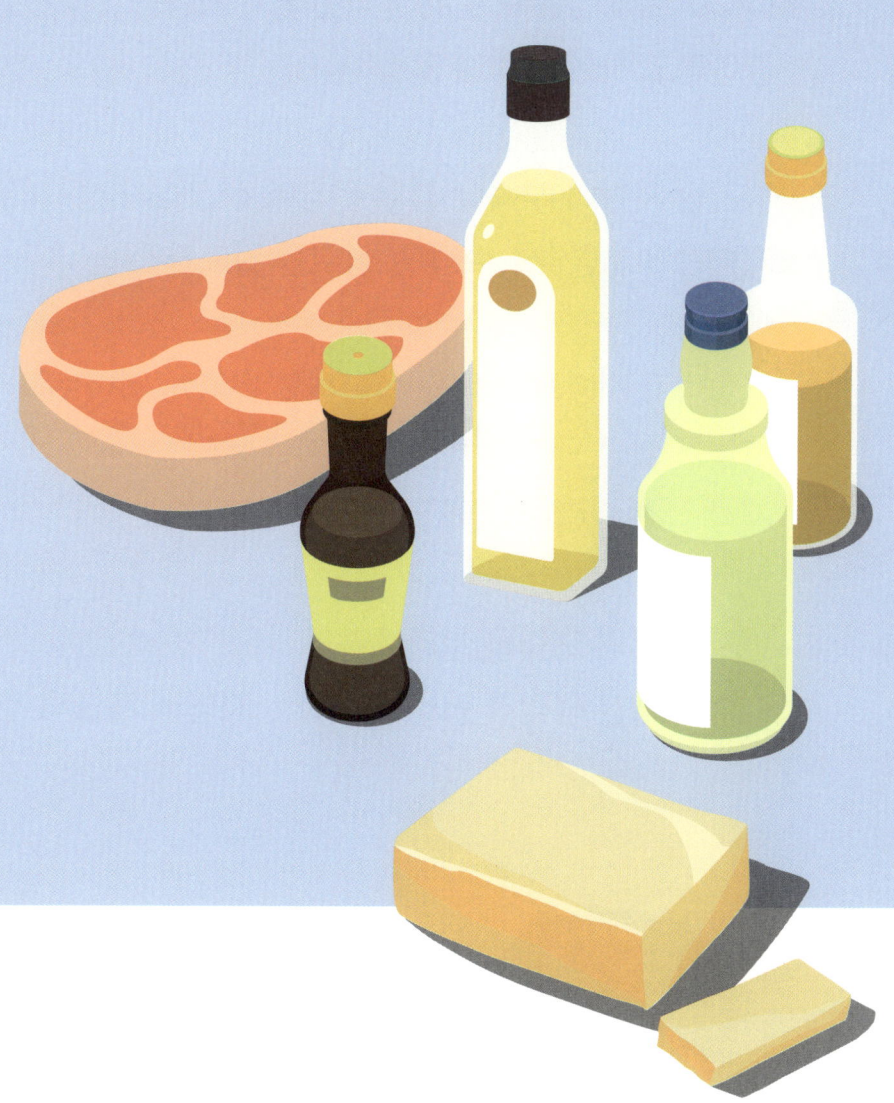

STEP. 01　평가하기

01 ── 지방 섭취 진단

다이어트에 성공하기 위해 식단에서 지방을
줄이려고 하는 사람이 많습니다.

하지만 지방이 부족할 경우 건강에 적신호가 생깁니다.
지방은 3대 영양소로 매일 섭취할 필요가 있습니다.

그렇다고 지방을 마음껏 섭취해도 된다는 의미는 아닌데요.
오늘은 혈당 관리와 체중 관리에 도움이 되는
지방 섭취 요령에 대해 알려드릴게요.

먼저 교재의 그림을 살펴보면서
지방에 대한 생각과 평소 섭취하는 지방에 체크해 주세요.

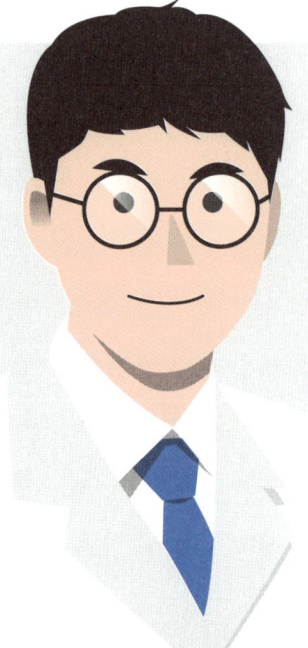

01 지방에 대해 **어떻게 생각하세요?**

지방에 대한 생각을 알려 주세요!

지방은 무조건 나쁘다고 생각하나요?

☐ 네! 지방은 살찌잖아요! ☐ 아니요. 지방도 우리 몸에 필요해요 ☐ 잘 모르겠어요

지방도 우리 몸에 긍정적인 역할을 해요! | 지방에 대해 아주 잘 알고 있어요! | 오늘 지방 관련으로 새로운 생각을 하게 될 거예요!

평소에 먹는 지방을 체크해 보세요!

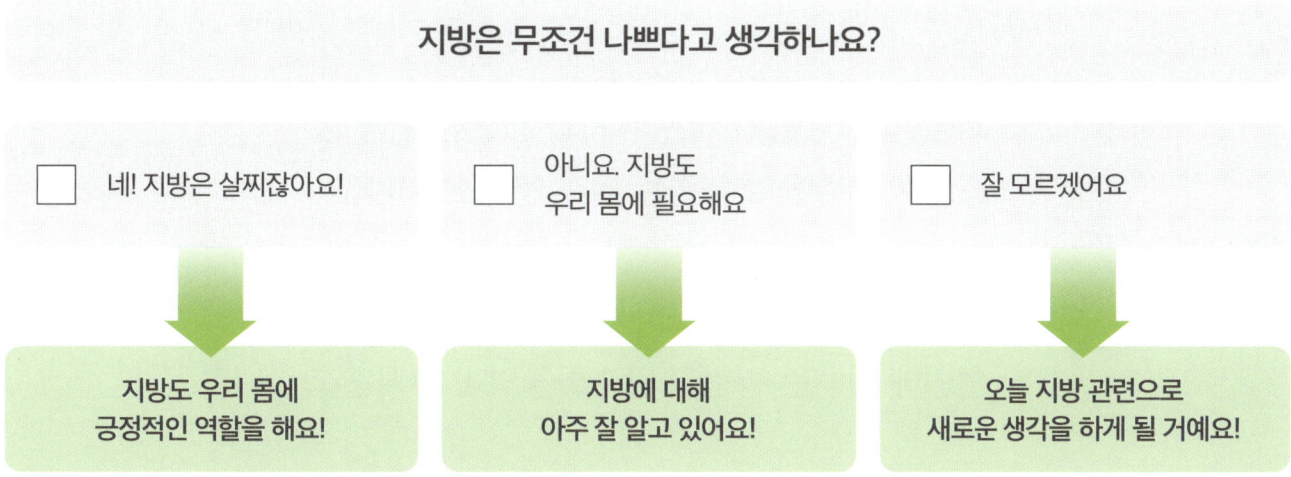

☐ 콩기름　☐ 해바라기씨유 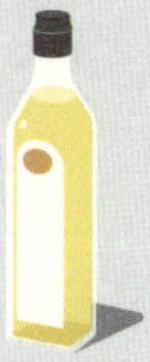　☐ 현미유 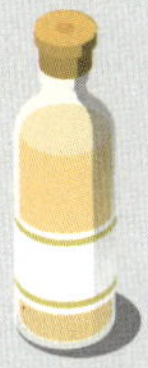　☐ 버터

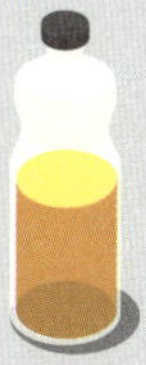

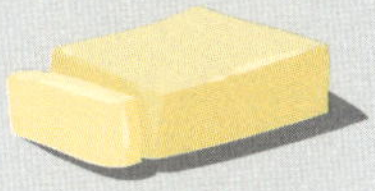

☐ 올리브유 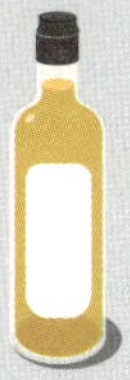　☐ 코코넛 오일 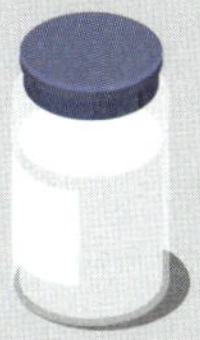　☐ 포도씨유 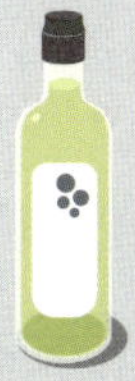　☐ 아보카도유

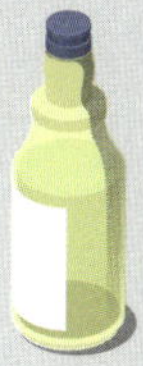

☐ 참기름 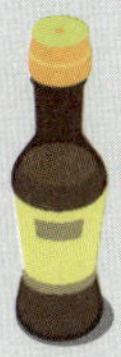　☐ 들기름 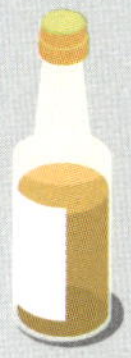　☐ 카놀라유 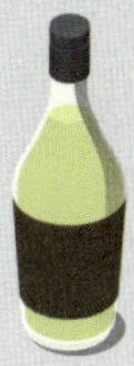　☐ 마가린

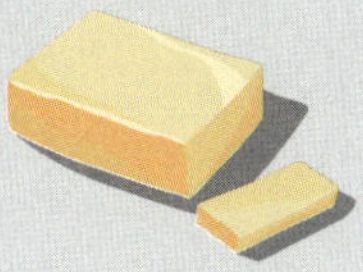

☐ 기타 (　　　　　　　　　　　　　　　　　　　　)

2주차 : 글루어트 7강

STEP. 02　조언 받기

02 —— 지방을 섭취해야 하는 이유

지방은 우리 몸의 체온 유지와 세포막 구성 등
중요한 역할을 수행하는 필수 영양소입니다.

지방은 소화, 흡수가 느린 영양소로
혈당에 미치는 영향이 탄수화물의 1/10에 불과합니다.

그래서 음식에 지방을 추가하면
식후 급격한 혈당 상승을 막고,
포만감을 길게 유지해 주기 때문에
다음 식사에서의 과식도 예방할 수 있습니다.

지방을 과잉 섭취하면 고칼로리로 인해 문제가 될 수 있지만
적정량 섭취하면 체중 관리에 도움이 됩니다.

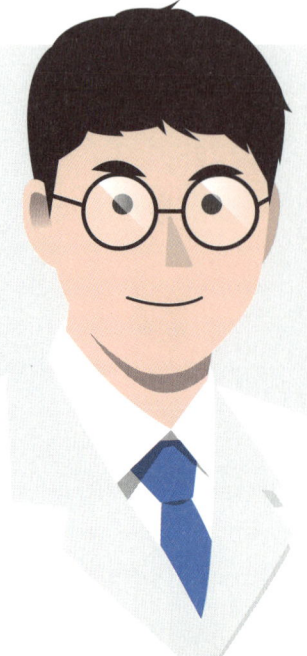

02 지방은 우리 몸에 **도움을 주는 영양소에요!**

지방에 대한 편견을 깨부수세요!

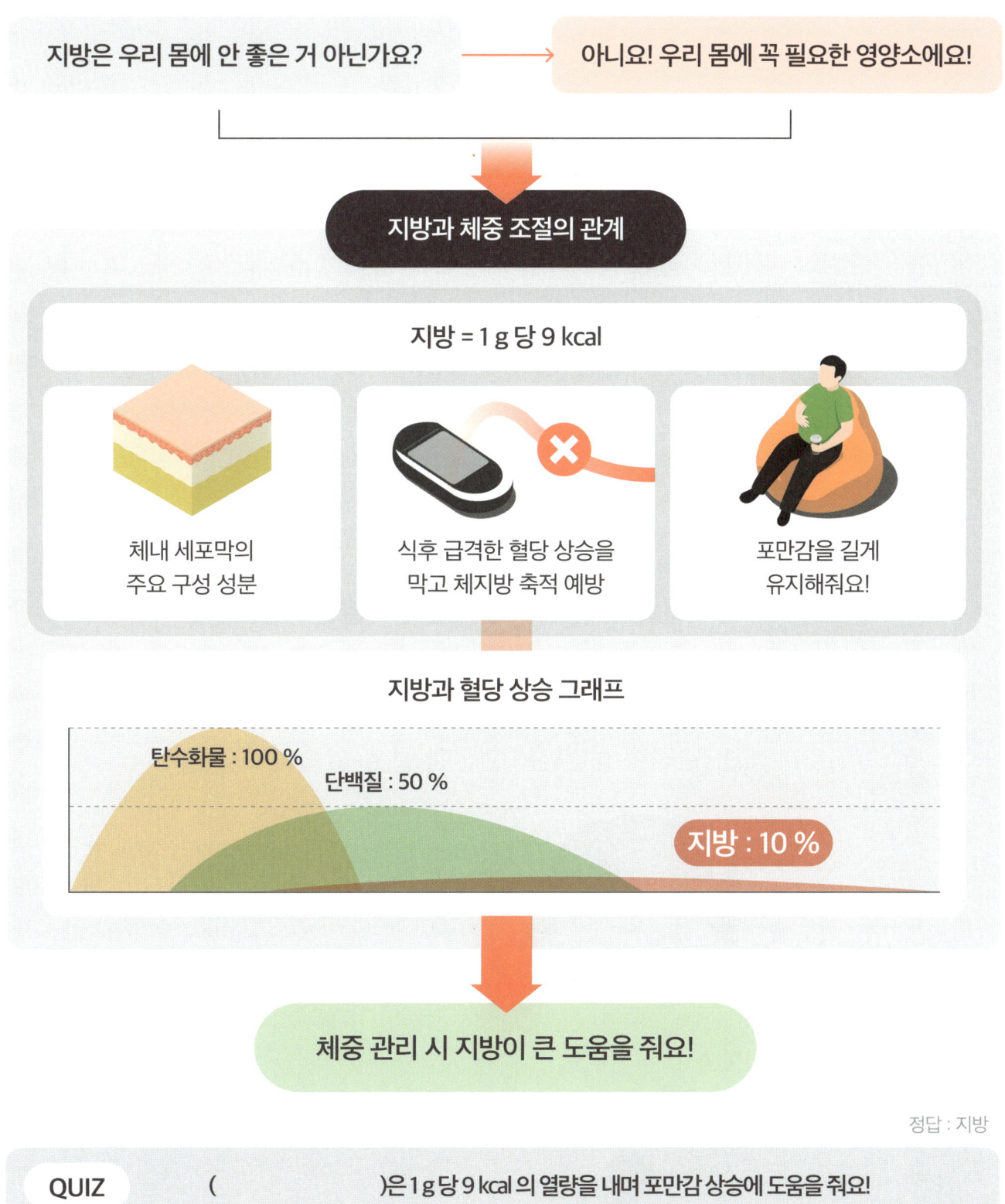

QUIZ   (   )은 1 g 당 9 kcal 의 열량을 내며 포만감 상승에 도움을 줘요!

정답 : 지방

STEP. 03　목표 설정하기

03 —— 지방과 친해지기

음식을 섭취할 때 지방을 잘 활용하면
체중 관리에 도움이 됩니다.
탄수화물을 단독으로 섭취하는 것보다
지방과 함께 섭취하면 혈당이 천천히 오릅니다.

같은 양의 지방을 섭취하더라도 지방의 종류에 따라
건강에 미치는 효과가 다르기 때문에
섭취하는 지방의 종류에 주의를 기울여야 합니다.

특히 동물성 지방이나 트랜스지방이 많은 마가린을
과잉 섭취할 경우 심혈관 질환을 유발할 수 있어요.

또한 지방은 열량이 높으므로 지나친 섭취는
비만 및 각종 성인병의 원인이 될 수 있습니다.

03 체중 관리할 때 지방 섭취 방법을 알고 싶다면, '지방과 친해지기'를 추천드립니다!

어떤 지방과 친해지면 좋은지 알려드릴게요!

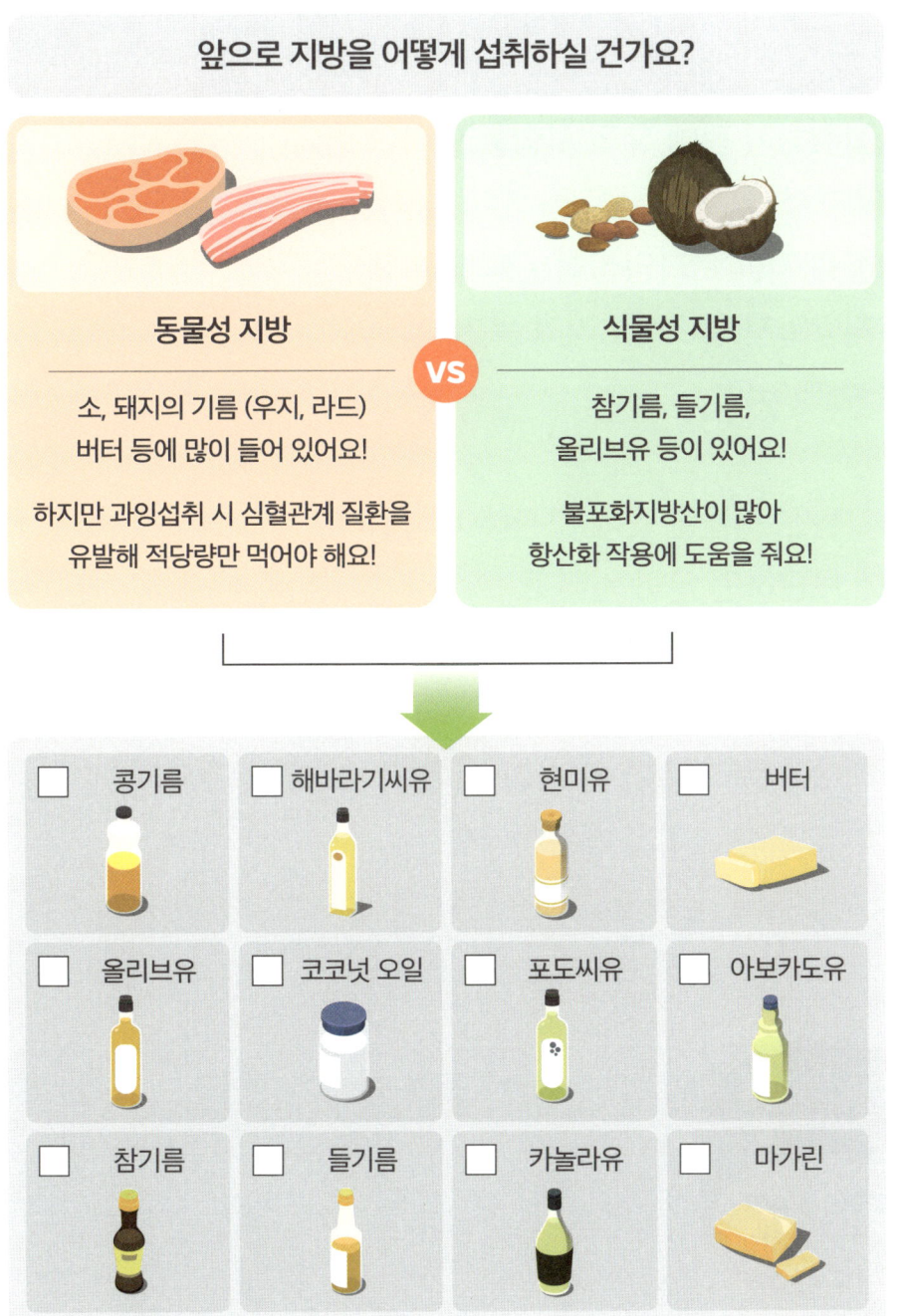

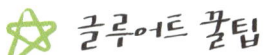 글루어트 꿀팁

TIP

무조건 동물성 지방이 나쁘고, 식물성 지방이 좋은 건 아니에요!

식물성 지방으로 만든 마가린에는 심혈관질환을 유발하는 트랜스지방이 들어 있어요!

그래서 마가린보다 버터를 먹는 것이 좋아요!

2주차 : 글루어트 7강

STEP. 04 도움받기

04 —— 지방 유의 사항

지방을 섭취하기 전에 유의 사항을 알아야 합니다.

먼저 식물성 지방도 과잉섭취는 피해야 해요.
식물성 지방일지라도 칼로리가 높기 때문에
살이 찔 수 있어요.

기름은 그늘진 서늘한 곳에 보관해야 합니다.
냉장고에 보관하면 굳어 버리고,
빛이 들어오면 기름이 산패할 수 있어요.

참기름 외에 각종 기름이 든 병이
어두운 이유도 바로 이것 때문이에요.

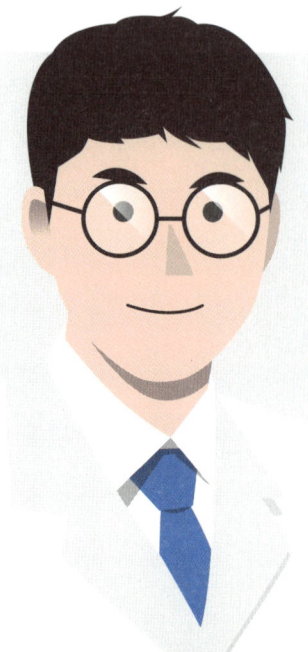

04 지방 관련 유의 사항을 **알려드릴게요!**

지방을 섭취할 때 이건 꼭 알고 가세요!

지방 섭취 유의 사항

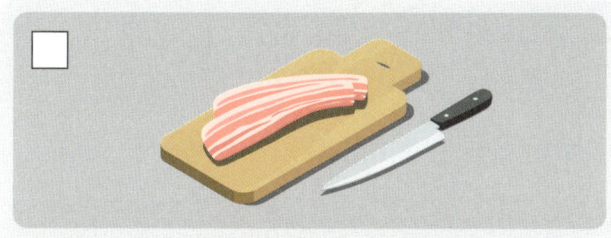

☐ **돼지고기, 소고기의 지방은 적절하게 제거 후 먹기**

동물성 지방도 좋지만 너무 많은 건 심혈관질환을 유발해요!

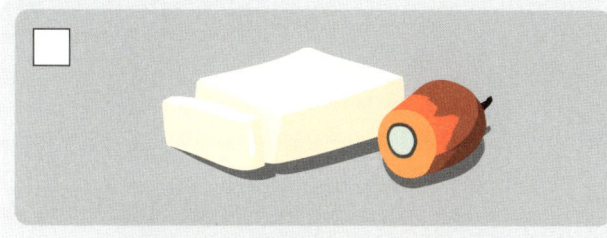

☐ **식물성 지방 중 팜유, 쇼트닝 조심하기**

팜유나 쇼트닝은 트랜스지방 함량이 높아요!

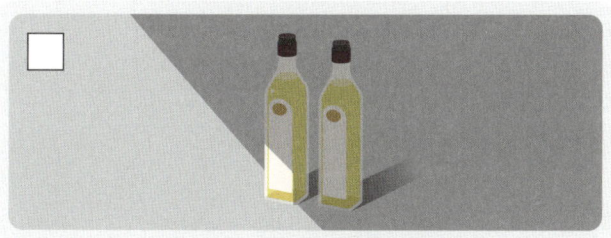

☐ **그늘진 서늘한 곳에 보관하기**

냉장고에 들어가면 굳어버리고, 빛이 들어오면 산패 확률이 높아요!

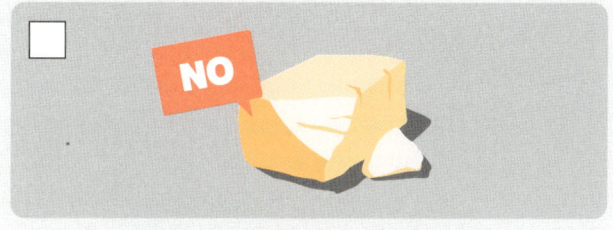

☐ **오래된 식물성 지방은 사용하지 않기**

산패된 기름은 오히려 우리 몸에 독이 돼요!

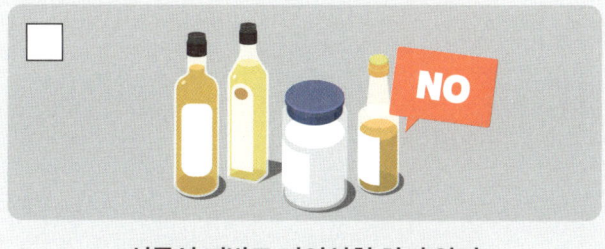

☐ **식물성 지방도 과잉섭취 하지 않기**

식물성 지방도 과잉 섭취 시 살이 찔 수 있어요!

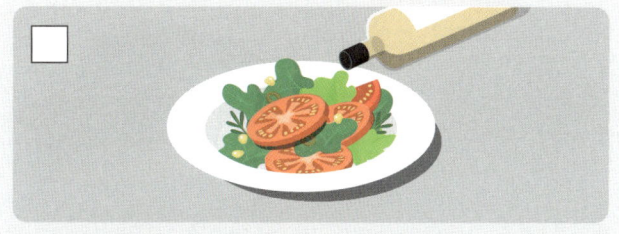

☐ **엑스트라버진 올리브오일은 가급적 생으로 먹기**

샐러드 드레싱이나 요리 마무리 용으로 쓰는 것이 좋아요!

이 중에서 지킬 수 있는 항목에 체크해 보세요!

STEP. 05　미션 도전하기

05 ─── 지방을 활용한 요리

지방으로 맛있는 요리를 만들어 보세요.

올리브오일과 들기름, 베이컨 등을 활용해
맛있는 음식을 만들 수 있습니다.

참고로 면 요리를 만들 때
탄수화물 섭취를 줄이고 싶다면
두부 면을 활용하는 것을 추천드려요.

오늘부터 지방을 활용해 영양 가득 요리를
만들어 보는 건 어떤가요?

단! 지방 섭취량이 많을 경우 탄수화물 섭취는
줄여줘야 하는 센스를 기억해 주세요.

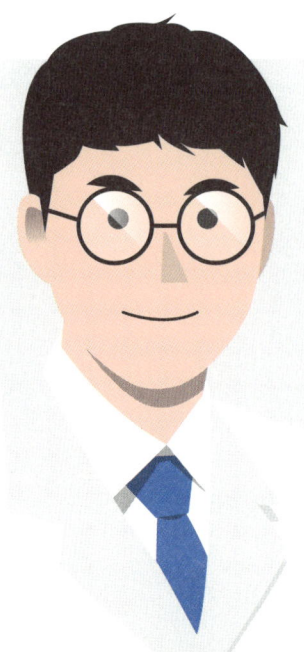

05 지방을 활용해 맛있는 요리를 만들어 보세요!

동물성 및 식물성 지방을 활용한 요리를 먹어 보세요!

지방을 활용한 요리

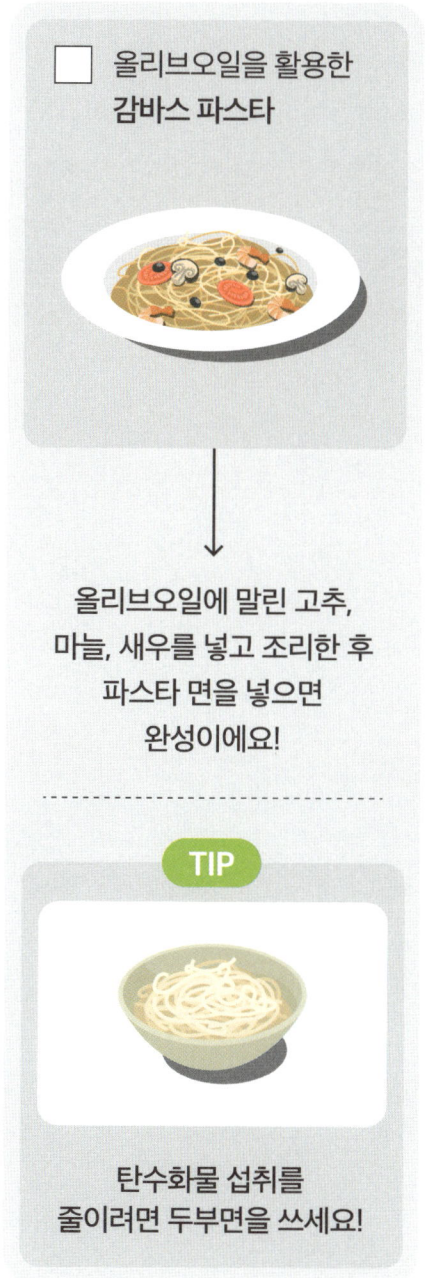

☐ 올리브오일을 활용한 **감바스 파스타**

↓

올리브오일에 말린 고추, 마늘, 새우를 넣고 조리한 후 파스타 면을 넣으면 완성이에요!

TIP

탄수화물 섭취를 줄이려면 두부면을 쓰세요!

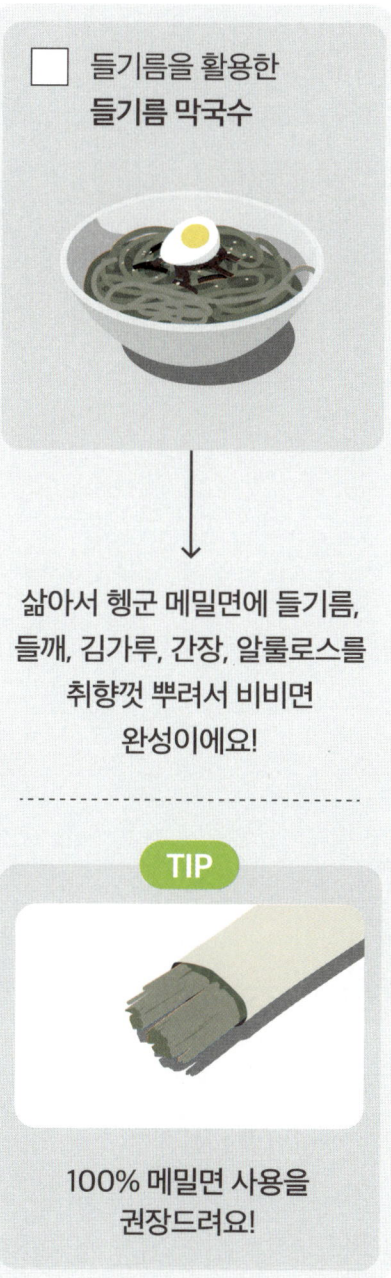

☐ 들기름을 활용한 **들기름 막국수**

↓

삶아서 헹군 메밀면에 들기름, 들깨, 김가루, 간장, 알룰로스를 취향껏 뿌려서 비비면 완성이에요!

TIP

100% 메밀면 사용을 권장드려요!

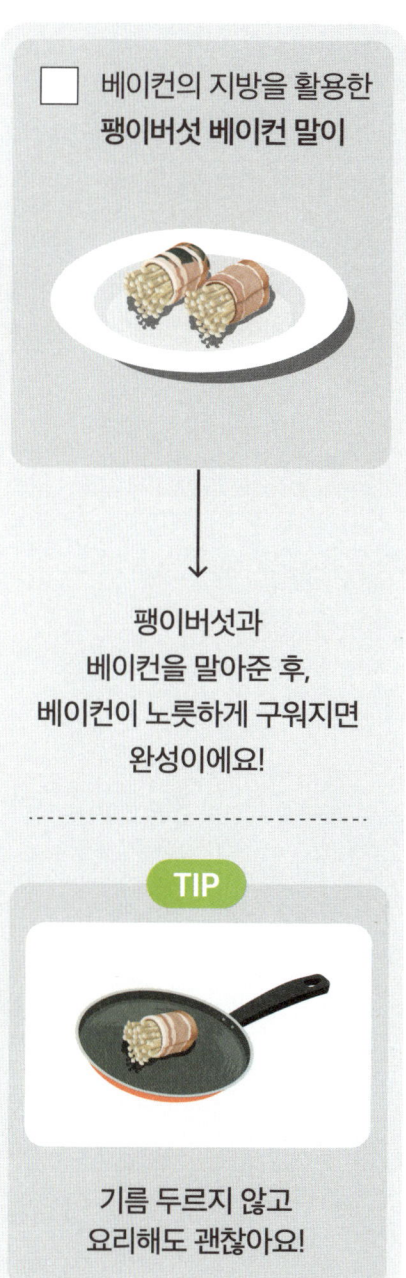

☐ 베이컨의 지방을 활용한 **팽이버섯 베이컨 말이**

↓

팽이버섯과 베이컨을 말아준 후, 베이컨이 노릇하게 구워지면 완성이에요!

TIP

기름 두르지 않고 요리해도 괜찮아요!

오늘 요리하고 싶은 음식에 체크해 보세요!

글루어트 커리큘럼

DAY 08　잃어버린 식초를 찾아서

Mission 　**식단에 식초 추가하기**

냉면을 먹기 전에 넣는 식초가
혈당을 덜 올려준다는 사실을 알고 있나요?
이 식초를 활용하면 다이어트를 성공할 수 있는데요.
오늘은 따라 하기만 해도 효과를 볼 수 있는
식단에 식초 추가하기에 대해 알려드리겠습니다.

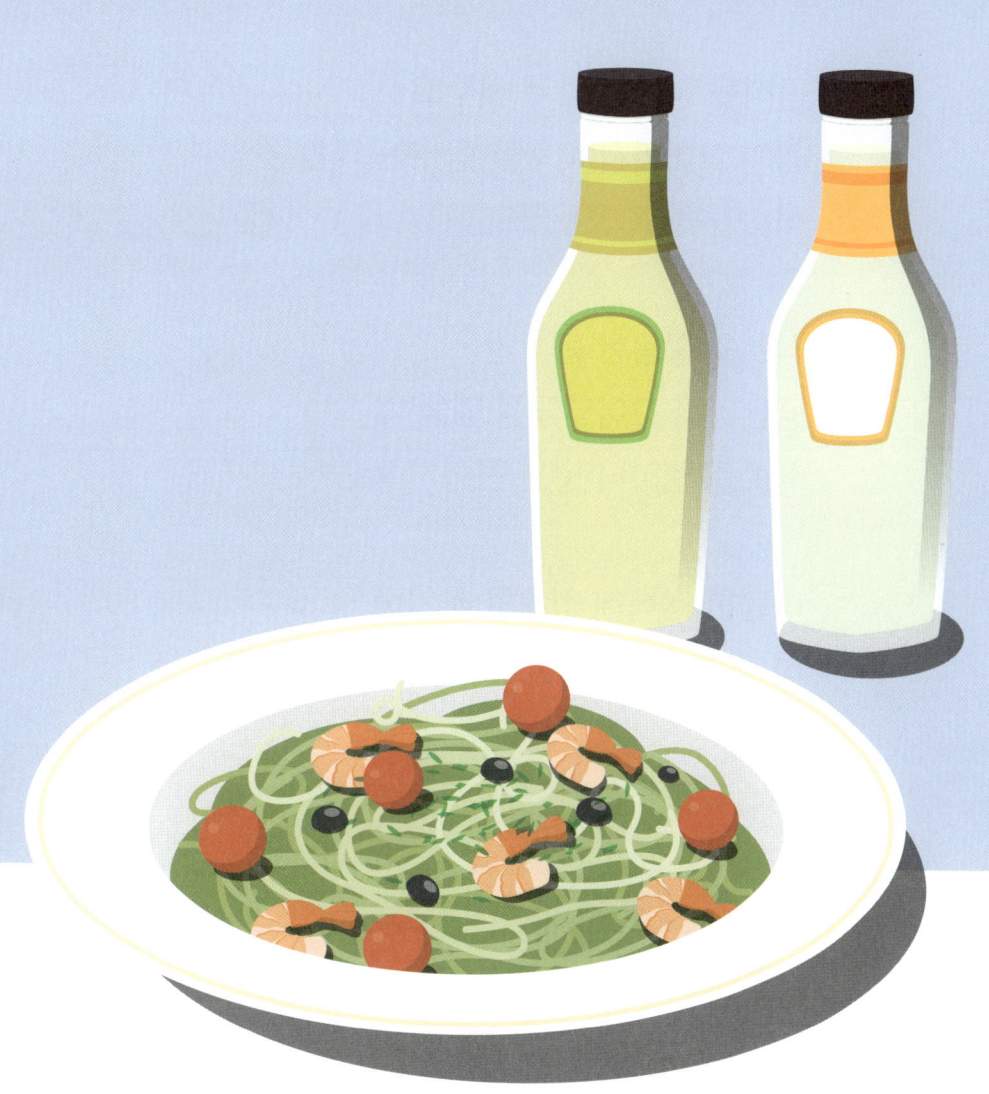

STEP. 01   평가하기

01 —— 식초 섭취 자가 진단

식초의 신맛은 음식에 빠질 수 없습니다.

음식을 상하지 않게 해주고
침이 고이면서 식욕을 돋우는 역할을
식초가 하고 있는데요.

식초를 활용한 음식인
냉면이나 오이냉국을 먹을 때
식초를 얼마나 넣는 편인지 확인해 보세요.

다양한 음식에 식초를 추가해
다이어트에 성공할 준비가 되어 있나요?

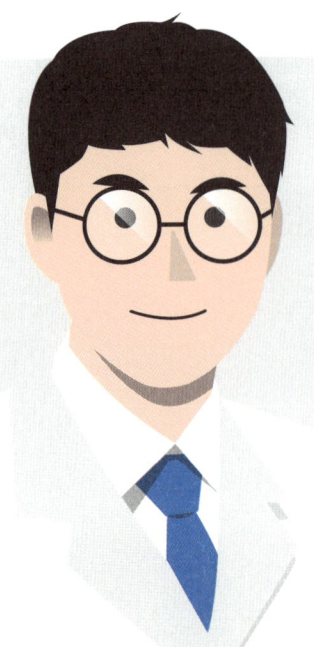

01 음식을 먹을 때 식초를 **활용하고 있나요?**

식초가 들어 있는 음식을 먹는지 알려주세요!

평소에 식초가 들어 있는 신 음식을 좋아하나요?

- 네! 신맛을 좋아해서 음식에 식초를 넣는 걸 좋아해요! ☐
- 신 음식을 좋아하지만 즐겨 먹진 않아요. ☐
- 아니요. 신맛이 나는 음식을 싫어해서 안 먹어요. ☐

식초를 얼마만큼 넣어 먹는지 확인해 보세요!

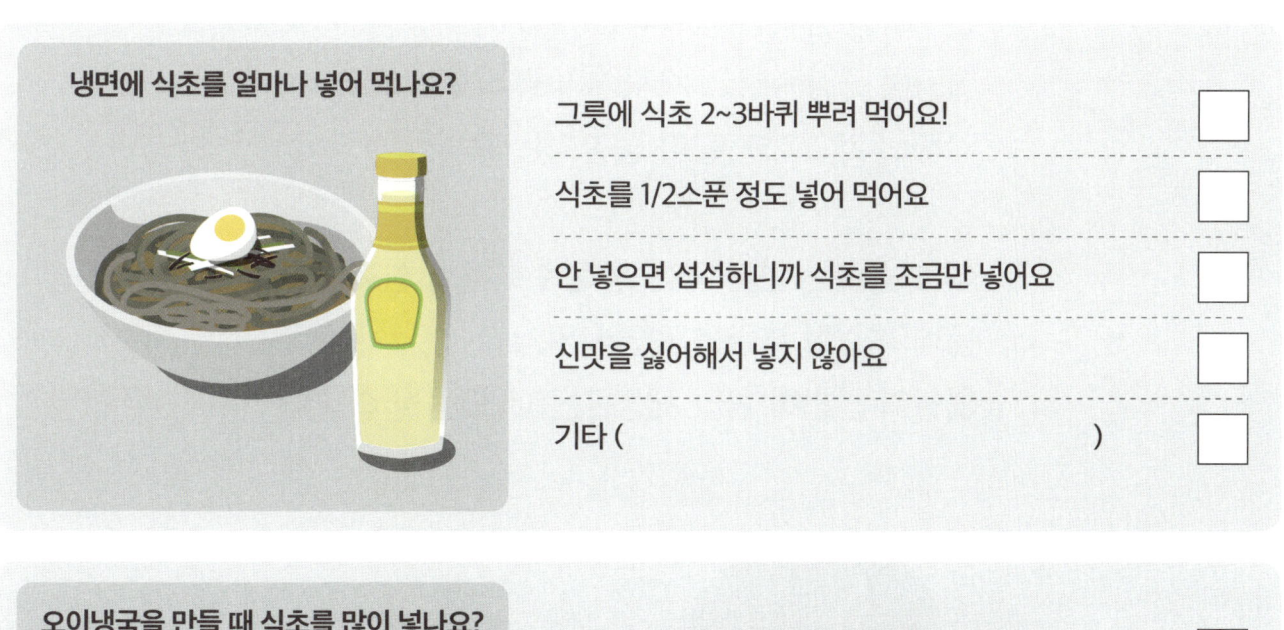

냉면에 식초를 얼마나 넣어 먹나요?

- 그릇에 식초 2~3바퀴 뿌려 먹어요! ☐
- 식초를 1/2스푼 정도 넣어 먹어요 ☐
- 안 넣으면 섭섭하니까 식초를 조금만 넣어요 ☐
- 신맛을 싫어해서 넣지 않아요 ☐
- 기타 ( ) ☐

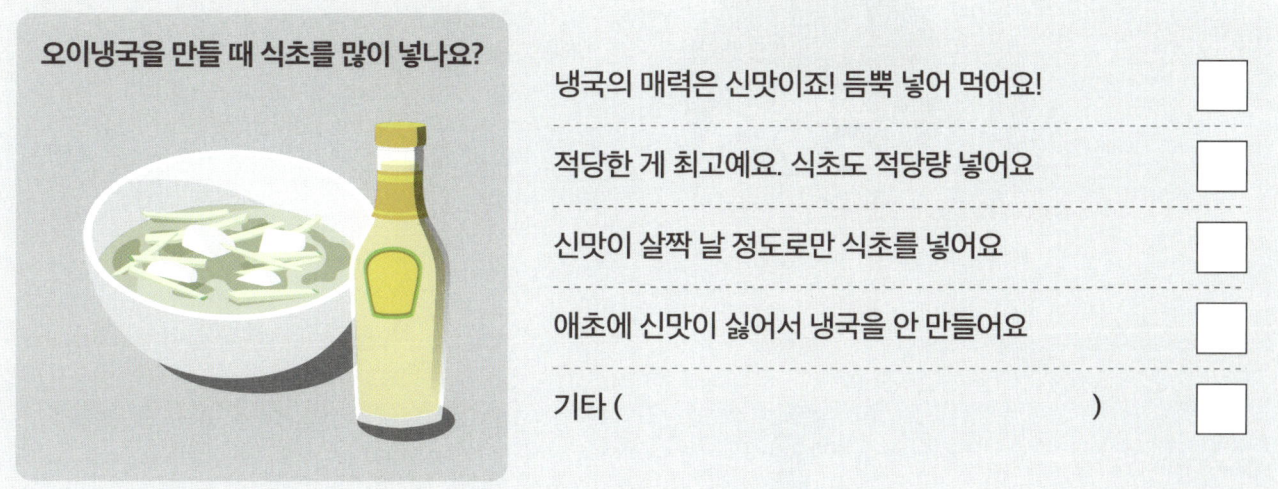

오이냉국을 만들 때 식초를 많이 넣나요?

- 냉국의 매력은 신맛이죠! 듬뿍 넣어 먹어요! ☐
- 적당한 게 최고예요. 식초도 적당량 넣어요 ☐
- 신맛이 살짝 날 정도로만 식초를 넣어요 ☐
- 애초에 신맛이 싫어서 냉국을 안 만들어요 ☐
- 기타 ( ) ☐

STEP. 02　조언 받기

02 ─── 식초와 체중 감량

식초와 체중 감량의 관계를 알려드리겠습니다.

식초는 음식의 소화 및 흡수를 지연시켜
혈당의 급상승을 막아주며,
체내 지방 연소에 도움을 줍니다.

탄수화물 음식만 섭취하면
혈당이 급상승하고 체지방이 빨리 축적되고,
체중 증가의 가능성이 높아지는데요.

식초 음료를 먼저 마신 후 탄수화물을 섭취하면
음식의 소화 흡수를 지연시켜서
혈당이 천천히 올라 체중 감량에 도움을 줍니다.

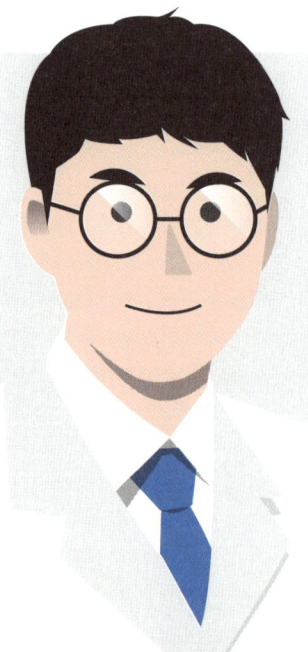

02 식초가 체중 감량에 도움이 된다는 사실, 알고 있나요?

식초와 혈당, 체중 관리의 관계를 알려 드릴게요!

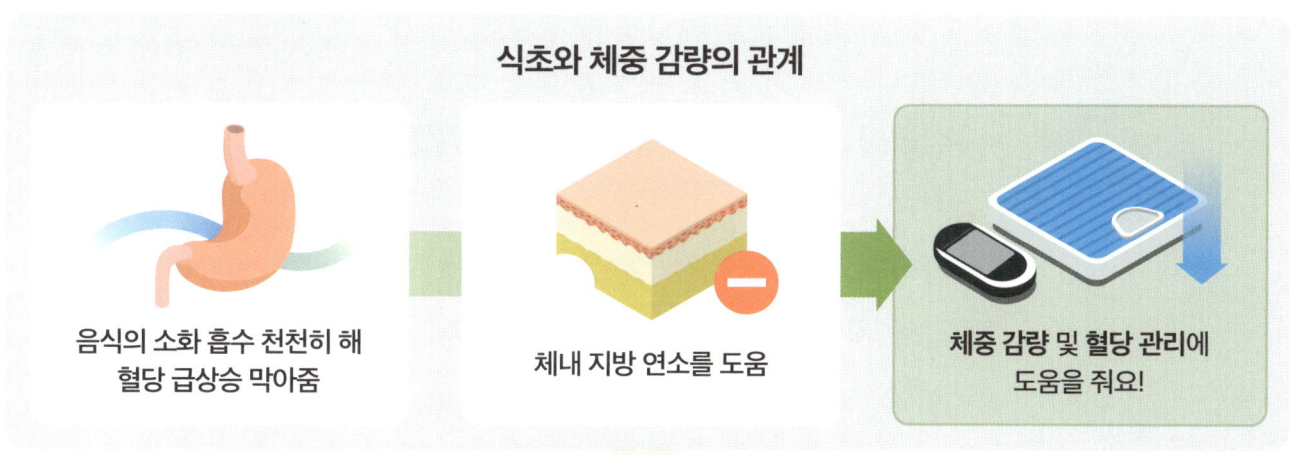

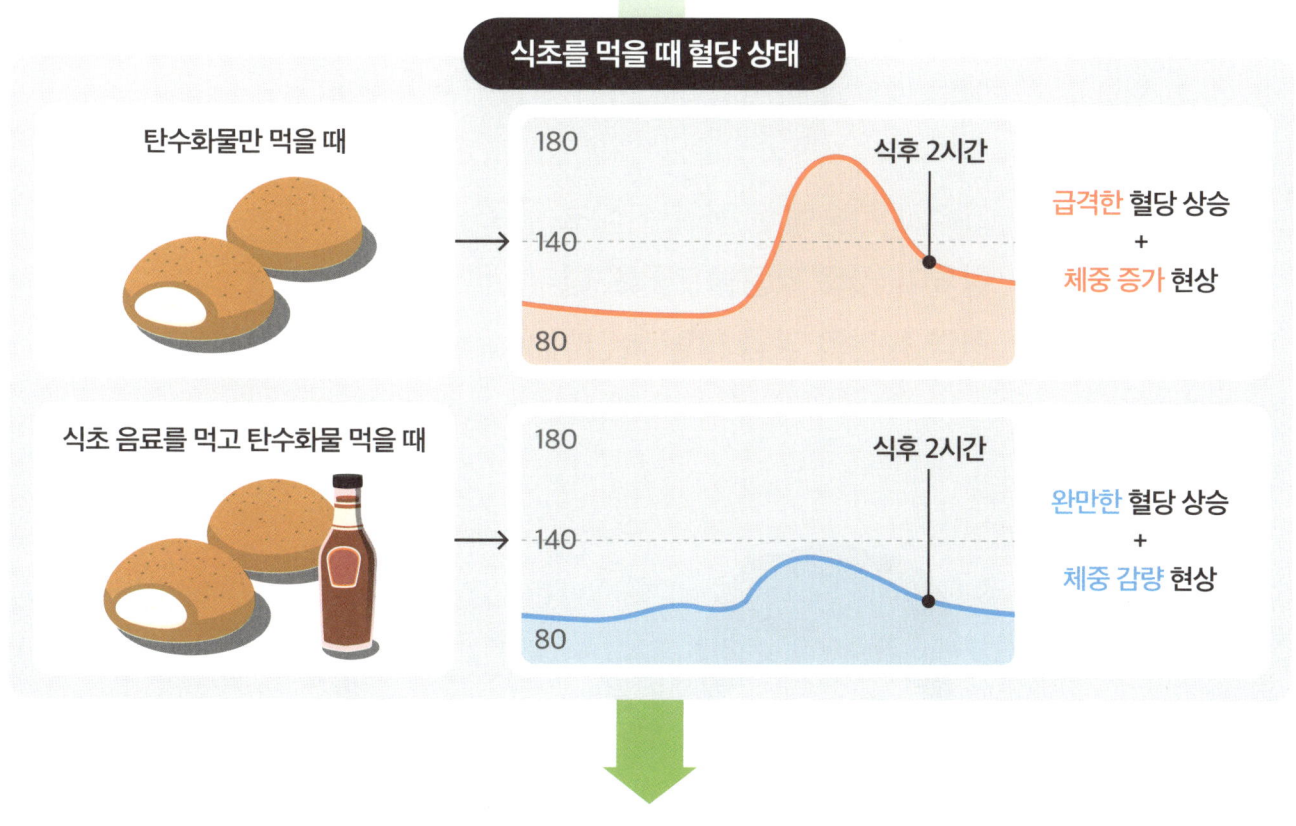

식초 섭취는 혈당, 체중감량에 긍정적인 영향을 줘요!

(식초)는 혈당 및 체중 관리를 도와주는 음식이에요!

STEP. 03　목표 설정하기

03 ── 식단에 식초 곁들이기

탄수화물 음식을 먹기 전에 식초 음료를 곁들여 보세요.

사과식초와 물을 1:5 비율로 섞으면
맛있는 식초 음료를 간단하게 만들 수 있어요.

단, 식초 음료를 마실 때 유의 사항이 있습니다.
식초의 산 성분이 치아를 부식시킬 수 있으니
식초 음료를 마시고 30분 뒤에 양치해야 해요.

그리고 시중에 판매하는 식초 음료 중에
당류가 많은 제품들도 많으니
영양 성분의 당류 함량 확인이 필요해요.

03 다양한 맛으로 체중 감량을 원한다면 '식단에 식초 곁들이기'를 추천드립니다!

식단에 식초를 곁들여 보세요!

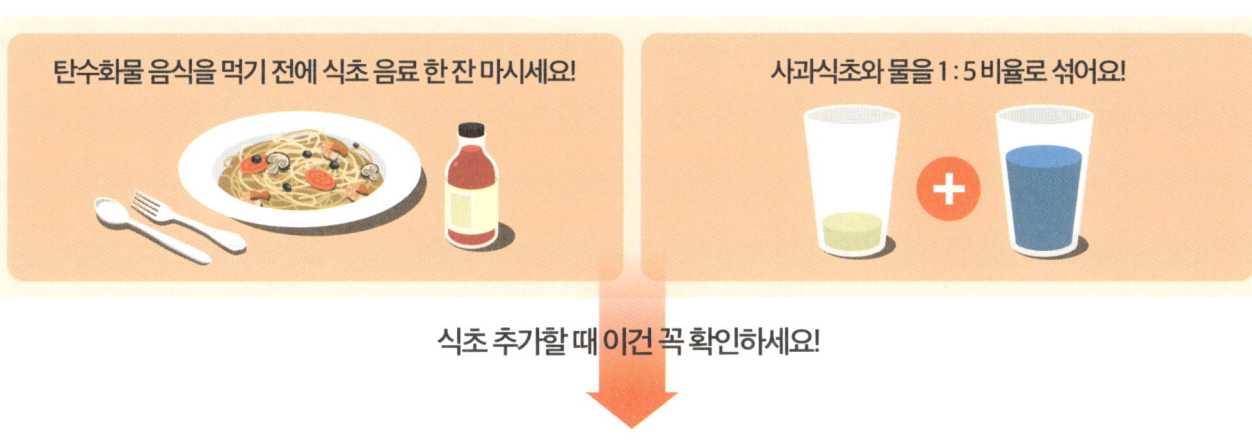

탄수화물 음식을 먹기 전에 식초 음료 한 잔 마시세요!

사과식초와 물을 1:5 비율로 섞어요!

식초 추가할 때 이건 꼭 확인하세요!

식초 음료 마실 때 체크 리스트

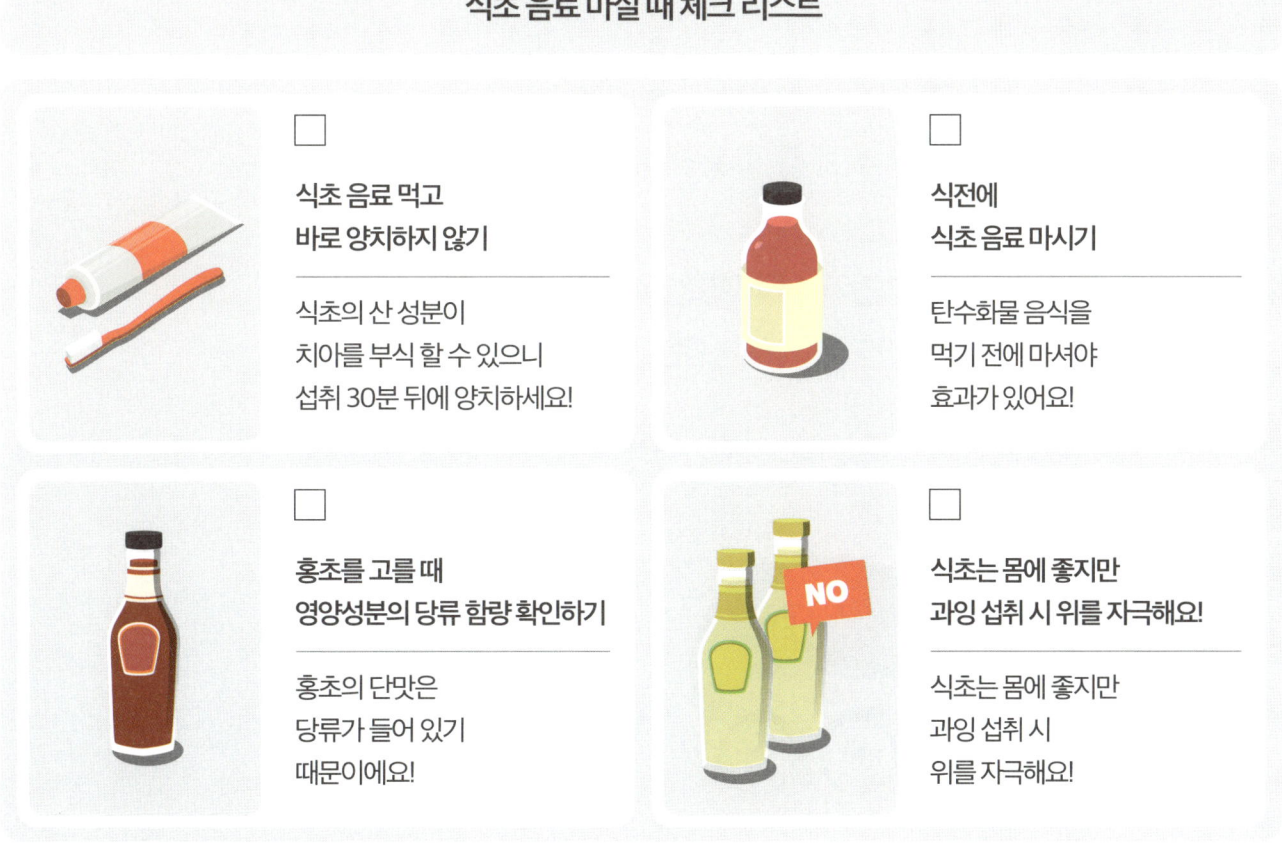

☐ 식초 음료 먹고 바로 양치하지 않기

식초의 산 성분이 치아를 부식 할 수 있으니 섭취 30분 뒤에 양치하세요!

☐ 식전에 식초 음료 마시기

탄수화물 음식을 먹기 전에 마셔야 효과가 있어요!

☐ 홍초를 고를 때 영양성분의 당류 함량 확인하기

홍초의 단맛은 당류가 들어 있기 때문이에요!

☐ 식초는 몸에 좋지만 과잉 섭취 시 위를 자극해요!

식초는 몸에 좋지만 과잉 섭취 시 위를 자극해요!

앞으로 식단에 식초를 곁들일 건가요?

☐ 네. 식초 음료 한 잔으로 혈당 및 체중 관리를 할게요!

☐ 아직은 어떻게 해야 할지 잘 모르겠어요

☐ 아니요. 신맛을 싫어해서 힘들 것 같아요.

STEP. 04 도움받기

04 ── 신맛을 즐기는 방법

신맛을 즐길 수 있는 TIP을 알려드릴게요.

식초에 거부감이 있다면
우선 식초 음료부터 마셔 보세요.
이때 스테비아, 나한과와 같은
대체 설탕을 활용해 보는 거예요.

사과 식초, 다시마 식초, 발사믹 식초 등
다양한 식초를 활용해 보는 것도 방법이에요.

식초의 신맛을 무조건 피하는 것보다
다이어트를 위해 식초와 친해지는 건 어떤가요?

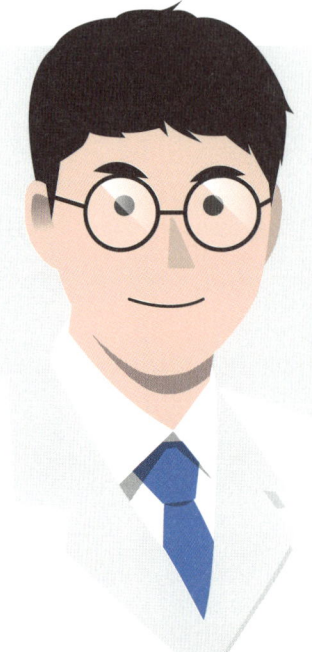

04 신맛을 싫어하는 분이라면, **이 방법을 선택해 보세요!**

신맛을 싫어해도 즐길 수 있는 방법이에요!

신맛을 즐길 수 있는 TIP

☐ 식초 음료부터 마셔 보기

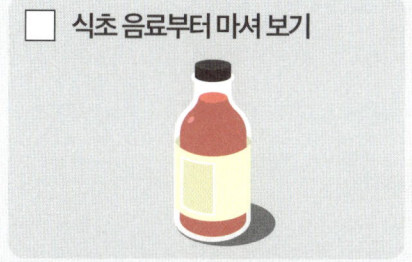

식초가 든 음식이 먹기 힘들다면, 음료부터 마셔 보세요!

☐ 식초간장 소스 활용하기

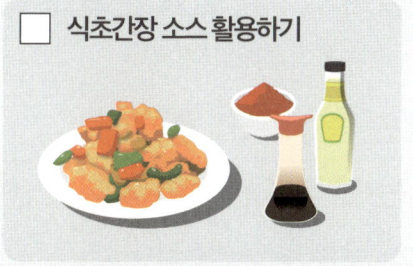

탕수육을 먹을 때 식초, 간장, 고춧가루 1:1:1 비율로 섞어 보세요!

☐ 식초 음료에 대체 설탕 넣기

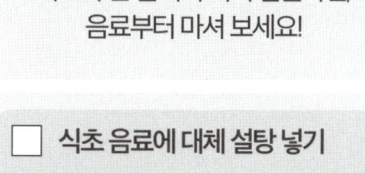

식초 음료에 단맛을 추가하고 싶다면 대체 설탕을 활용해 보세요!

☐ 일반 식초 외 다른 식초도 맛보기

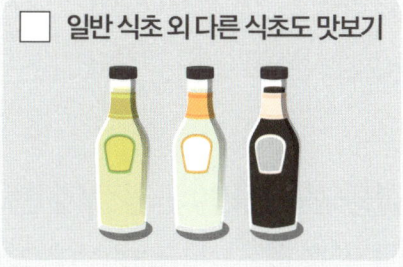

사과 식초, 다시마 식초, 발사믹 식초 등을 활용해 보세요!

☐ 식초 음료는 빨대로 마시기

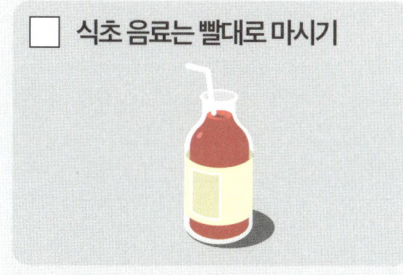

식초는 산이라 이빨에 닿으면 부식될 수 있어요!

☐ 식초는 희석해서 먹기

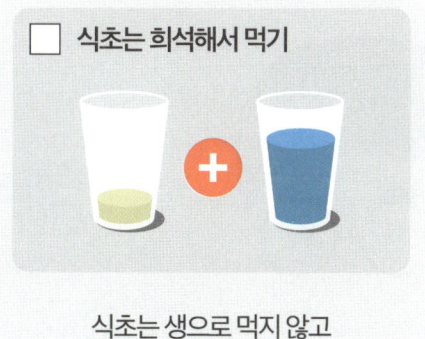

식초는 생으로 먹지 않고 물에 희석해서 먹어야 해요!

글루어트 꿀팁

TIP

사과 식초는 사과를 발효시켜 만든 식초에요!

새콤하지만
사과 특유의 달콤한 향이
매력적이에요.

자연초모와 펙틴,
사과 잔여물로 인해
이물질이 생길 수 있지만
안심하고 먹어도 돼요!

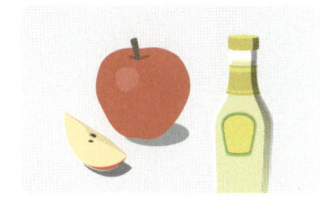

이중 따라 할 수 있는 방법을 선택해 보세요!

STEP. 05　미션 도전하기

05 ── 식초를 활용한 레시피

다음과 같이 식초를 활용한 코스 요리도 있습니다.

전체, 메인, 후식 요리 중
먹고 싶은 음식을 만들어 먹어 보는 거예요.
식초를 활용해 당근 샐러드나
냉파스타, 에이드 등을 만들어 보세요.

참고로 사과식초 외에 발사믹 식초로
샐러드드레싱을 만들어도 좋아요.

식초를 곁들인 음식이나 음료에 단 맛을 내고 싶을 때에는
설탕 대신 알룰로스나, 스테비아 같은 대체 설탕을
넣어야겠죠?

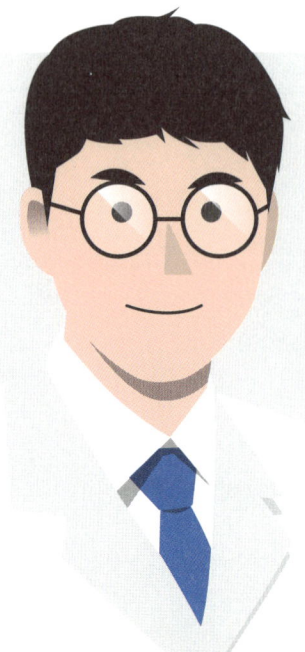

05 식초를 활용한 레시피로 **신맛을 맛있게 즐겨 보세요!**

식초를 활용한 요리라면 식단에 식초 곁들이기가 쉬워져요!

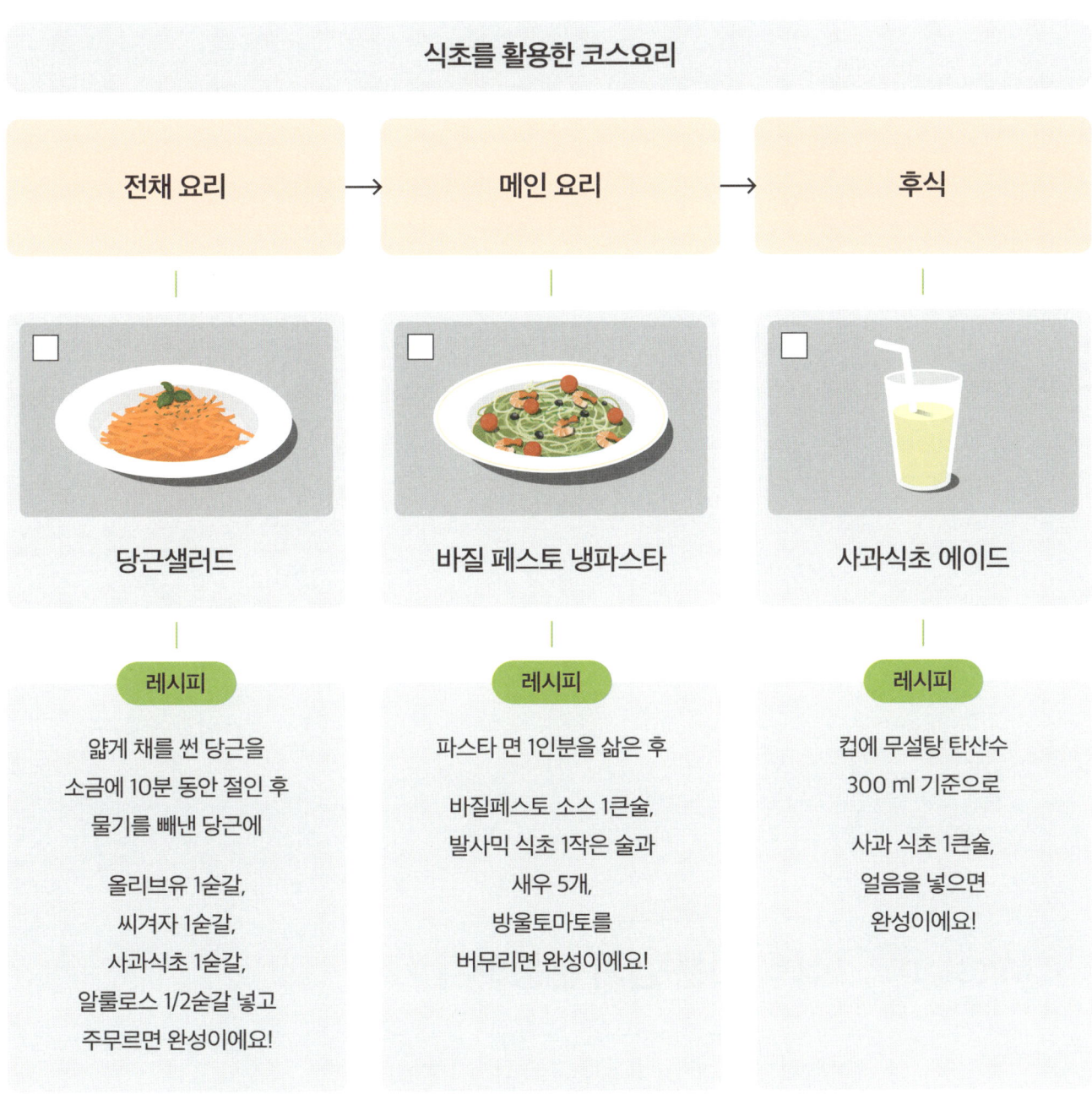

이 중 만들고 싶은 레시피를 선택해 보세요!

2주차 : 글루어트 8강

글루어트 커리큘럼

DAY 09 식후 디저트로 10분 걷기

Mission 식후 10분 걷기 운동하기

식사 직후에 어떤 행동을 하느냐에 따라
식후 치솟는 혈당을 잡을 수 있습니다.
커피 한 잔을 마시거나 휴식을 취하는 것 외에
단 10분 동안 걷기만으로도 큰 효과를 볼 수 있는데요.
오늘은 식후 10분 걷기와 혈당 관리에 대해 알려드리겠습니다.

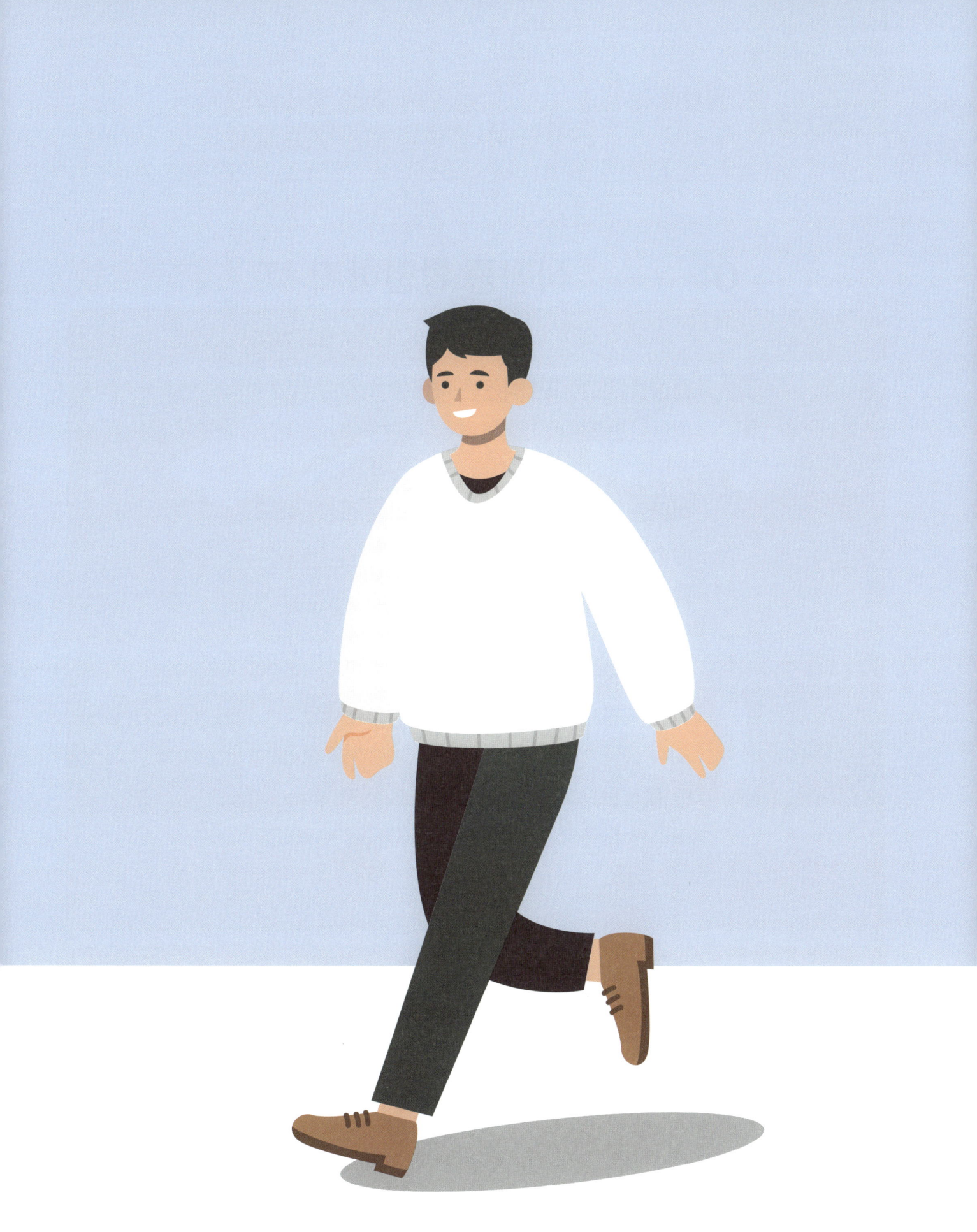

STEP. 01 평가하기

01 ── 식곤증 확인하기

점심을 먹고 나면 식곤증 때문에
힘들다는 분들이 있습니다.

식곤증은 주로 혈당과 관련이 있는 증상인데요.
평소에 식곤증을 잘 느끼는지
확인하는 시간을 가져볼게요.

만약 식곤증 때문에 힘들다면,
어떤 행동으로 해결하는지 생각해 보세요.

단 음식을 먹거나 잠시 낮잠을 자는지,
아니면 운동으로 잠을 깨는지 떠올려 보세요.

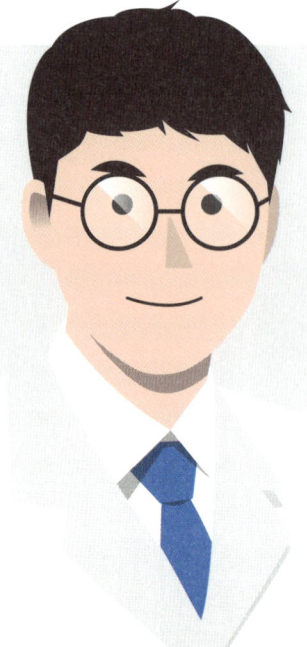

01 평소에 식곤증 때문에 **힘들어하는 편인가요?**

식곤증을 느끼고 있는지 확인해 보세요!

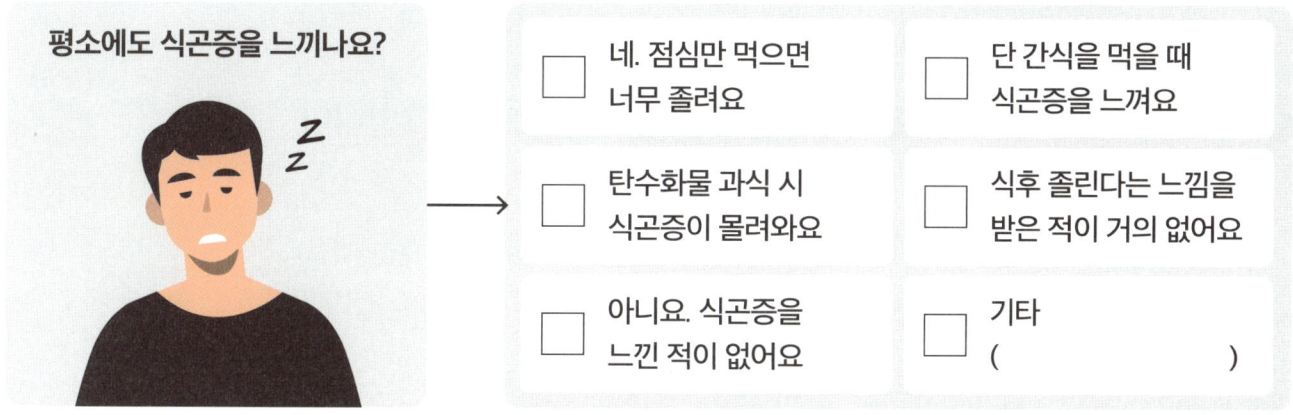

평소에도 식곤증을 느끼나요?

- ☐ 네. 점심만 먹으면 너무 졸려요
- ☐ 단 간식을 먹을 때 식곤증을 느껴요
- ☐ 탄수화물 과식 시 식곤증이 몰려와요
- ☐ 식후 졸린다는 느낌을 받은 적이 거의 없어요
- ☐ 아니요. 식곤증을 느낀 적이 없어요
- ☐ 기타 (   )

식곤증 때문에 힘들 때 어떤 행동을 하나요?

맛있는 점심 식사 즐기기 → 식곤증으로 피곤함 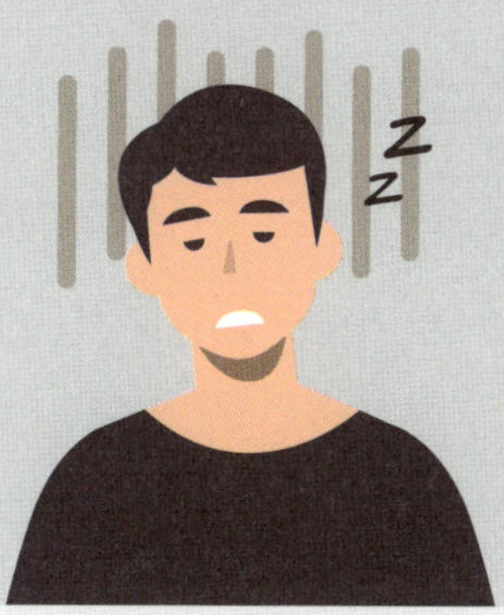 → 이때 어떤 행동을 하나요?

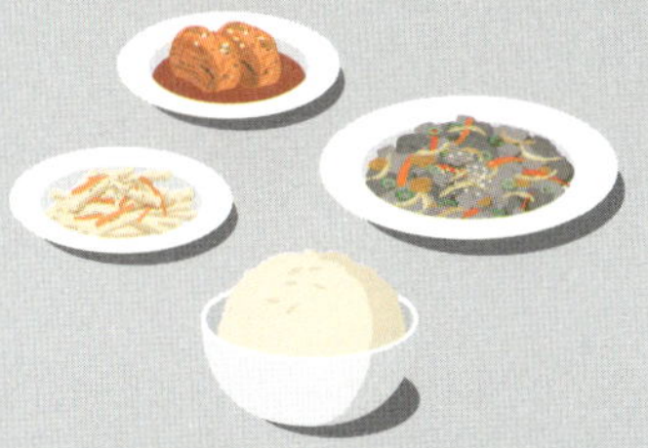

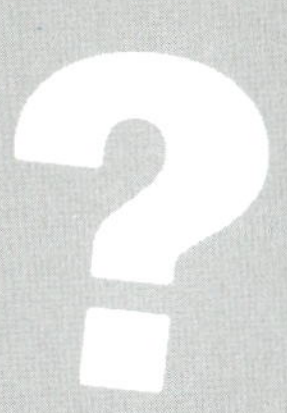

- ☐ 단 음식 먹기
- ☐ 10분 정도 잠들기
- ☐ 수다 떨기
- ☐ 음악 감상하기
- ☐ 스트레칭 하기
- ☐ 간단한 운동하기
- ☐ 온라인 쇼핑하기
- ☐ 기타 (   )

해당하는 부분에 체크해 보세요!

STEP. 02　조언 받기

02 ── 식후 걷기 운동과 체중 감량

식곤증의 원인 중 하나는 혈당 스파이크입니다.

탄수화물 과잉 섭취 시 혈당이 급상승하는데
이 과정에서 피곤함과 식곤증이 유발됩니다.

이때 10분 걷기 운동으로 근육을 움직이면
혈당이 완만하게 상승하게 되는데요.
식후 10분 걷기 운동은 체지방 축적을 예방합니다.

근육은 포도당을 에너지원으로 사용하는데요.
활동량이 부족하면, 즉 근육이 포도당을 소비하지 않으면
체지방 축적 가능성이 높아집니다.

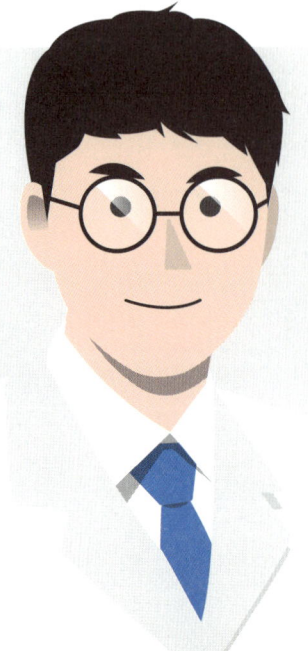

02 식곤증을 느낀다면
식후 걷기 운동이 가장 효과적이에요!

10분 걷기 운동만으로 다양한 효과를 얻을 수 있어요!

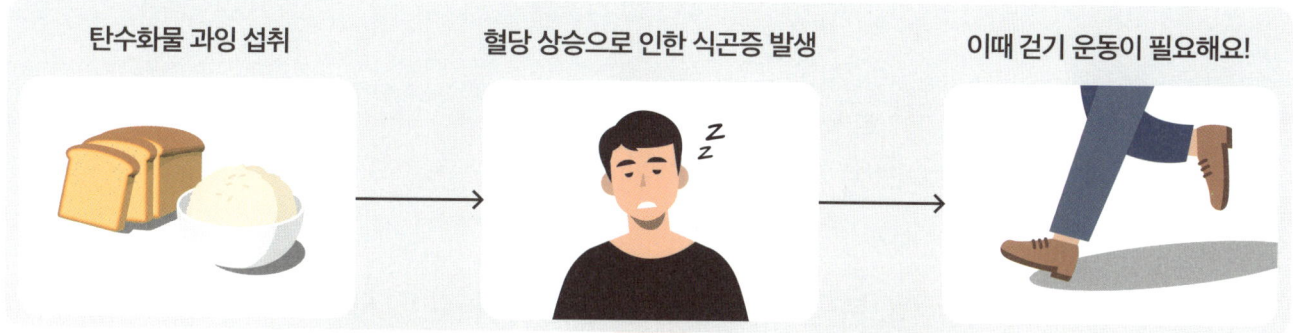

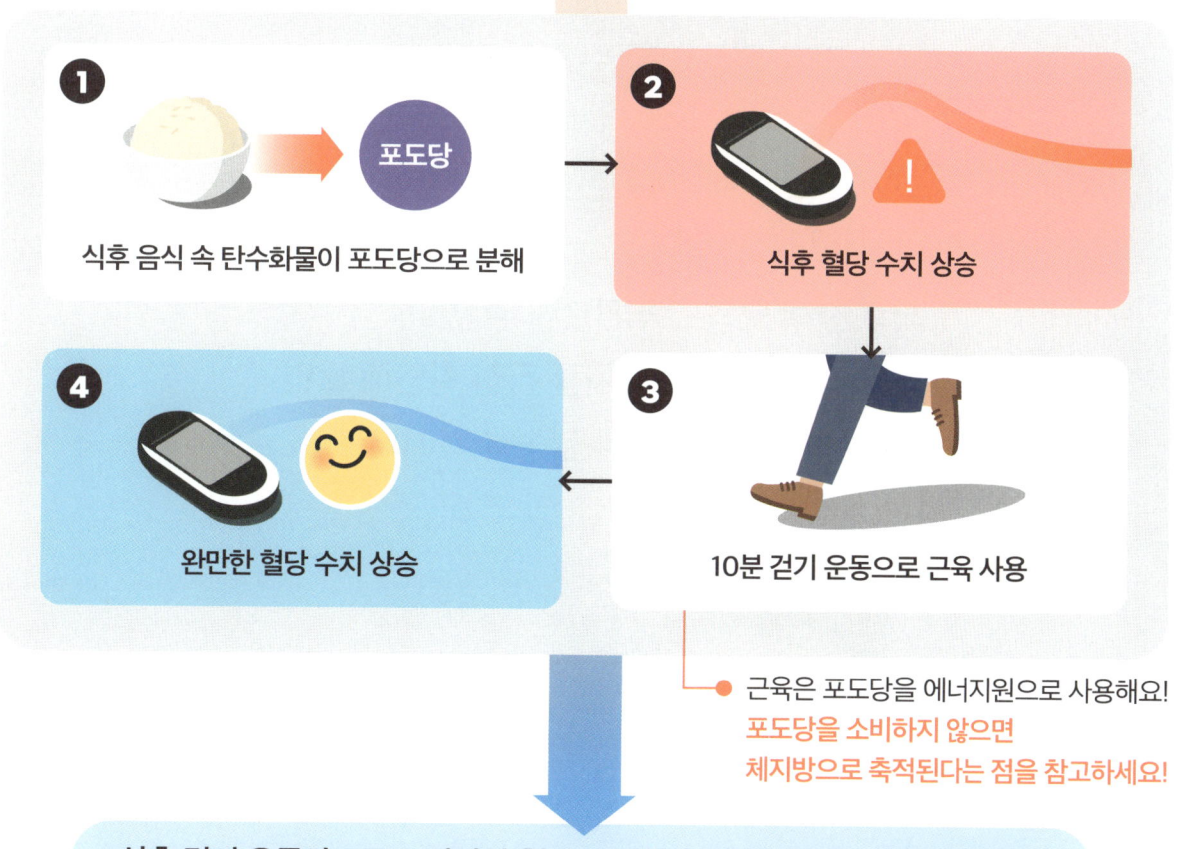

(식후 10분 걷기)는 혈당 관리와 함께 체중 관리에 큰 도움을 줘요!

STEP. 03 목표 설정하기

03 ─── 식후 10분 걷기 운동하기

식사가 끝나면 자리에 앉지 말고
10분 걷기 운동을 실천해 보세요.

겨우 10분 걷기로 괜찮을까 생각할 수 있지만,
다음의 그래프를 보면 10분 걷기만으로도
큰 효과를 볼 수 있다는 걸 알 수 있어요.

10분 걷기 운동을 할 수 있는 팁으로
나만의 걷기 장소를 정해서 걸을 수 있어요.
걷기가 힘들 땐 계단 오르기나 스쿼트도 좋아요.

식후 산책 모임도 추천드릴 수 있고,
식후 걷기 후 혈당 수치를 직접 확인해 보면
식후 운동 실천 의지가 샘솟을 거예요.

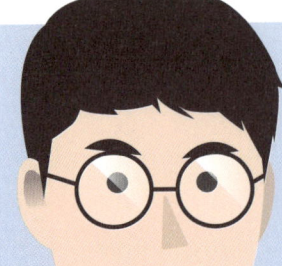

03

식곤증 외에 체지방 축적까지 방지하고 싶다면
'식후 10분 걷기 운동하기'를 추천드립니다!

식후 10분 걷기 운동으로 혈당도 잡고 체중감량 성공도 잡으세요!

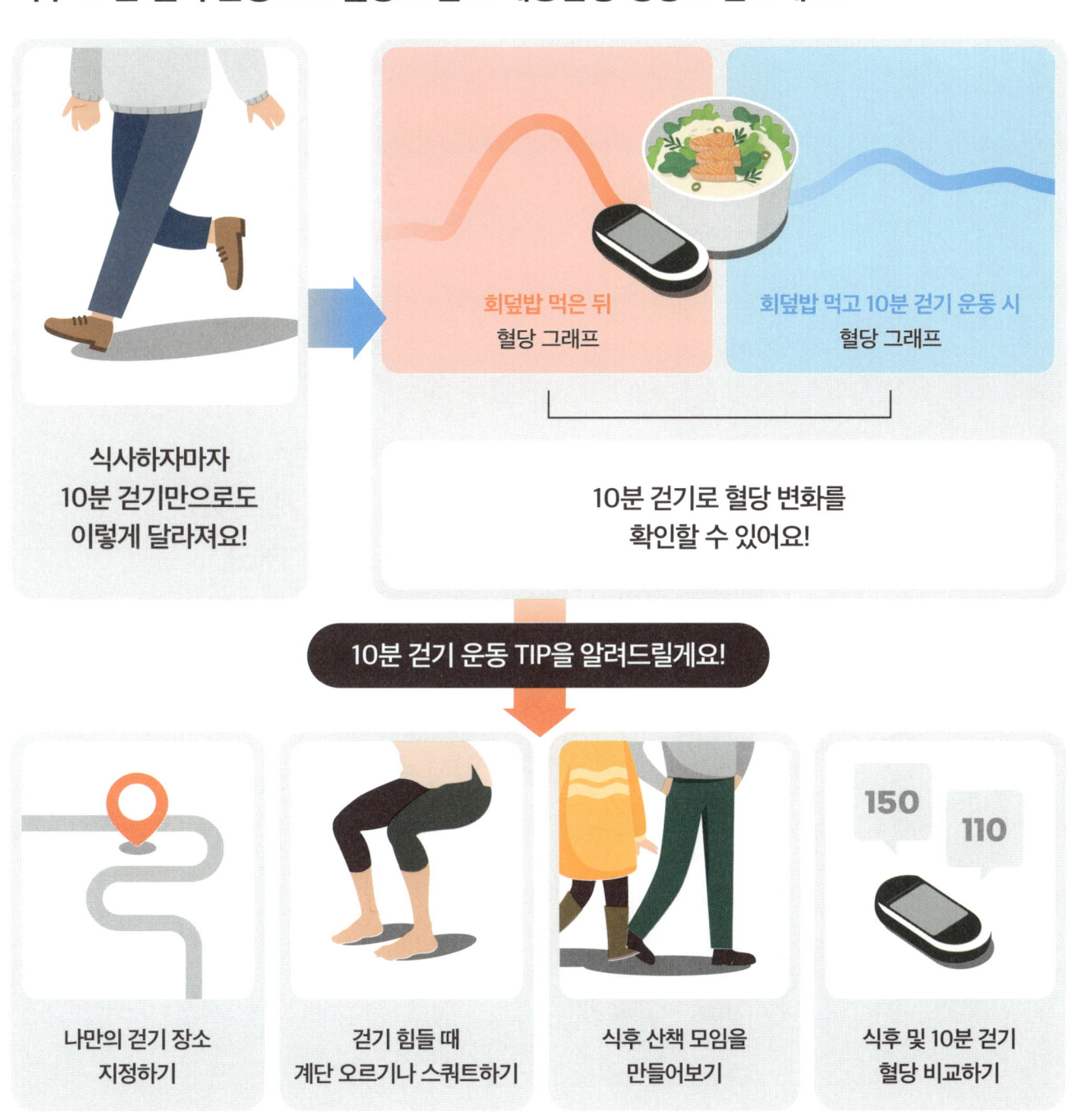

앞으로 식사 후 걷기 운동을 할 건가요?

☐ 네, 그럼요! 체중 감량에 도움이 되니까 꼭 할게요!   ☐ 아니요 먹고 쉬는게 제일 좋아요   ☐ 이미 식후 걷기 운동을 하고 있어요

STEP. 04 도움받기

04 ── 식후 10분 걷기 Q&A

식후 10분 걸을 때 언제, 얼마나 해야 할지
궁금하다는 분들이 많습니다.

식후 걷기는 혈당 관리에 도움이 되고,
만약 시간이 안되면 식전 걷기도 괜찮습니다.

식후 걷기는 10-20분 정도 만으로도 충분합니다.
걷기 힘든 상황이라면 10분 허벅지 운동을 해보세요.
허벅지는 혈당을 가장 많이 사용하는 근육이에요.

너무 무리한 운동은 부상의 위험이 있으니 주의하시고,
운동은 언제 해도 괜찮으니 정해진 시간에 못 해서
좌절할 필요 없다는 점을 기억해 주세요.

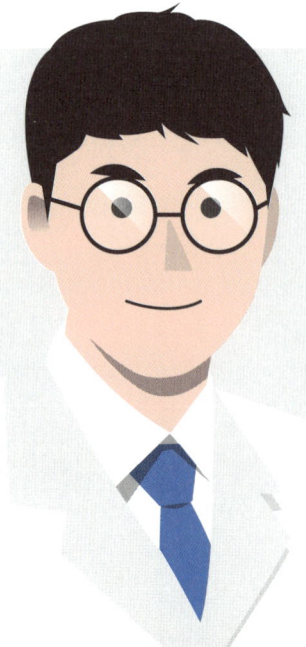

04 식후 10분 걷기에 대해 **궁금한 점을 해결해 드릴게요!**

식후 10분 걷기 관련 자주 묻는 질문을 알려드릴게요!

식후 10분 걷기 관련 Q&A

Q	A
식후 운동이라면 언제 하는 게 좋은 건가요?	식후 바로 간단하게 10분 걷기 운동을 하는 거예요!
식전 식후 상관없이 운동해도 괜찮은가요?	식후가 가장 좋지만, 식전에 걷기 운동을 해도 좋아요!
몇 분 정도 걷는 것이 가장 좋은가요?	10~20분 동안 걷거나 10분 근력운동을 하면 좋아요!
운동은 무조건 힘들게 해야 하나요?	아니요! 너무 무리하지 않게끔 가볍게 운동해 보세요!
무조건 정해진 시간에만 운동해야 하나요?	운동은 언제 해도 좋으니 정해진 시간에 못 해도 괜찮아요!

이 중 해결한 궁금증을 체크해 보세요!

STEP. 05 미션 도전하기

05 ── 식후 운동 혈당 확인하기

10분 걷기 운동 후 혈당 변화를 기록하면
운동 효과를 눈으로 확인할 수 있습니다.

식사 목록, 운동 종류 및 시간,
식사 직후 혈당과 운동 후 혈당을 기록해 보세요.

식사와 운동 기록을 자세히 살펴보면
어떤 음식이 혈당을 얼마나 올리는지
어떤 운동이 혈당을 더 잘 떨어뜨리는지 확인할 수 있어요.

식후 걷기 운동은 큰 준비 과정이 필요 없으니,
오늘부터 바로 실천해 보는 것은 어떤가요?

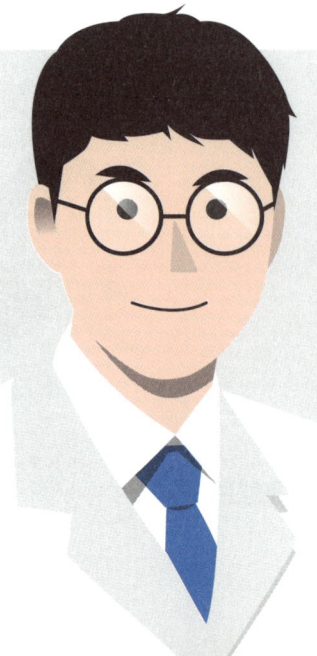

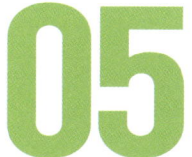

05 식후 운동 혈당 변화를 알고 싶다면, 직접 혈당을 기록해 보세요!

10분 걷기 운동 후 혈당 변화를 직접 확인해 보세요!

10분 운동 전과 후의 혈당 비교하기

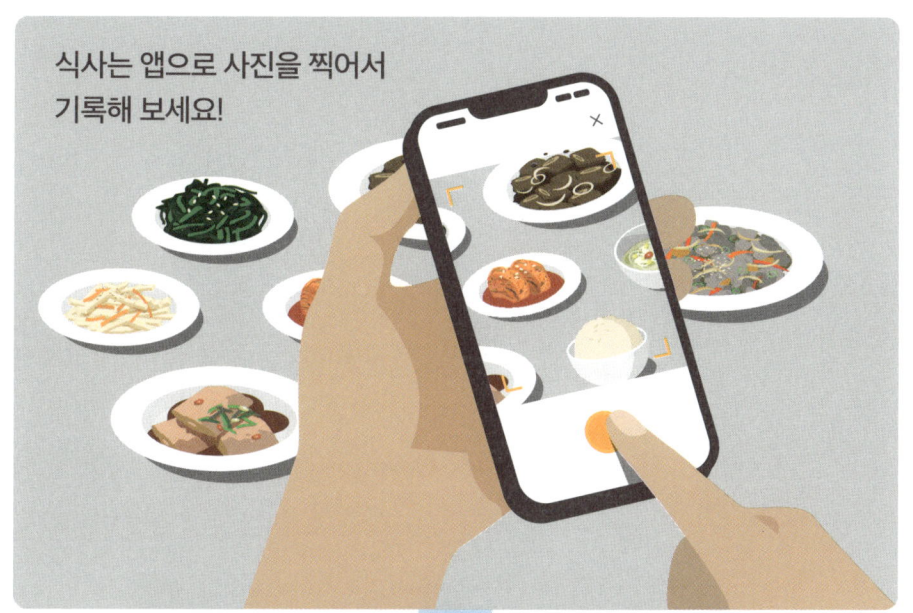

식사는 앱으로 사진을 찍어서 기록해 보세요!

글루어트 꿀팁

TIP

혈당을 왜 기록해야 하나요?

A.
운동 시 혈당 변화를 직접 확인하기 위함이에요!

그리고 운동과 식사에 따라 혈당 변화가 보는 거예요!

식사 직후 혈당과 운동 후 혈당을 비교해 보세요!

식사 목록	운동 종류/시간	식사 직후 혈당	운동 후 혈당
볶음밥	스쿼트 / 30분	150 mg/dL	120 mg/dL

10분 걷기 운동 후 혈당을 확인 후, 건강한 혈당 수치와 체중감량에 성공한 나를 상상해 볼게요!

글루어트 커리큘럼

DAY 10 건강한 설탕, 건강한 단맛

Mission 대체 설탕으로 단맛 즐기기

시중에 판매하는 제로 음료는 달지만
혈당이 오르지 않아서 건강한 단맛을 즐길 수 있습니다.
그런데 이 단맛은 설탕이 아니라는 사실을 알고 있나요?
오늘은 설탕 대신 사용할 수 있는 재료는 무엇인지,
섭취 시 유의사항에 대해 알려드리겠습니다.

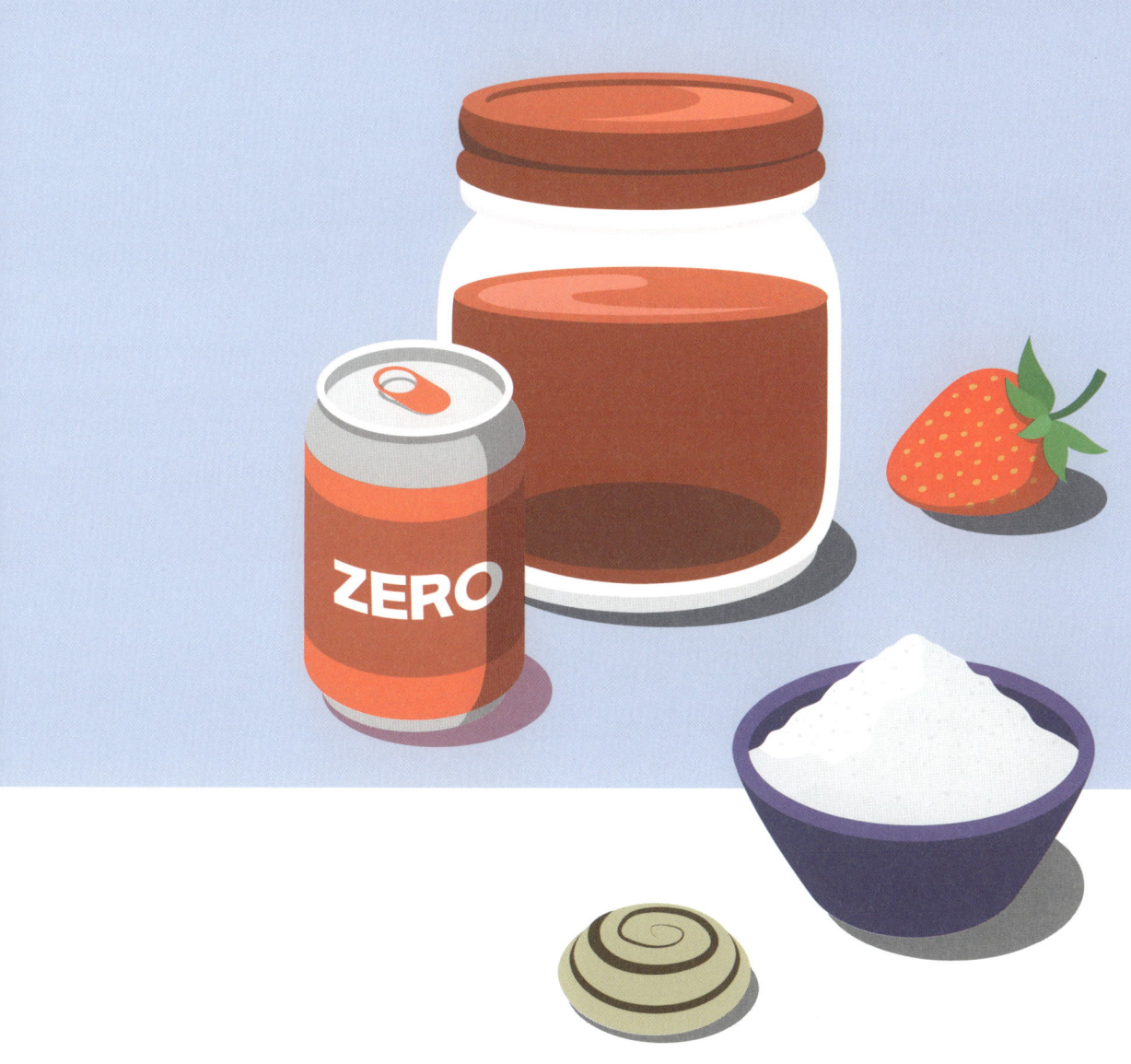

STEP. 01 평가하기

01 ── 대체 설탕 자가 진단

건강 관리에 관심이 많은 분들은
당류 섭취를 최대한 줄이려고 합니다.

그래서 대체 설탕을 활용한
간식 및 음료를 많이 찾기도 할 텐데요.

대체 설탕에 대해 얼마나 알고 있는지
알아보는 시간을 가져볼게요.

그림의 두 가지 딸기잼 중에서
대체 설탕을 사용한 제품이 무엇인지 맞혀 보세요.

힌트는 대체 설탕으로 만든 제품은
당류와 칼로리가 적다는 사실입니다.

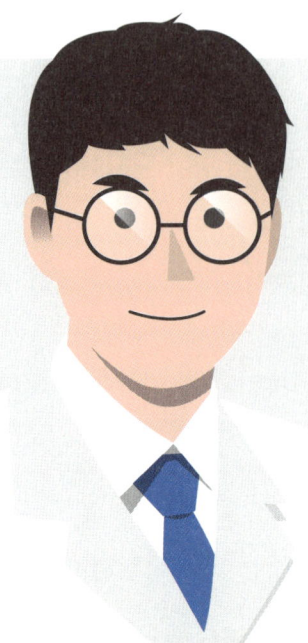

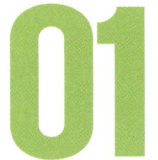
대체 설탕에 대해 **들어본 적이 있나요?**

대체 설탕에 대해 얼마나 알고 있나요?

대체 설탕에 대해 알고 있나요?
- 네, 그럼요! 알고 있어요! ☐
- 아니요. 처음 들어봐요. ☐
- 설탕 대신이라는데 잘은 몰라요. ☐
- 기타 (   ) ☐

어떤 대체 설탕을 알고 있나요?
- 에리스리톨 ☐
- 알룰로스 ☐
- 스테비아 ☐
- 말티톨 ☐
- 수크랄로스 ☐
- 아스파탐 ☐
- 나한과 ☐
- 기타 (   ) ☐

어떤 제품이 대체 설탕을 사용했을지 선택해 보세요!

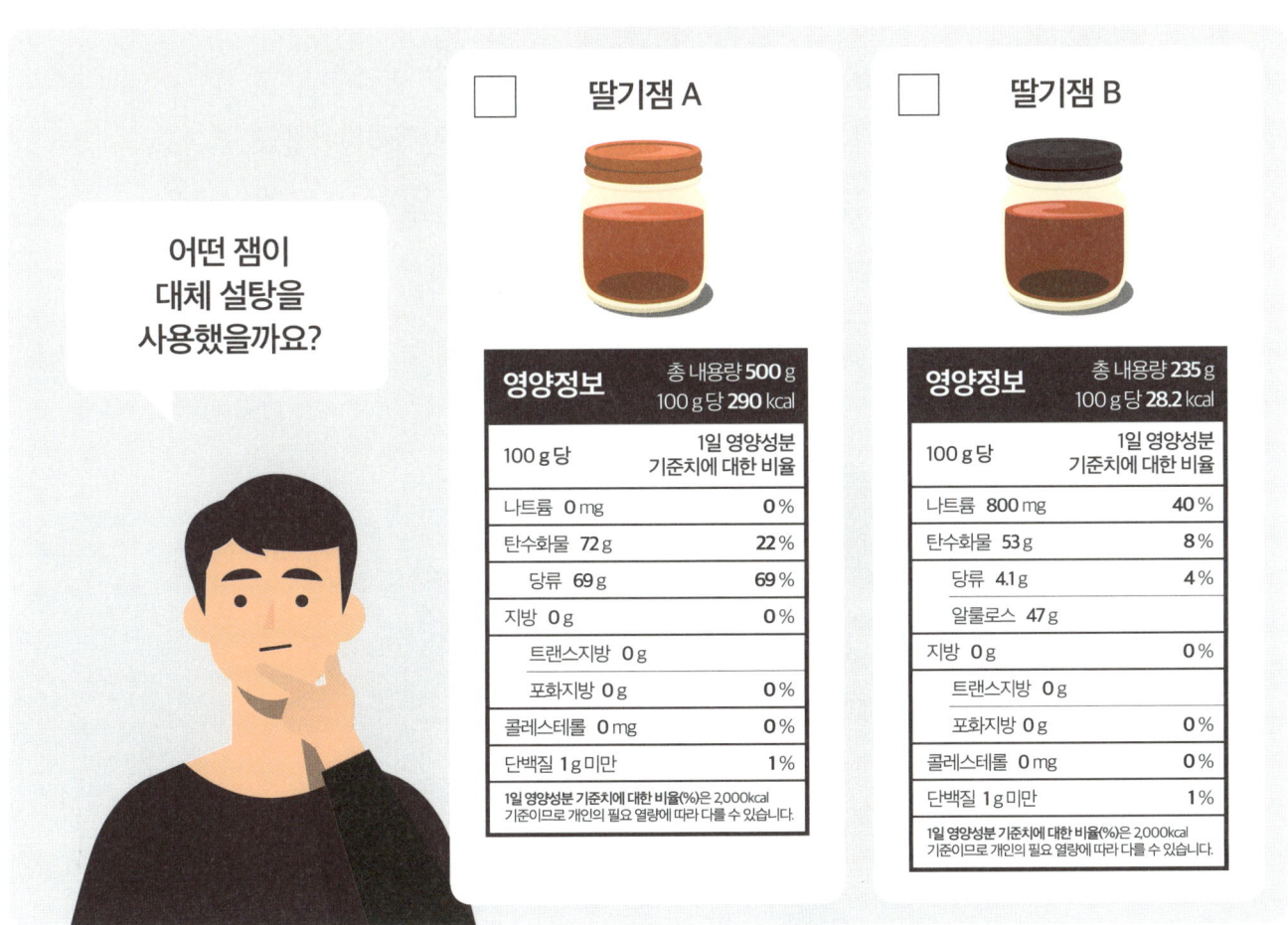

힌트! 당류 부분을 잘 살펴보세요! 뭔가가 다르죠?

STEP. 02　조언 받기

02 ── 대체 설탕 소개

당알코올은 탄수화물의 한 종류이며,
달지만 몸에 흡수되지 않아 0 kcal입니다.

그래서 당알코올 섭취 시 혈당이 오르지 않아요.

자일리톨, 에리스리톨, 소비톨, 말티톨과 같이
뒤에 '-톨'이 붙으면 당알코올입니다.

간혹 시중에 파는 스테비아 중에
에리스리톨과 스테비아를 혼합해서 판매하는데요.
스테비아는 설탕보다 약 200배 이상 달기 때문에
적절한 간 조절을 위해 조합한 거예요.

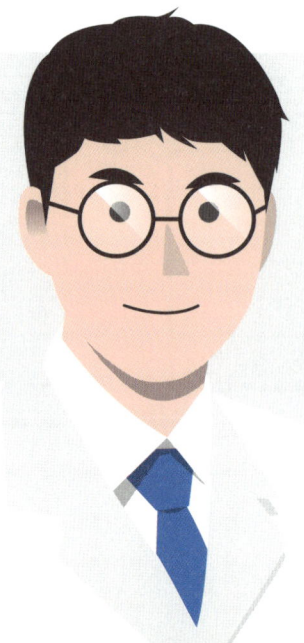

02 건강한 단맛을 내는 대체 설탕을 소개합니다!

대체 설탕에 대해 알려드릴게요!

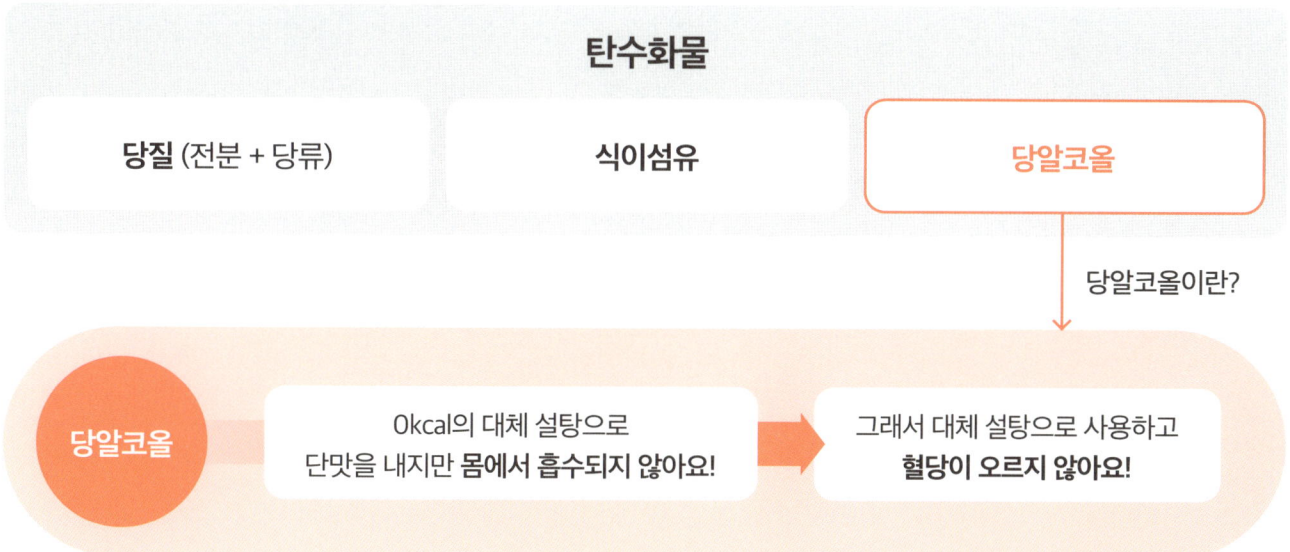

대체 설탕으로 사용하는 제품이에요!

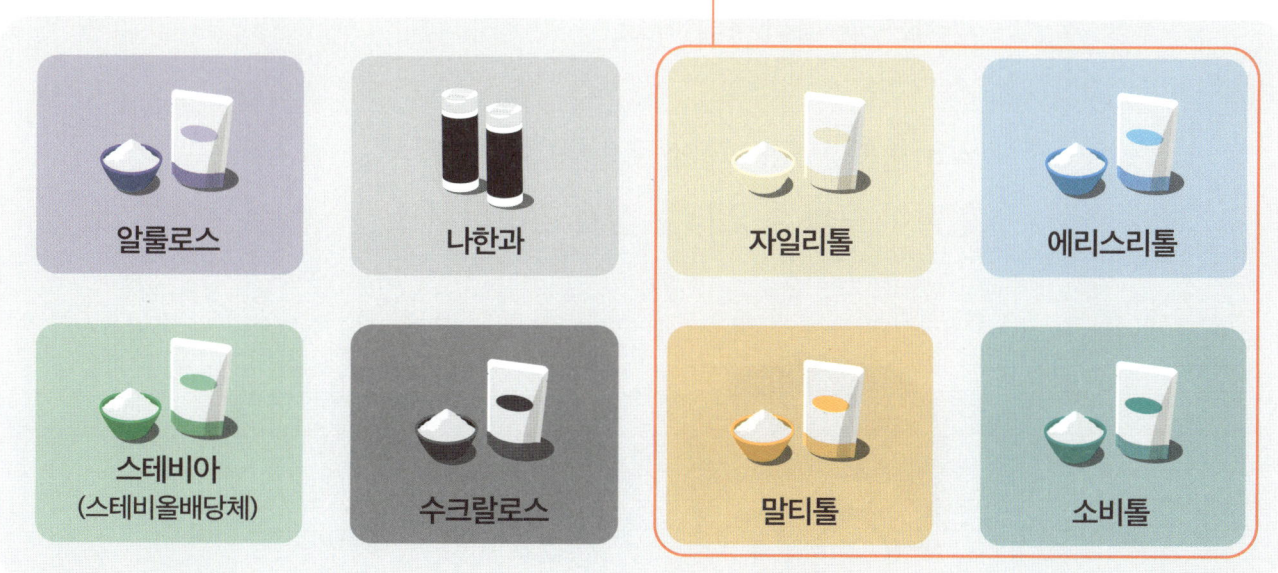

> **TIP** 시중에 파는 스테비아 제품들은 에리스리톨 + 스테비아를 혼합하기도 하는데요.
> 이는 적절한 간 조절을 위해 조합한 거예요!

정답 : 대체 설탕

QUIZ (　　　　　)은 단맛은 내지만 칼로리는 적어서 설탕 대신 사용해요!

STEP. 03 목표 설정하기

03 ─── 대체 설탕 활용하기

일반 제품과 대체 설탕을 사용한 제품은
어떤 차이가 있는지 알려드리겠습니다.

일반 핫초코는 125 kcal, 당류가 20 g에 비하면
무설탕 핫초코는 40 kcal, 당류가 1 g인데요.
이때 칼로리는 3배, 당류는 약 20배 차이가 나요.

하지만 무설탕 제품은 흡수되지 않고
장을 자극해 복통 및 설사를 유발할 수 있으니
과식은 꼭 피하셔야 해요.

말티톨은 포도당과 소르비톨이 합쳐져서
혈당이 오를 수 있다는 점을 참고하세요.

03 체중감량을 위해 건강한 단맛을 즐기고 싶다면, '대체 설탕으로 단맛 즐기기'를 추천드립니다!

대체 설탕이 체중 감량에 도움을 줄 수 있어요!

설탕이 든 일반 제품과 대체 설탕 제품의 차이!

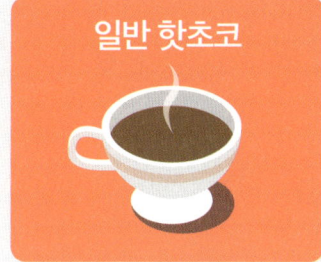

일반 핫초코
칼로리 : 125 kcal
당류 : 20 g
(1회 30 g 기준)

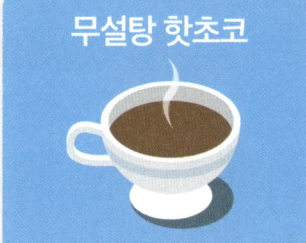

무설탕 핫초코
칼로리 : 40 kcal
당류 : 1 g
(1회 30 g 기준)

칼로리 약 3배, 당류 약 20배 차이!

대체 설탕을 활용할 때 유의 사항을 확인하세요!

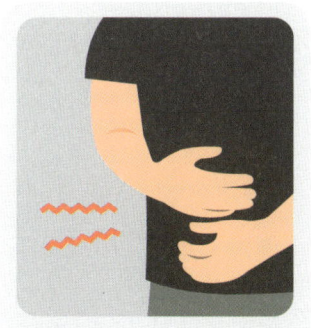

대체 설탕도 과식하지 않기

흡수되지 않고
장을 자극하기 때문에
복통, 설사를
유발할 수 있어요!

말티톨 조심하기

말티톨은
포도당과 소르비톨이
합쳐진 형태라
혈당이 오를 수 있어요!

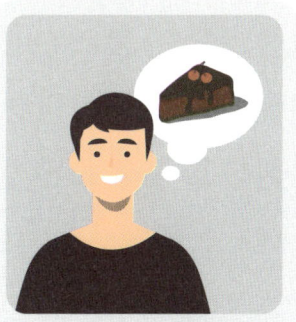

단 음식이 생각날 때만 먹기

더욱 진한 단맛을
원해서
설탕이 든 음식을
찾을 수도 있어요!

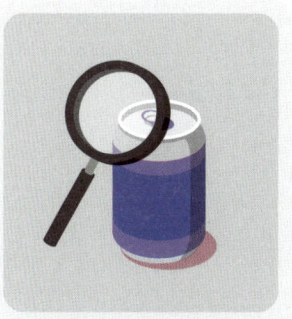

원재료 꼭 확인하기

어떤 대체 설탕이
들어 있는지
확인 후
먹어야 좋아요!

앞으로 대체 설탕을 잘 활용할 건가요?

☐ 네! 건강한 단맛을 위해 대체 설탕을 활용할게요!

☐ 아니요 아무래도 설탕이 필요해요

☐ 아직은 잘 모르겠어요

STEP. 04 도움받기

04 ── 대체 설탕으로 주의할 재료

설탕은 해로우니 올리고당으로 변경하는 것이
과연 옳은 선택일까요?

설탕은 아니지만 설탕만큼 혈당을 많이 올리는
재료들을 주의해야 합니다.

물엿, 꿀, 올리고당, 매실액 등은
설탕이 아니니 괜찮다고 생각할 수 있는데요.

하지만 영양성분을 잘 살펴보면
당류가 많이 들어 있다는 것을 볼 수 있습니다.
비록 설탕보다는 당류가 적지만,
안심하고 많이 쓰면 혈당에 치명적이죠.

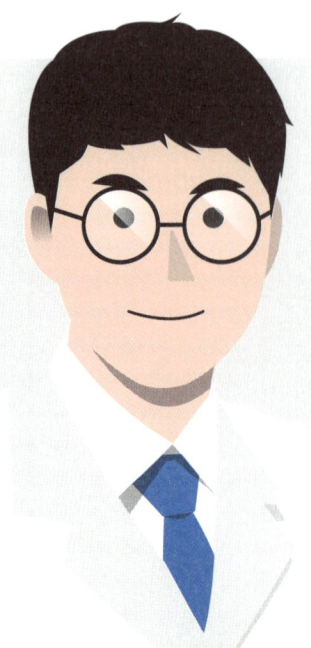

04 이 재료는 대체 설탕으로 **사용하는 건 피해야 해요!**

대체 설탕으로 잘못 알고 있는 재료를 알려드릴게요!

> 설탕만 아니면 다 되는 거죠?

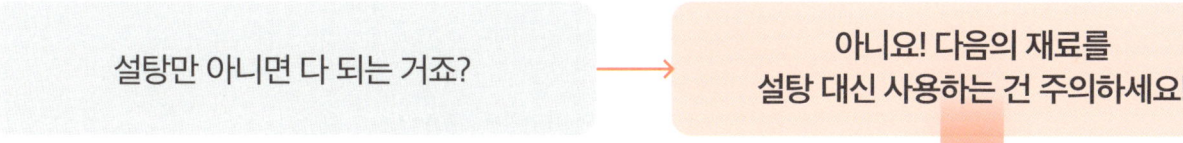
> 아니요! 다음의 재료를 설탕 대신 사용하는 건 주의하세요!

대체 설탕으로 주의해야 할 재료

물엿	올리고당	꿀	매실액
(100 g 기준)	(100 g 기준)	(100 g 기준)	(100 g 기준)
칼로리 : 321 kcal 당류 : 22 g	칼로리 : 235 kcal 당류 : 24 g	칼로리 : 317 kcal 당류 : 72.6 g	칼로리 : 213 kcal 당류 : 44 g

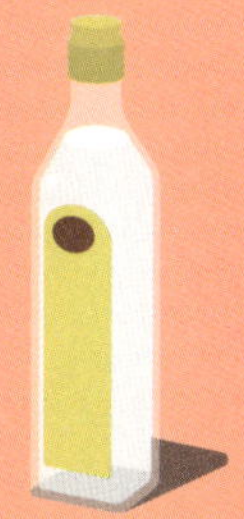

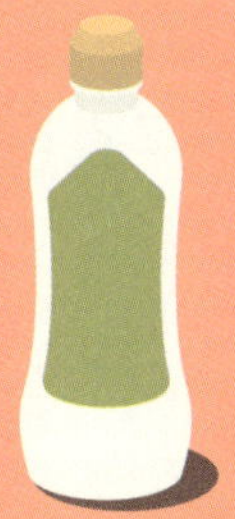

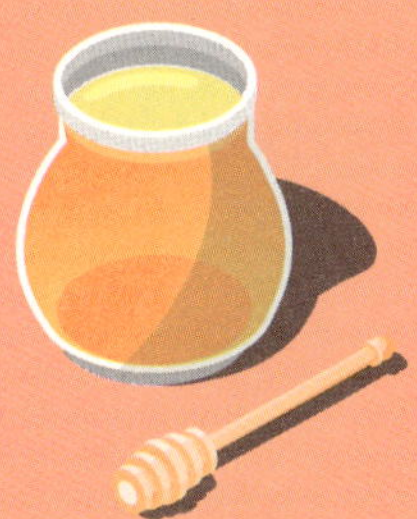

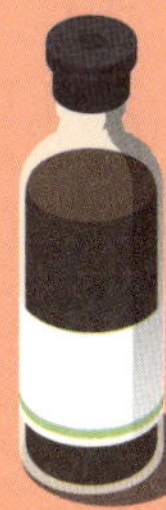

⚠️ 당류가 있기 때문에 조심해야 해요!

설탕보다는 아니지만 당류가 있기 때문에 주의할 필요가 있어요!

설탕의 칼로리, 당류 함량 (100 g 기준)
칼로리 : 387 kcal
당류 : 99.7 g

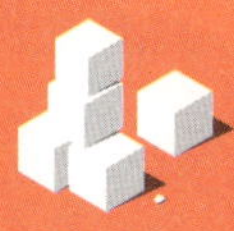

다음의 재료를 대체 설탕으로 사용하는 건 주의해야 해요!

앞으로 (물엿 / 올리고당 / 꿀 / 매실액)은 설탕 대신으로 사용하는 건 주의할게요!

STEP. 05   미션 도전하기

05 ── 대체 설탕 활용한 음식

대체 설탕을 활용해 만들 수 있는 음식을
알려드리겠습니다.

푸딩, 케이크, 쿠키, 브라우니 등과 같은
디저트를 만들 때 대체 설탕을 활용할 수 있어요.
커피를 마실 때 시럽 대신 알룰로스로 단맛을 내세요.

고기, 생선 양념을 만들 때나 잼을 만들 때
대체 설탕을 활용해 보는 거예요.

참고로 대체 설탕을 활용한 잼은
칼로리는 낮아도 과일 자체의 당도 때문에
과식은 피해야 한다는 사실을 꼭 기억하세요.

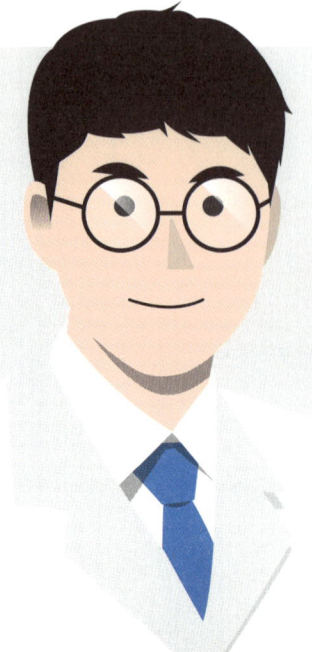

05 대체 설탕을 활용한 음식을 만들어 보세요!

대체 설탕으로 만들 수 있는 음식을 알려드릴게요!

대체 설탕으로 만들 수 있는 음식

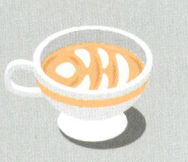

☐ **달콤한 커피**

커피에 단맛을
내고 싶을 때 활용하세요!

커피에
알룰로스 시럽을
1스푼 타보세요!

☐ **푸딩**

설탕 대신 대체 설탕으로
푸딩을 만들어요!

순두부와 무설탕 초콜릿을
3:1 비율로 넣고 대체 설탕을
2~3숟갈 넣고 냉장고에 굳혀요!

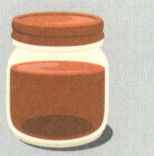

☐ **잼**

대체 설탕으로 잼을 만들면
건강한 맛이 나요!

과일과 대체 설탕을
1:1 비율로
잼을 만들어 보세요!

☐ **드레싱**

드레싱에 들어갈 단맛을
대체 설탕으로 내보는 거예요!

발사믹식초, 레몬즙, 설탕을
2:1:1 비율로
섞으면 완성이에요!

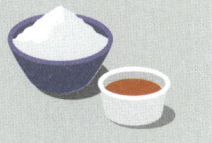

☐ **양념**

고기나 생선 양념을 만들 때
사용해도 좋아요!

간장, 대체 설탕을
3:1 비율로 하고
기타 재료를 넣어 보세요!

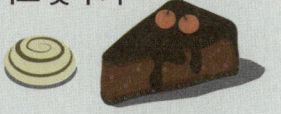

☐ **케이크 및 쿠키**

달콤한 디저트를 만들 때
사용해도 좋아요!

기존 베이킹 레시피에서
대체 설탕은 1/2 ~ 2/3 정도로
사용하세요!

이중 만들고 싶은 음식을 선택해 보세요!

⭐ 글루어트 꿀팁

TIP

헤이즐넛, 바닐라맛
알룰로스도 있으니 대체 설탕
활용할 때 사용하면 좋아요!

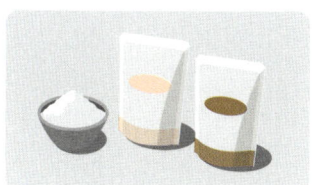

잼은 대체 설탕을 사용하면
칼로리가 일반 잼보다 낮지만,
과일의 당류가 있으니
적당량 섭취하세요!

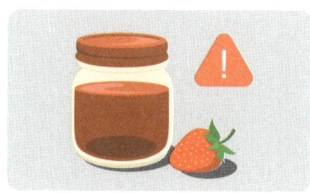

글루어트 커리큘럼

DAY 11
거북이처럼 느릿느릿 식사

Mission   **20분 동안 천천히 먹기**

식사 속도가 빠를 경우 뇌의 포만중추가 자극되기 전에
많은 양의 음식을 섭취하게 되어 혈당 조절이 어려울 수 있습니다.
오늘은 혈당 조절을 위해 식사를 천천히 해야 하는 이유와
식사 속도와 체중 감량의 상관 관계를 알려드리겠습니다.

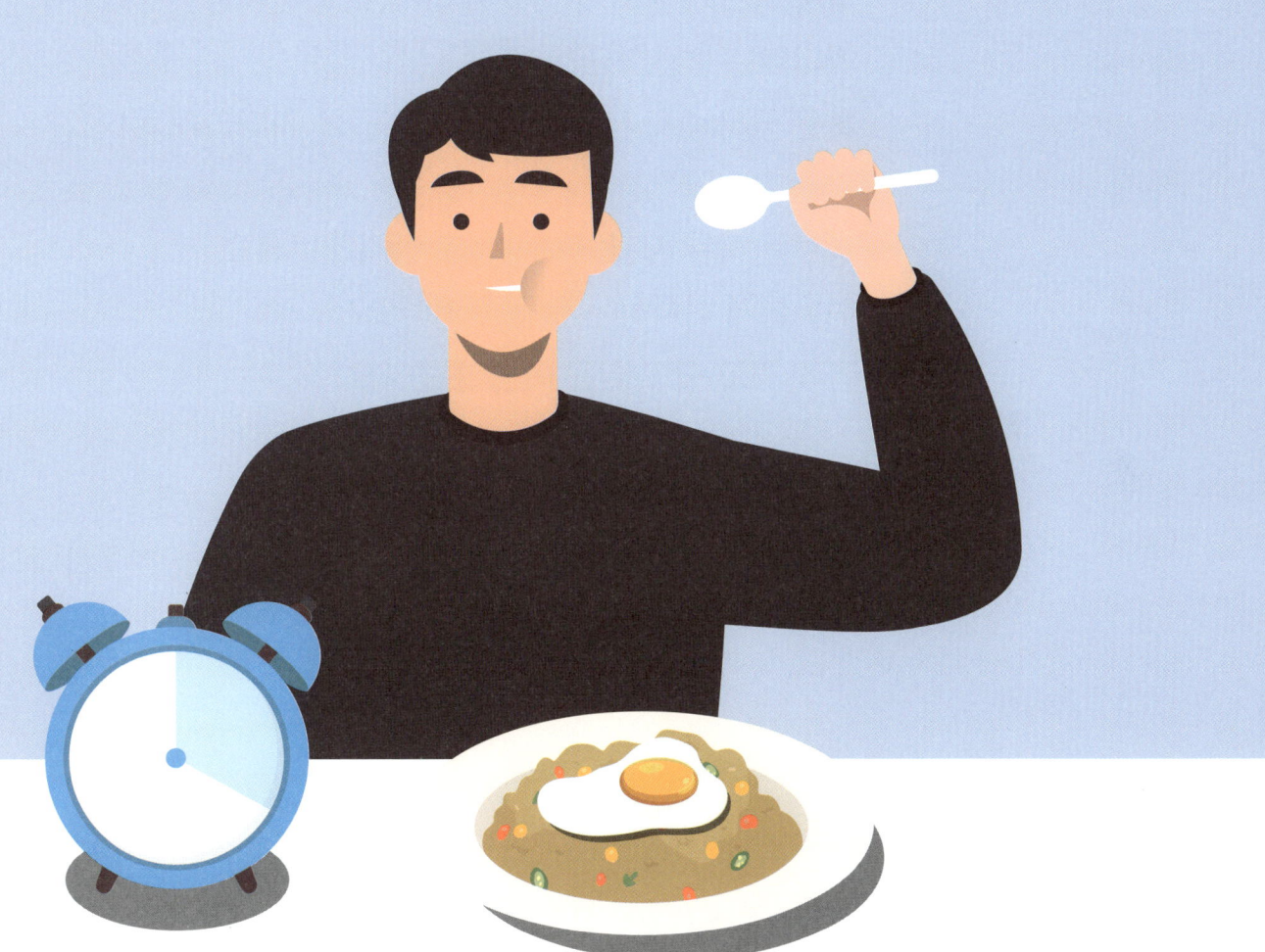

STEP. 01 평가하기

01 ── 식사 속도 진단

남들과 비교할 때 여러분의 식사 속도를 생각해보세요.

식사 속도가 빨라서 남들이 다 먹을 때까지
기다리는 편인가요?
혹은 식사 속도가 늦은 편이라 남들을 기다리게 하나요?

식사를 하는 시간에 대해서도 생각해보세요.
여유롭게 식사하는 것을 즐기나요?
빨리 먹고 쉬고 싶은 마음이 큰가요?

만약 평소 식사 시간이 10분이 채 되지 않는다면,
오늘은 식사 속도를 천천히 하는 연습을 해보셨으면 합니다.

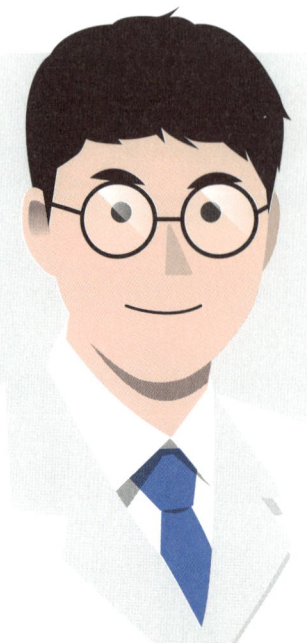

01 식사 속도에 대해 **생각해 본 적이 있나요?**

평소의 식사 속도를 생각해 보세요!

평소에 식사 속도가 빠른 편인가요?

- 네, 5분 안에 후다닥 먹어요! ☐
- 10분 안에 먹는 편이에요 ☐
- 천천히 먹으려고 노력 중이에요 ☐
- 아니요. 20~30분 동안 천천히 먹어요 ☐
- 기타 (   ) ☐

왜 빨리 먹게 되나요?

- 여유롭게 먹을 시간이 없어요 ☐
- 빨리 먹는 게 습관이에요 ☐
- 식사 마치고 쉬고 싶어서요 ☐
- 먹는 시간조차 아까워요 ☐
- 기타 (   ) ☐

주변 사람들에 비해 식사 속도가 얼마나 빠른지 체크해 보세요!

빠른 속도 ↑

- ☐ 저보다 빨리 먹는 사람은 본 적 없어요!
- ☐ 다른 사람보다 빨리 먹는 편이에요.
- ☐ 느리지도 빠르지도 않고 평균 속도로 먹어요.
- ☐ 천천히 먹으려고 노력하지만 가끔은 허겁지겁 먹을 때가 있어요.
- ☐ 밥 먹을 때마다 다른 사람들이 기다려 줬어요!

↓ 느린 속도

- 너무 빨리 먹어요! 속도를 줄일 필요가 있어요.
- 잘하고 있지만 급하게 먹지 않게끔 조심하세요!
- 지금처럼 천천히 식사를 유지하세요!

STEP. 02   조언 받기

02 ── 식사 속도와 체중 감량

우리가 배부름을 느끼는 이유는 포만감 호르몬 때문입니다.

식사를 시작하고 20분 정도 지나면
포만감 호르몬이 분비됩니다.
그래서 적절한 식사량으로 포만감을 느끼고 싶다면
식사 속도를 늦추는 것이 좋은 해결책이 될 수 있습니다.

천천히 식사를 하면 혈당도 완만하게 상승하게 되며,
그에 따라 인슐린 호르몬도 적절히 분비가 되어
살이 찌지 않지요.

반대로 빠른 식사는 포만감을 느끼기 전에 이미 많이 먹게
되고, 혈당 스파이크가 유발되어 지방을 축적하는 인슐린
분비가 증가합니다.

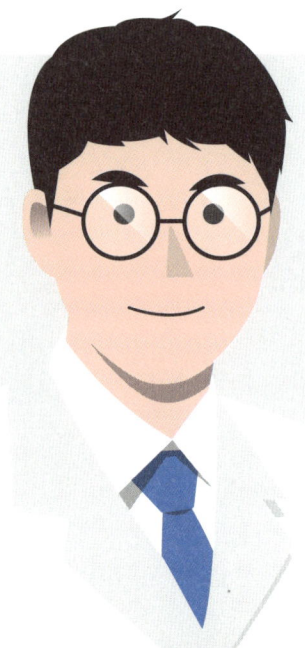

02 식사 속도와 체중 감량의 **상관관계를 알려드릴게요!**

목표 체중까지 가려면 식사 속도도 유의해야 해요!

식사 속도와 체중 감량의 상관관계는 다음과 같아요!

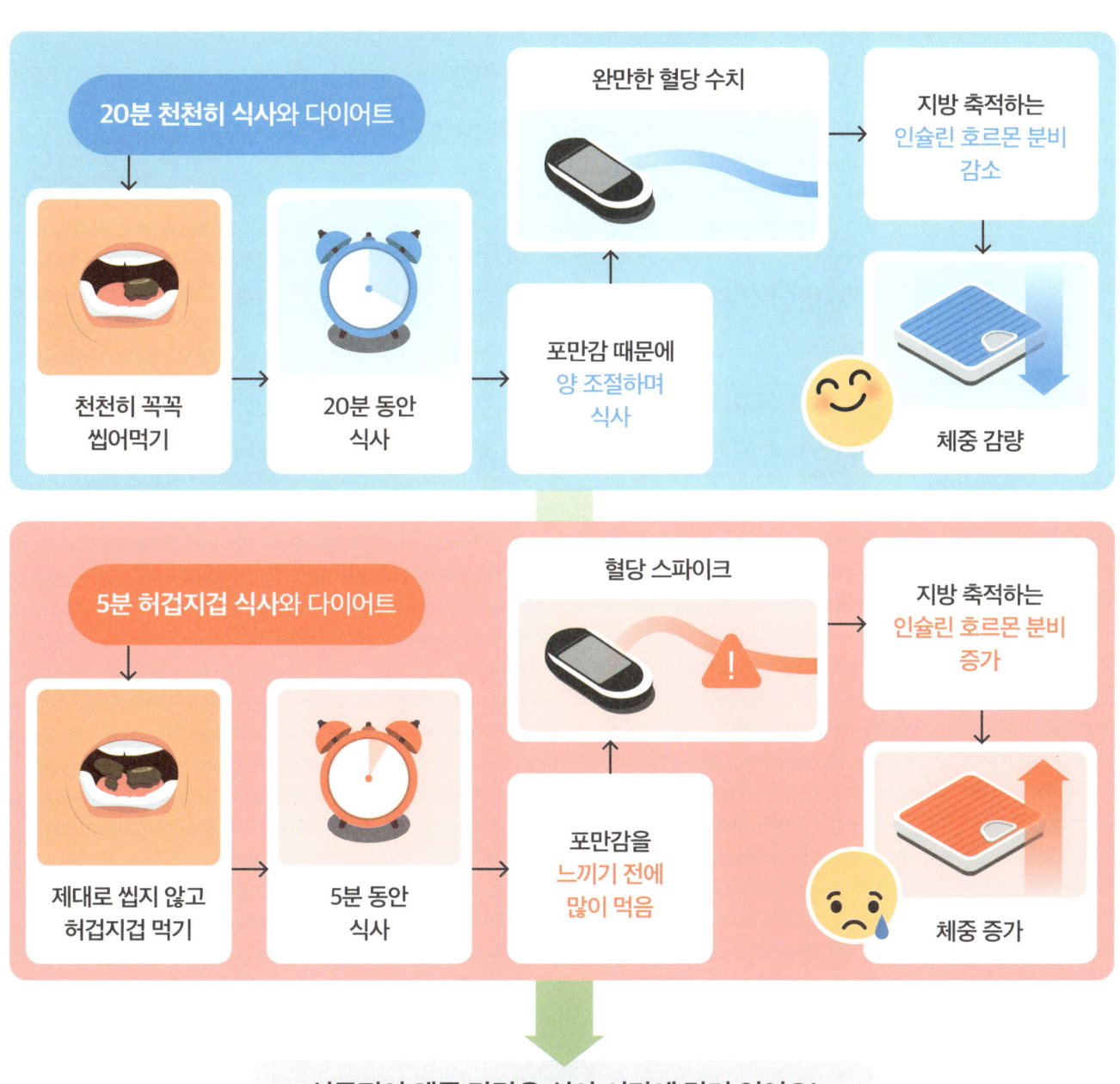

성공적인 체중 감량은 식사 시간에 달려 있어요!

(20분 천천히 식사)를 하면 양 조절을 할 수 있고 체중감량도 성공할 수 있어요!

STEP. 03　목표 설정하기

03 ── 20분 동안 천천히 먹기

천천히 식사가 체중 감량에 중요한 이유는
포만감을 느끼는 렙틴 호르몬이
식후 20분 뒤에 분비되기 때문입니다.

천천히 식사를 하면 혈당이 완만하게 상승하고,
인슐린 분비가 적고, 적당히 먹었음에도 포만감이 있습니다.

20분 동안 천천히 식사를 하면
위장에 부담은 덜하고 소화 흡수도 잘 됩니다.

즉, 천천히 식사는 속이 편안한 다이어트 식사입니다.

03 천천히 식사하면서 목표 체중까지 감량하고 싶다면, '20분 동안 천천히 식사하기'를 추천드립니다!

20분 천천히 식사만으로도 체중 감량할 수 있어요!

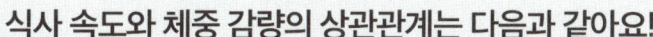
식사 속도와 체중 감량의 상관관계는 다음과 같아요!

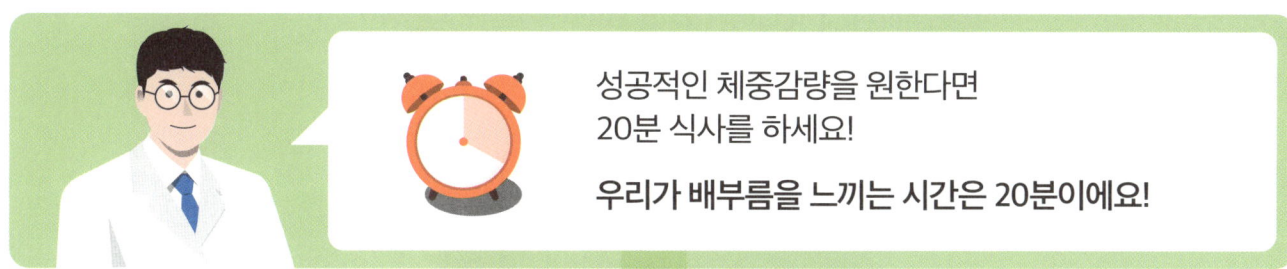
성공적인 체중감량을 원한다면 20분 식사를 하세요!
우리가 배부름을 느끼는 시간은 20분이에요!

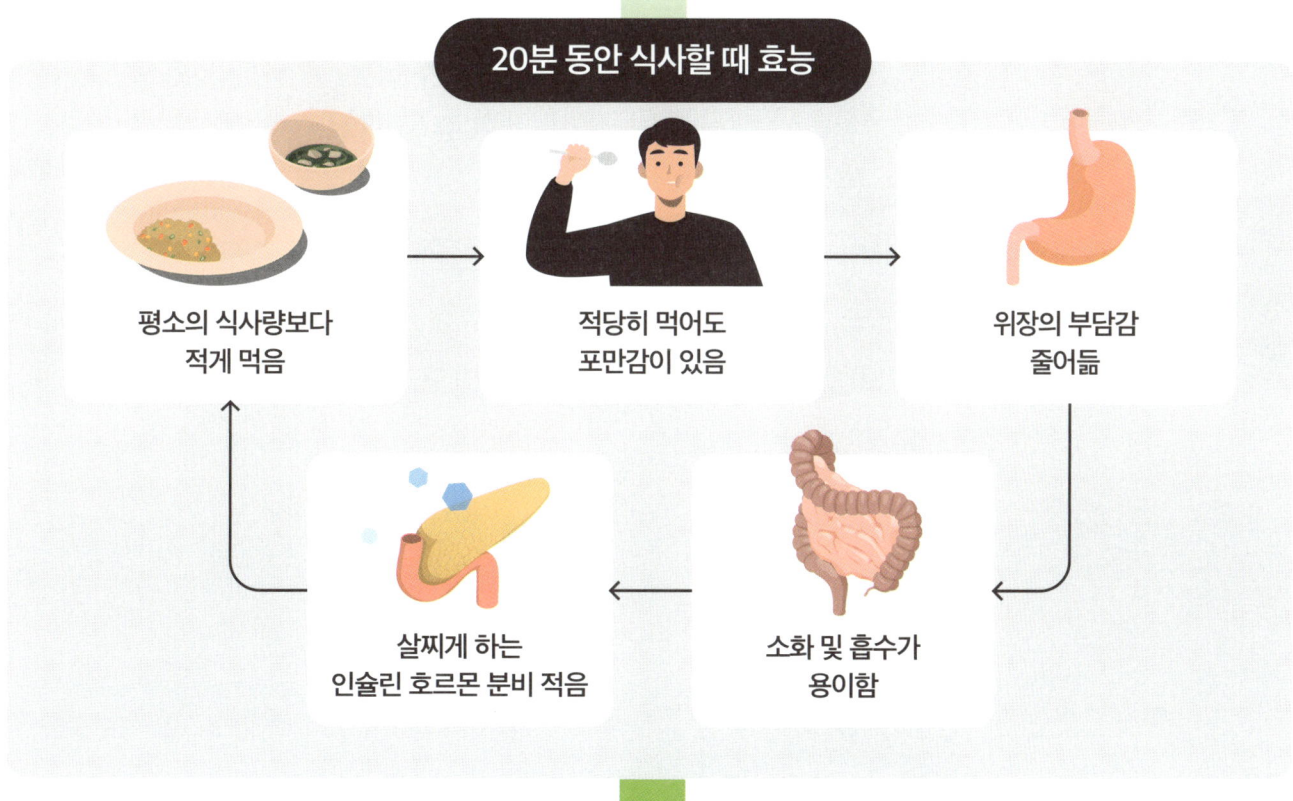

20분 동안 식사할 때 효능

- 평소의 식사량보다 적게 먹음
- 적당히 먹어도 포만감이 있음
- 위장의 부담감 줄어듦
- 소화 및 흡수가 용이함
- 살찌게 하는 인슐린 호르몬 분비 적음

목표 체중 감량에 도움을 줘요!

앞으로 식사할 때 20분 동안 천천히 식사할 건가요?

☐ 네! 다이어트를 위해 20분 동안 천천히 식사할게요!
☐ 아니요 식사 시간이 부족해서 빨리 먹어야 해요
☐ 어떻게 해야 할지 잘 모르겠어요.

STEP. 04 도움받기

04 ── 천천히 식사하기TIP

천천히 식사하는 방법을 알려드리겠습니다.

스톱워치로 식사 속도를 확인해 보세요.
내가 식사를 얼마나 빨리 하는지 확인하면
식사 속도를 늦출 때 도움이 돼요.

하지만 식사 시 핸드폰은 잠시 내려 놓으세요.
밥 먹을 때 주의력이 분산되면
내가 얼마나 먹었는지 가늠하기 어렵기 때문이에요.

음식을 먹을 때 맛과 향, 온도를 느끼고
식감을 즐기며 먹는다면
나도 모르게 천천히 식사할 수 있어요.

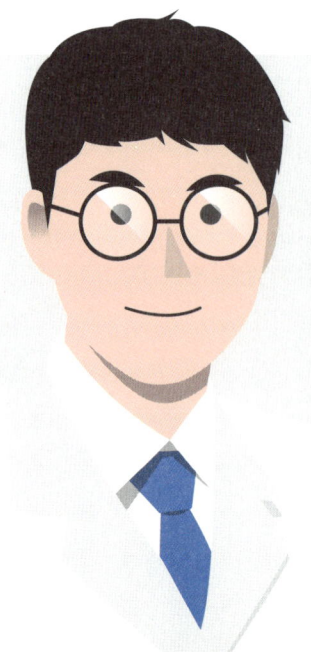

04 천천히 식사하기가 어렵다면 **이걸 따라 해 보세요!**

다음의 TIP을 활용하면 20분 천천히 식사가 어렵지 않아요!

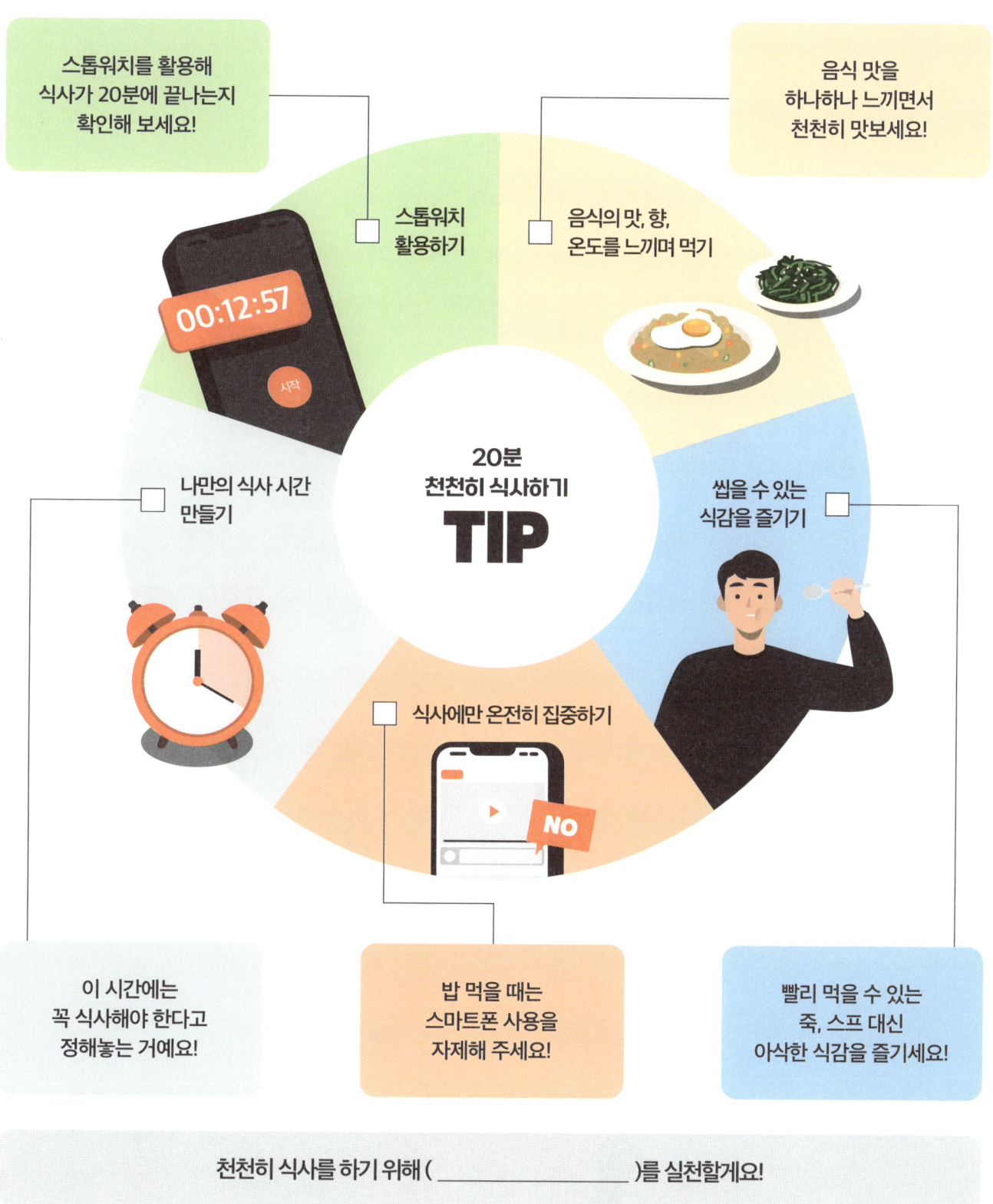

천천히 식사를 하기 위해 (_____)를 실천할게요!

STEP. 05 미션 도전하기

05 —— 외식 시 천천히 먹는 방법

외식 시 천천히 먹기 TIP을 실천해 보세요.

다른 사람들보다 빨리 먹는 분이라면
상대방의 속도에 맞춰서 천천히 식사해 보세요.
그 중 천천히 먹는 사람을 따라 해 보는 거예요.

같이 먹는 사람과 즐거운 이야기를 하며
쉬어가듯 식사하는 것도 방법이에요.

너무 바빠서 밥 먹을 시간이 없을 것 같아도
30분~1시간 정도로 여유로운 식사 시간을 가지다 보면
삶에도 여유가 생길 거예요.

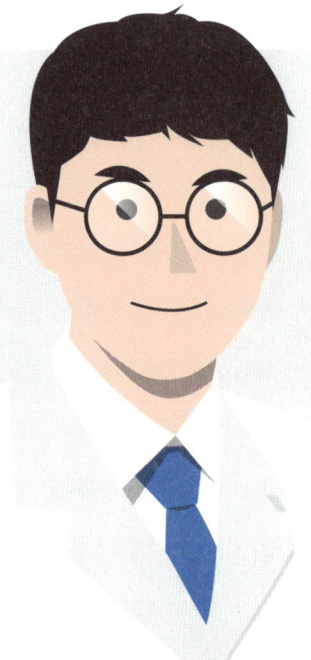

05 외식할 때도 천천히 식사해 보세요!

외식도 다음과 같이 먹으면 천천히 먹을 수 있어요!

외식 시 천천히 식사 TIP

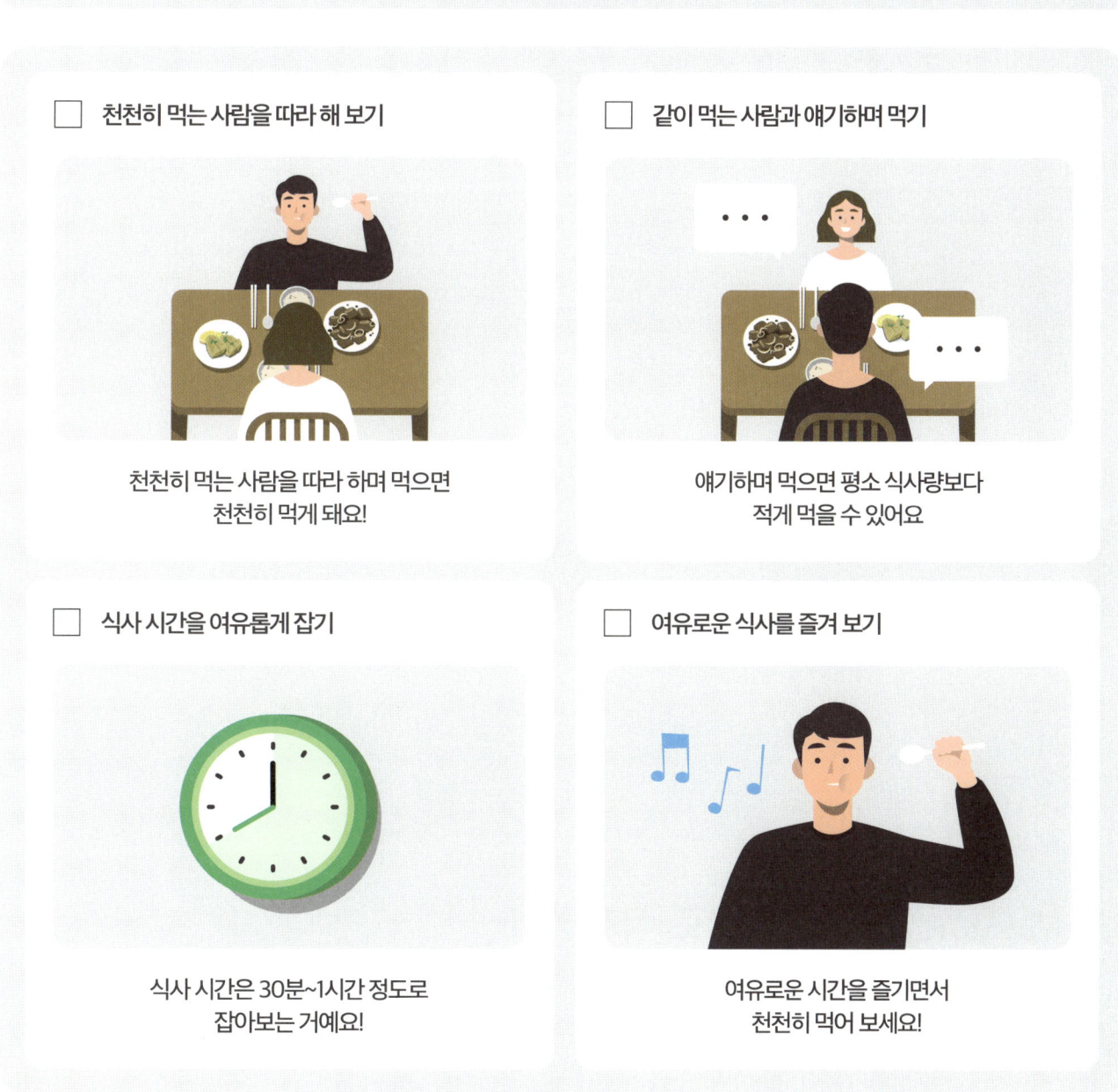

- ☐ 천천히 먹는 사람을 따라 해 보기
  - 천천히 먹는 사람을 따라 하며 먹으면 천천히 먹게 돼요!

- ☐ 같이 먹는 사람과 얘기하며 먹기
  - 얘기하며 먹으면 평소 식사량보다 적게 먹을 수 있어요

- ☐ 식사 시간을 여유롭게 잡기
  - 식사 시간은 30분~1시간 정도로 잡아보는 거예요!

- ☐ 여유로운 식사를 즐겨 보기
  - 여유로운 시간을 즐기면서 천천히 먹어 보세요!

TIP 시간 제한이 있는 무한 리필 식당은 허겁지겁 먹고 과식할 수 있으니 주의하세요!

이 중에서 실천할 수 있는 상황에 체크해 보세요!

3주차 : 글루어트 11강

글루어트 커리큘럼

DAY 12　다이어트 식사를 디자인하다

Mission　**균형식으로 식사하기**

균형 잡힌 식사가 좋다는 건 알고 있지만,
막상 실천하기가 어렵다는 분들이 많습니다.
다양한 식품군을 얼마나 섭취하는 것이 적당할까요?
오늘은 영양가 있는 균형식의 개념과 함께
다양한 영양소의 적정 섭취 비율을 알려드리겠습니다.

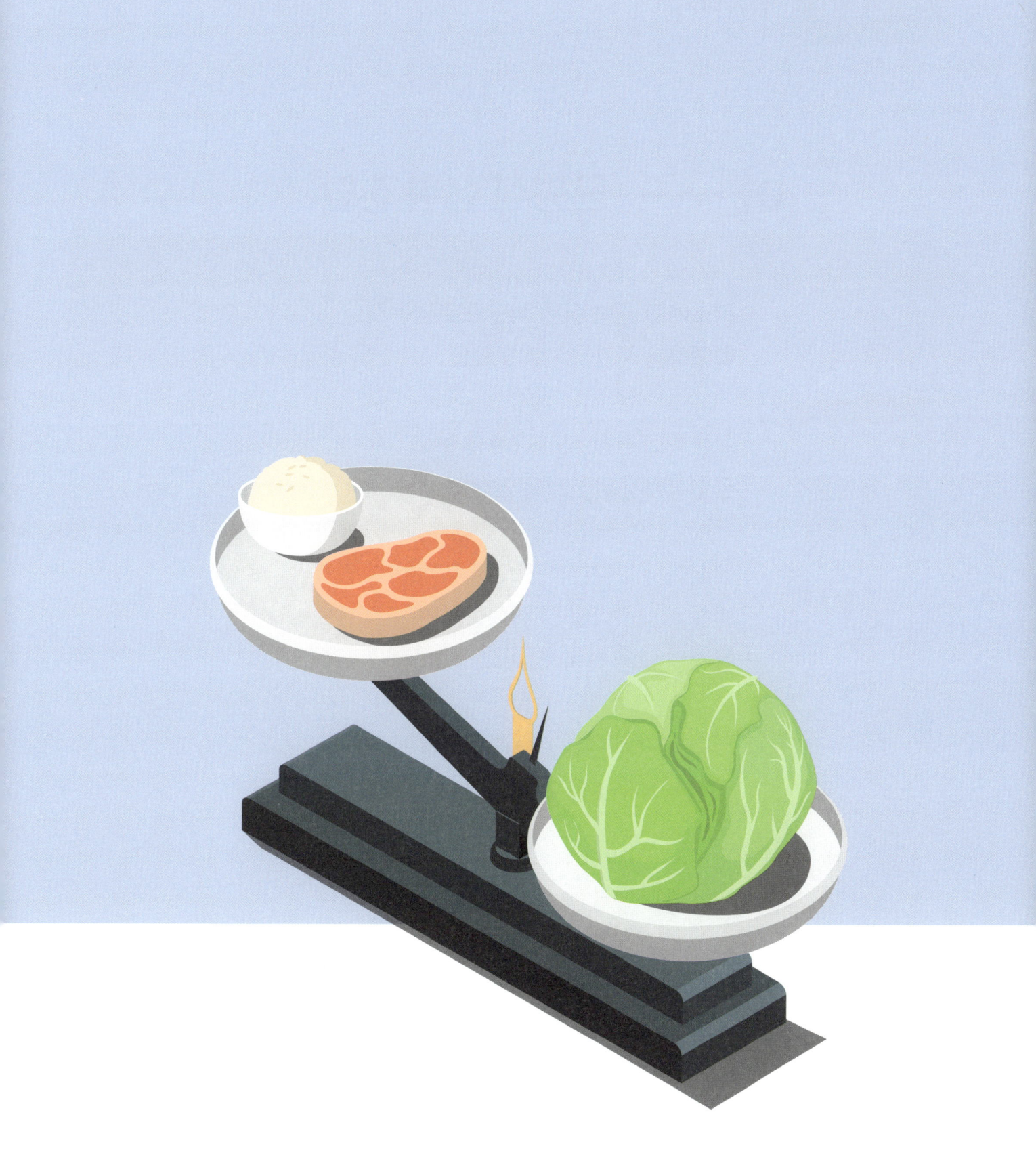

STEP. 01 평가하기

01 ── 균형식 섭취 진단

평소에도 균형 잡힌 식단으로 먹는지
확인하는 시간을 가져보세요.

오른쪽 그림의 식사 메뉴를 보고
균형식인지 아닌지 판단해 보세요.

한식이니 건강한 식단으로 생각할 수 있지만,
반찬 하나하나를 잘 살펴보시면
문제의 답을 풀 수 있어요.

그림 식단의 문제점을 파악한다면
균형식이 무엇인지 쉽게 알 수 있어요.

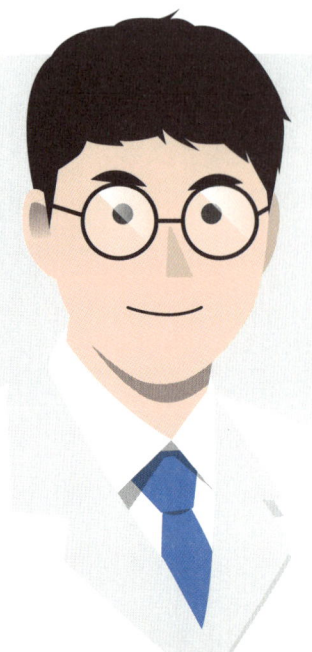

01 균형식으로 잘 먹고 있는지 알아보는 시간을 가져볼게요!

식사를 균형식으로 먹는지 알려주세요!

평소에 균형식으로 먹고 있나요?

- 네, 그럼요! 탄단지 식이섬유 골고루 먹고 있어요! ☐
- 균형 잡힌 식단으로 먹으려고 노력 중이에요 ☐
- 균형식으로 먹고는 싶지만 실천하기가 어려워요 ☐
- 편식하는 편이라 아직은 부족해요 ☐
- 아니요. 좋아하는 음식만 먹고 있어요 ☐
- 기타 ( ) ☐

다음 식사를 보고 균형식인지 아닌지 풀어보세요!

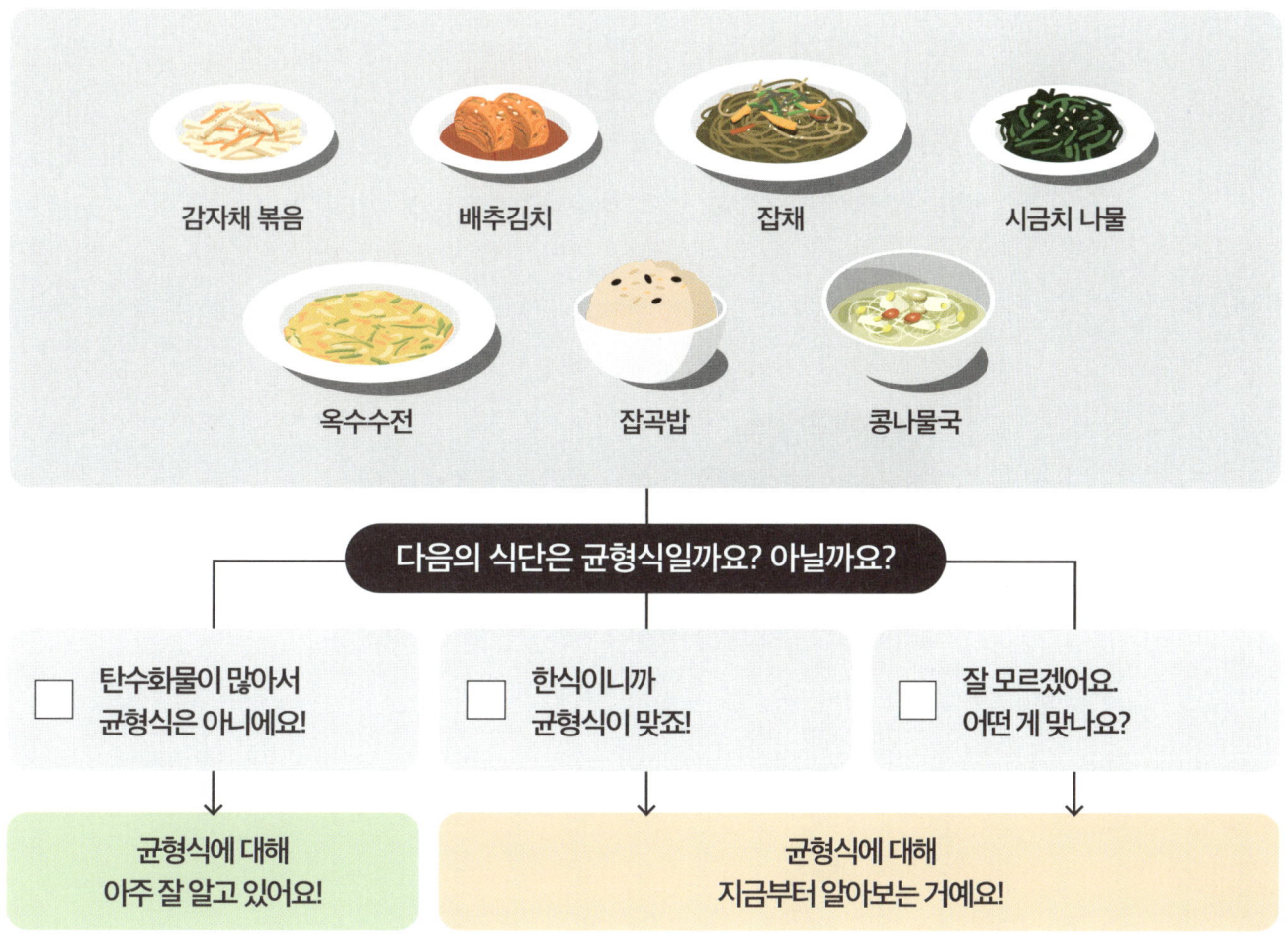

감자채 볶음　배추김치　잡채　시금치 나물
옥수수전　잡곡밥　콩나물국

다음의 식단은 균형식일까요? 아닐까요?

- ☐ 탄수화물이 많아서 균형식은 아니에요!
- ☐ 한식이니까 균형식이 맞죠!
- ☐ 잘 모르겠어요. 어떤 게 맞나요?

→ 균형식에 대해 아주 잘 알고 있어요!
→ 균형식에 대해 지금부터 알아보는 거예요!

STEP. 02 조언 받기

02 ─── 체중 감량과 균형식

각 영양소별 혈당 상승 그래프를 확인하면
균형식과 체중 감량의 관계를 알 수 있습니다.

그래프를 보면 단순당, 탄수화물은
섭취 후 혈당이 급상승하고 있습니다.

하지만 단백질, 지방을 섭취하면
혈당이 천천히 오르는 것을 볼 수 있어요.

즉, 밥만 단독으로 먹지 않고
다양한 영양소를 곁들여 먹는다면
혈당이 천천히 오르고 포만감을 느낄 수 있어요.

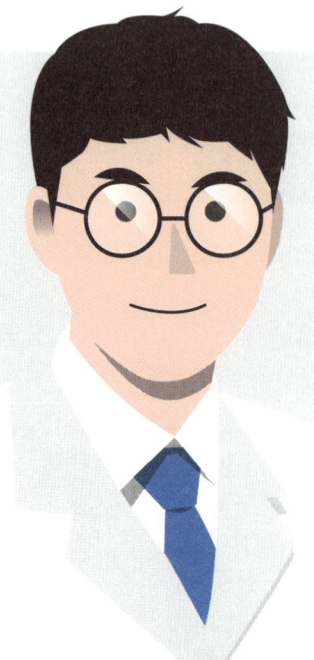

02 균형식과 체중 감량의 **관계를 알려 드릴게요!**

균형식은 체중 감량에 도움을 준다는 사실을 알고 있나요?

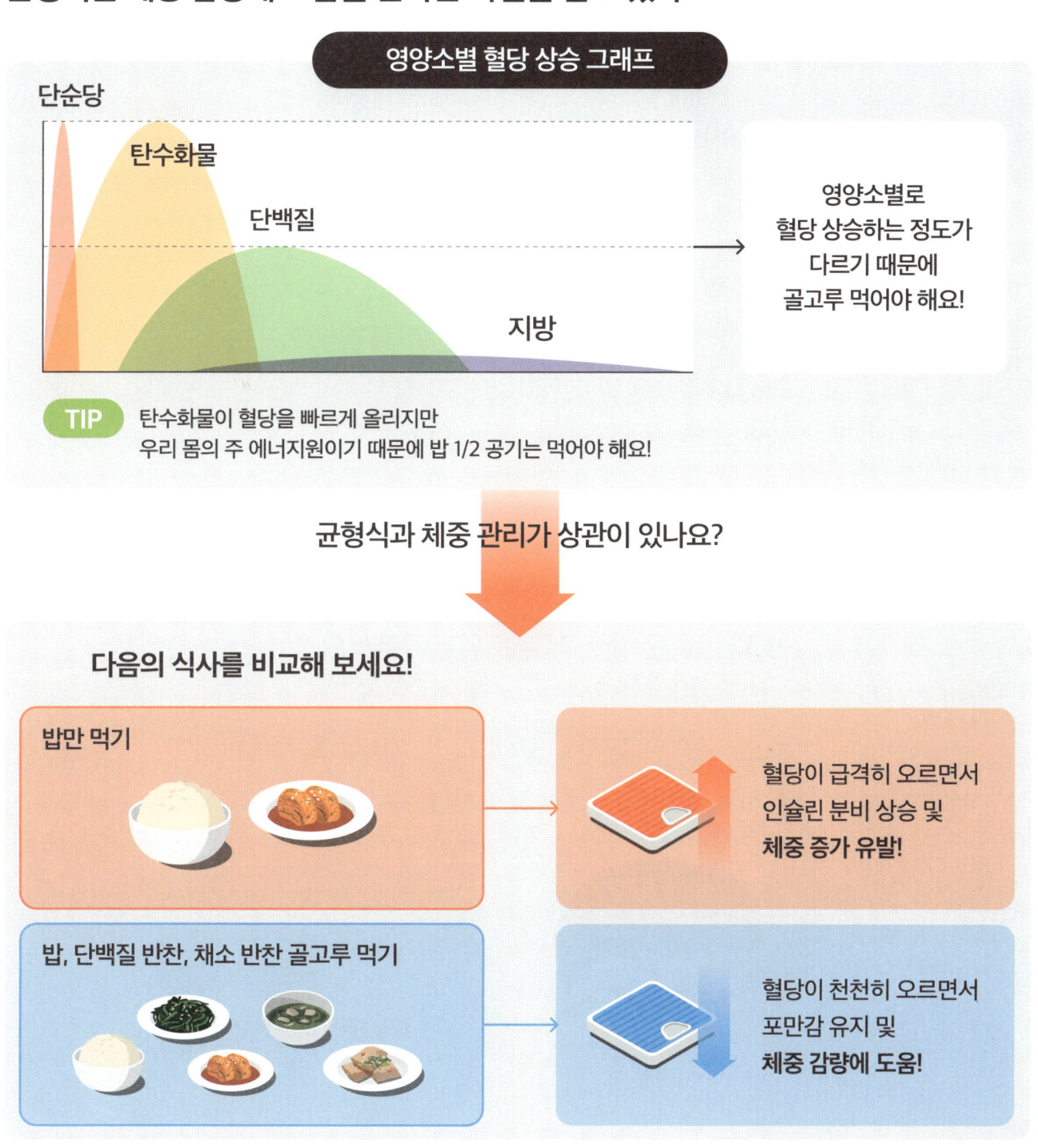

QUIZ 조리 방법에 따라 혈당이 빠르게 오르는 지표인 혈당지수가 달라져요! (O / X)

정답 : O

STEP. 03　목표 설정하기

03 ── 균형식으로 식사하기

균형식을 원한다면 채소, 단백질, 탄수화물을
2 : 1 : 1 비율로 섭취해 주세요.

집 밥을 준비할 경우 탄수화물이 많은
감자채 볶음, 잡채 등의 중복은 피해주세요.
대신 숙주볶음과 고등어조림과 같은
채소, 단백질 반찬으로 바꿔주세요.

외식을 할 경우 메인 요리로는
단백질(고기, 생선, 달걀, 콩류 등)을 주문하고,
쌈 채소 혹은 채소 메뉴를 곁들여주세요.

채소, 단백질, 탄수화물의 2 : 1 : 1 비율을 적용한다면
식사할 때마다 균형식으로 먹을 수 있습니다.

03 영양소를 골고루 먹고 건강하게 체중감량 해야 한다면, '균형식으로 식사하기'를 추천드립니다!

채소, 단백질, 탄수화물 2 : 1 : 1 비율을 기억하세요!

균형식을 먹을 때 **채소, 단백질, 탄수화물 섭취 비율**이 중요해요!

다음과 같이 먹으면 균형식 완성이에요!

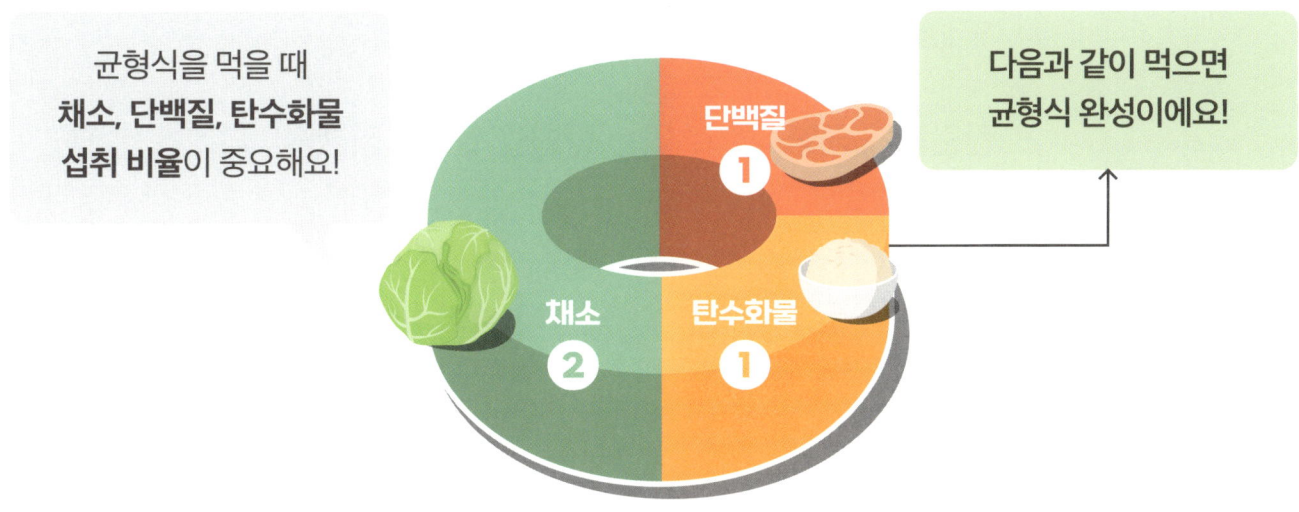

집밥이나 외식할 때 균형식을 어떻게 먹어야 할까요?

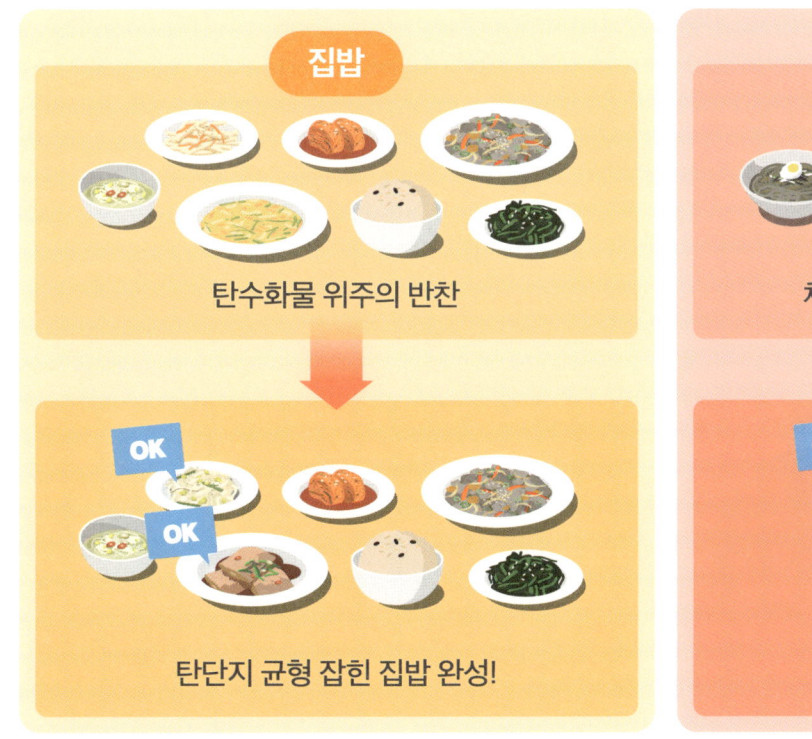

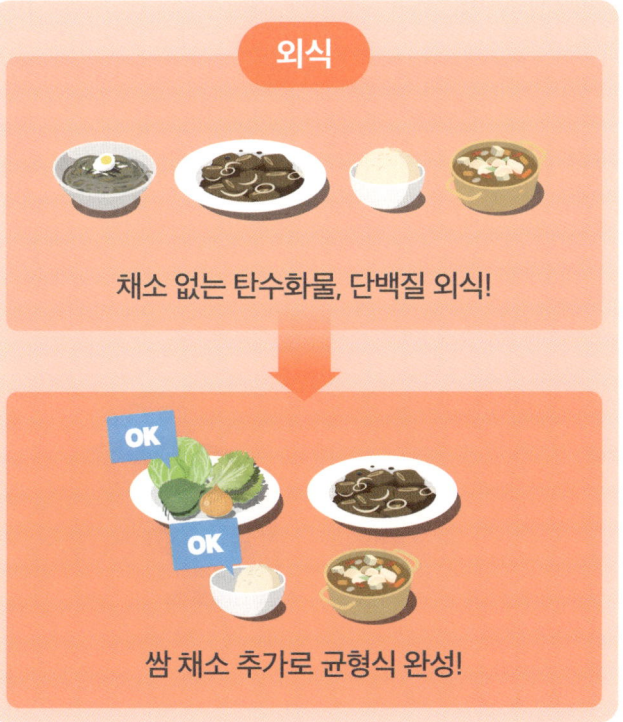

앞으로 균형식으로 식사할 건가요?

☐ 네, 그럼요! 채단탄 2:1:1 비율을 기억할게요!

☐ 채소는 정말 싫어해서 아예 안 먹을 거예요

☐ 균형식으로 먹어야 하는지 잘 모르겠어요

STEP. 04　도움받기

04 ── 균형식 관련 TIP

간단하게 균형식으로 먹는 방법을 알려드리겠습니다.

밥은 식이섬유가 많은 잡곡으로 선택하고,
감자, 고구마, 도토리묵 같은 탄수화물 반찬 위주로
먹는 것은 피해주세요.

채소는 가급적 생채소로 섭취하고,
매끼 채소 반찬을 최소 2가지 이상 섭취해 주세요.

단백질 섭취 시 기름기가 적은 부위를 고르고,
식물성 단백질인 두부, 콩류를 적절히 활용해
더욱 건강한 단백질을 섭취하세요.

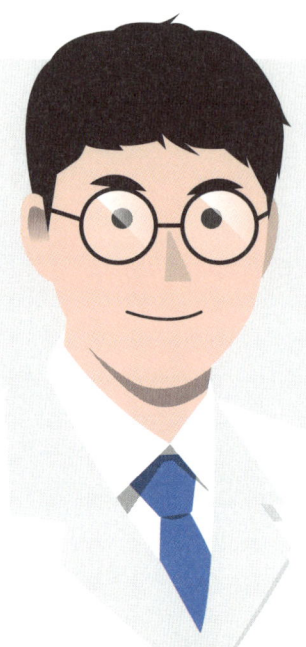

04 균형식 관련 TIP을 **알려드릴게요!**

이 방법이라면 균형식을 잘 챙겨 먹을 수 있어요!

Q 채소, 단백질, 탄수화물을 어떻게 균형식으로 챙겨 먹나요?

다음의 방법을 따라 해 보세요!

탄수화물

☐ 가급적 잡곡밥 위주로 먹기

식이섬유가 많은 잡곡밥을 추천해요!

☐ 탄수화물만 먹지 않기

밥, 면, 감자, 고구마만 편식하지 마세요!

채소

☐ 생채소 위주로 챙겨 먹기

채소를 갈지 않고 생으로 먹어 보세요!

☐ 매끼 채소 반찬이나 채소 요리 섭취하기

최소 2~3개 정도를 먹는 것을 추천해요!

단백질

☐ 기름기가 적은 단백질로 섭취하기

돼지고기는 앞다리살이나 사태를 사용하세요!

☐ 식물성 단백질 적절히 활용하기

두부, 콩류를 활용해 보세요!

이중 실천할 수 있는 항목에 체크해 보세요!

STEP. 05 미션 도전하기

05 ─── 균형식 식사 원칙

더 건강한 식사 원칙을 알려드리겠습니다.

식사는 가급적 싱거운 느낌으로 섭취해 주세요.
소금이나 양념 사용을 줄이면 더 건강합니다.

채소와 단백질 먼저, 탄수화물은 나중에 섭취해 주세요.
혈당 안정화 및 체중 감량에 도움이 됩니다.

채소, 단백질, 탄수화물 섭취 비율은
2 : 1 : 1을 지켜주세요.

당류가 없는 건강 간식을 챙겨 먹고,
균형식도 허겁지겁 먹으면 배탈이 날 수 있으니
20분 동안 천천히 꼭꼭 씹으며 식사해 주세요.

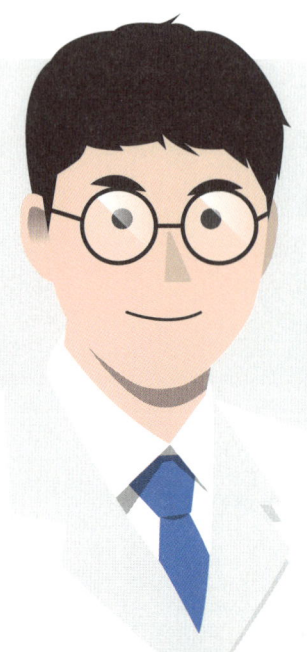

05 균형식으로 먹을 때 **기억해야 할 식사 원칙이에요!**

균형식 할 때 꼭! 지켜야 할 식사 원칙을 따라 해 보세요!

균형식 할 때 꼭 기억할 식사 원칙

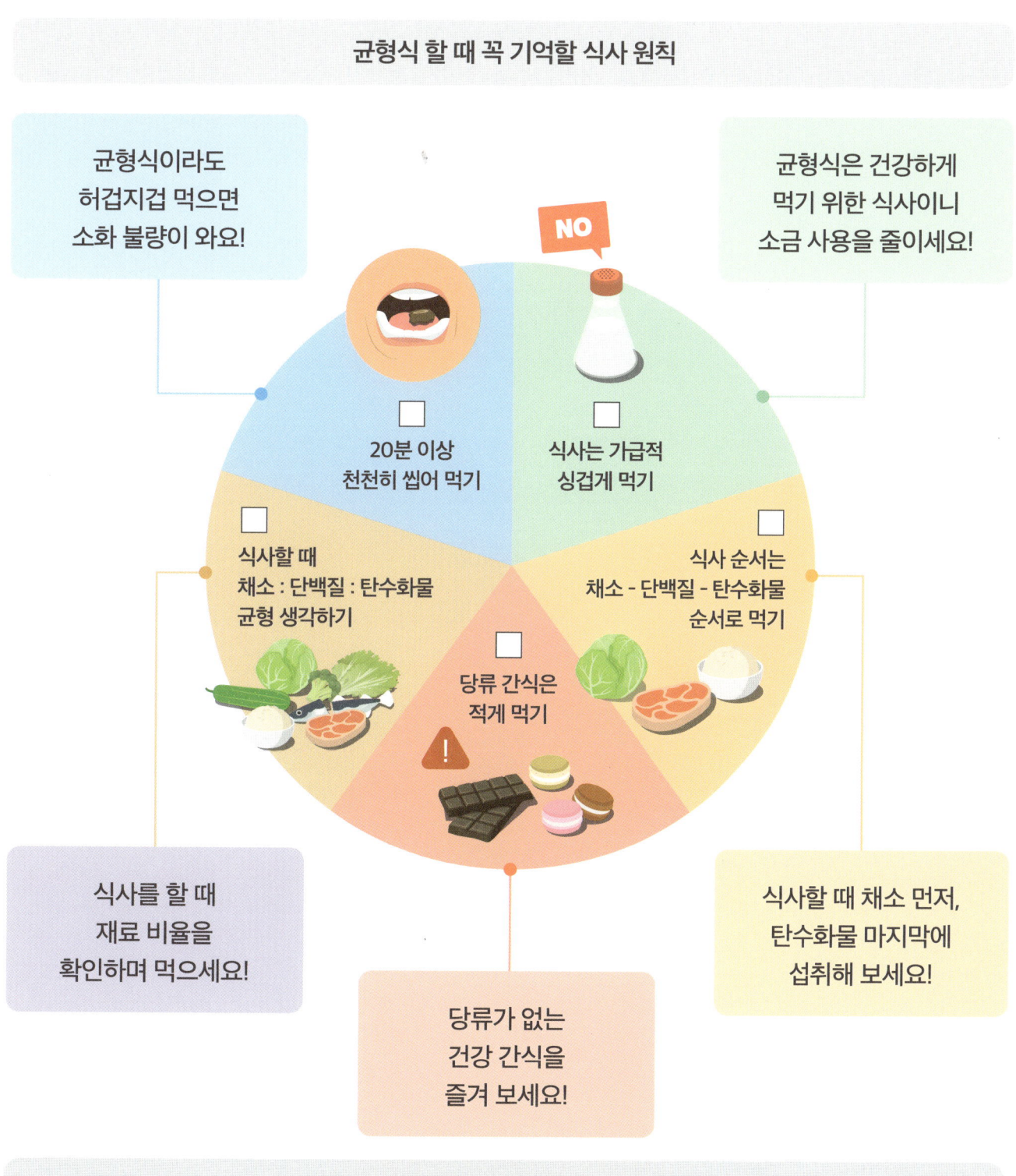

- 균형식이라도 허겁지겁 먹으면 소화 불량이 와요!
- 균형식은 건강하게 먹기 위한 식사이니 소금 사용을 줄이세요!
- ☐ 20분 이상 천천히 씹어 먹기
- ☐ 식사는 가급적 싱겁게 먹기
- ☐ 식사할 때 채소 : 단백질 : 탄수화물 균형 생각하기
- ☐ 식사 순서는 채소 - 단백질 - 탄수화물 순서로 먹기
- ☐ 당류 간식은 적게 먹기
- 식사를 할 때 재료 비율을 확인하며 드세요!
- 식사할 때 채소 먼저, 탄수화물 마지막에 섭취해 보세요!
- 당류가 없는 건강 간식을 즐겨 보세요!

앞으로 균형식으로 먹을 때 다음과 같은 식사 원칙을 지킬게요!

글루어트 커리큘럼

DAY 13
다이어트를 위한 식이섬유 설명서

Mission 식이섬유 챙겨 먹기

극단적인 다이어트를 하면 허기짐 때문에
과식 및 폭식을 겪게 될 수 있습니다.
다이어트를 할 때 허기짐이 가장 큰 방해물이지만,
식이섬유가 있다면 걱정할 필요 없어요.
오늘은 식이섬유로 허기짐을 줄이는 법을 알려드리겠습니다.

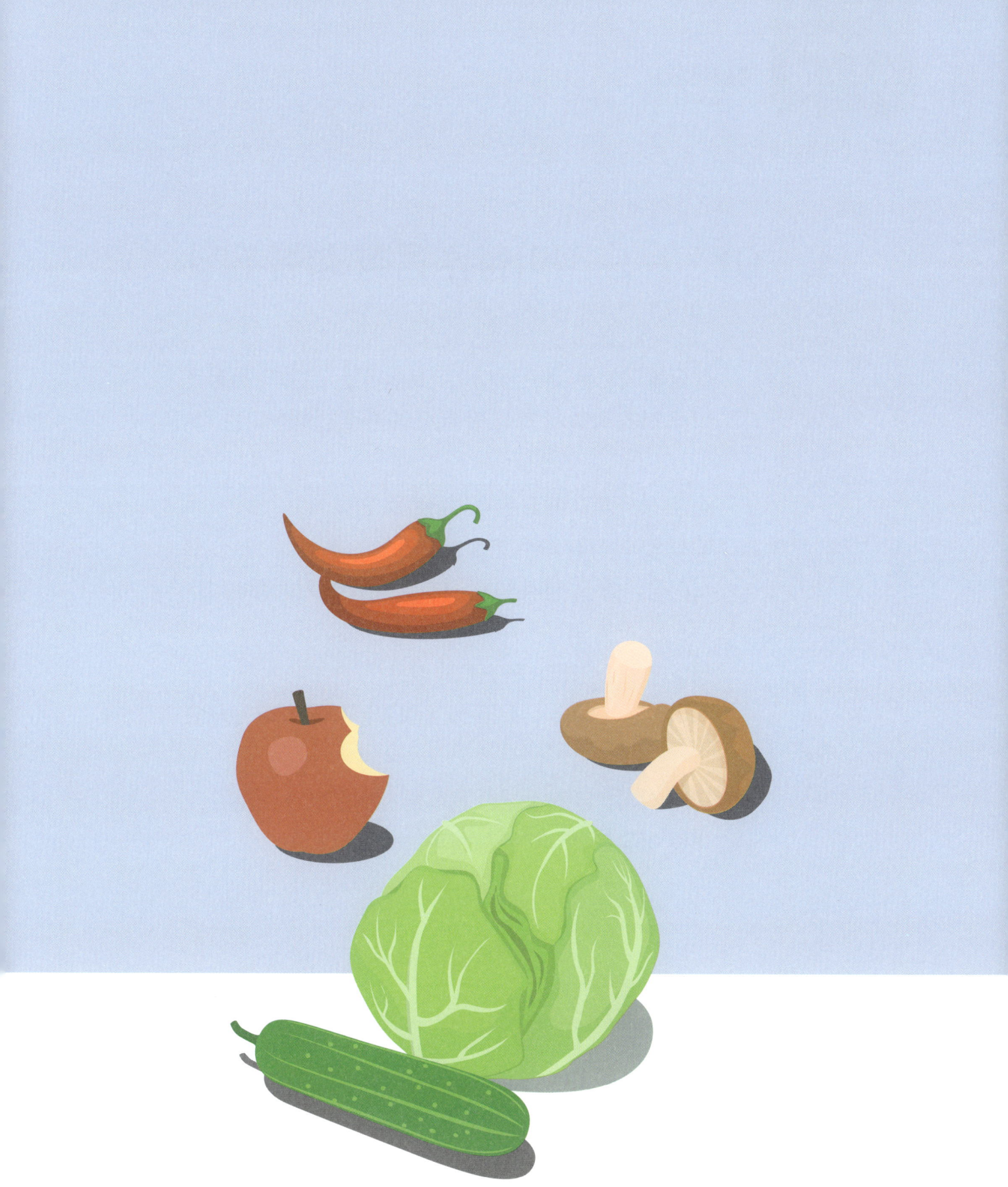

STEP. 01 평가하기

01 ── 식이섬유 음식 섭취 진단

절식에 가까운 배고픈 다이어트를 하는 분들의 특징은
너무 적게 먹어서 과식 및 폭식이 자주 발생한다는 겁니다

적은 식사량의 배고픈 다이어트로 인해
과식 및 폭식이 자주 발생한다면,
식이섬유를 잘 챙겨 먹는 것으로 해결이 가능합니다.

평소에 채소, 과일, 해조류와 같은
식이섬유가 많은 음식을 챙겨 먹었는지 생각해 보세요.

만약 식이섬유가 풍부한 음식을 싫어한다면,
어떤 이유로 멀리하는지 살펴보세요.

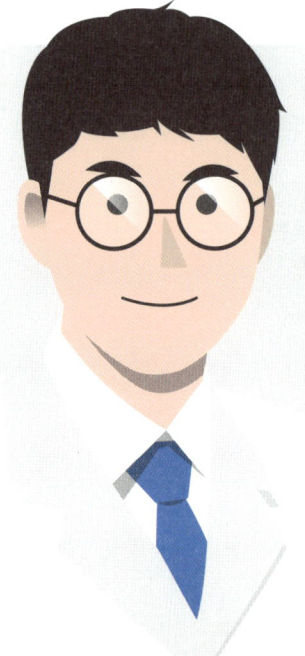

01 평소에 식이섬유가 많은 음식을 **챙겨 먹나요?**

손이 먼저 가는 음식을 생각해 보세요!

평소에 식이섬유가 많은 식재료를 즐겨 먹었나요? (ex. 채소, 과일, 해조류 등)	어떤 이유로 싫어하나요?
아니요! 고기가 최고예요 ☐	고기, 생선, 밥이 더 맛있어요 ☐
채소, 미역, 과일 등을 좋아하지 않아요 ☐	채소, 해조류의 맛과 식감이 싫어요 ☐
좋아하지만 즐겨 먹진 않아요 ☐	소화가 잘 안돼서 싫어요 ☐
네! 식이섬유 음식은 무조건 챙겨 먹어요! ☐	기타 ( ) ☐

이 중 좋아하는 식이섬유 가득 음식에 체크해 보세요!

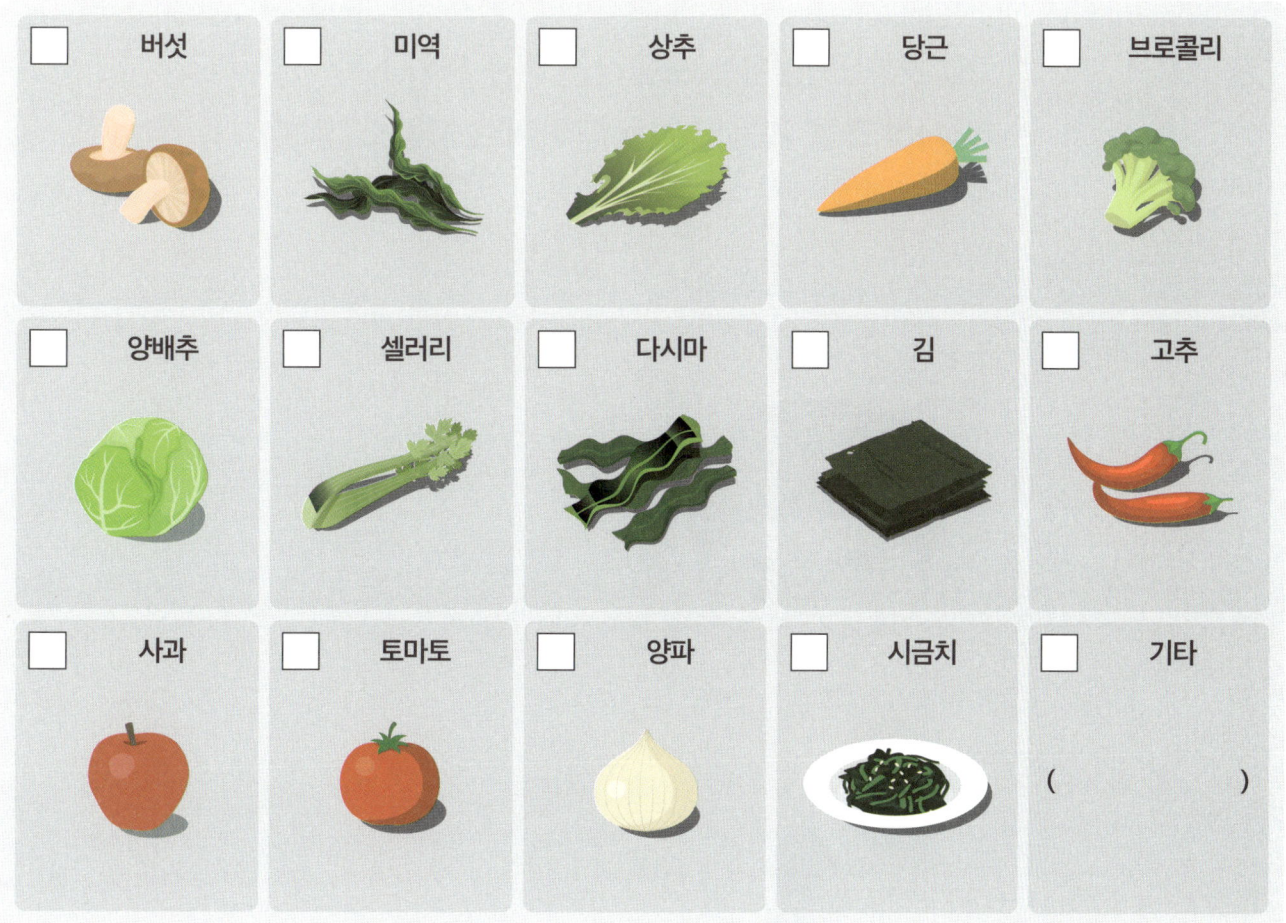

버섯 · 미역 · 상추 · 당근 · 브로콜리
양배추 · 셀러리 · 다시마 · 김 · 고추
사과 · 토마토 · 양파 · 시금치 · 기타 ( )

STEP. 02 조언 받기

02 ── 식이섬유의 중요성

식이섬유는 소화 및 흡수를 지연시켜
혈당을 천천히 올리는 영양소 중 하나입니다.

그리고 식이섬유는 일반 영양소랑 다르게
섭취 시 그대로 배출되는데요.

그 과정에서 장 운동을 활성화해
변비 예방에 도움을 줍니다.

게다가 식이섬유는 포만감을 주는 영양소로
식사량 조절 기능도 있는 다이어트 영양소입니다.

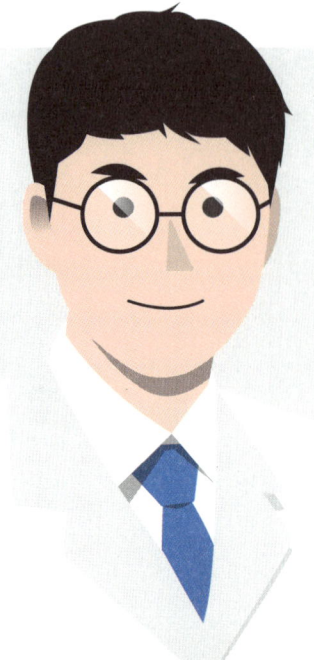

02 식이섬유를 챙겨 먹어야 체중 감량에 도움이 돼요!

식이섬유 음식의 효능을 알려드릴게요!

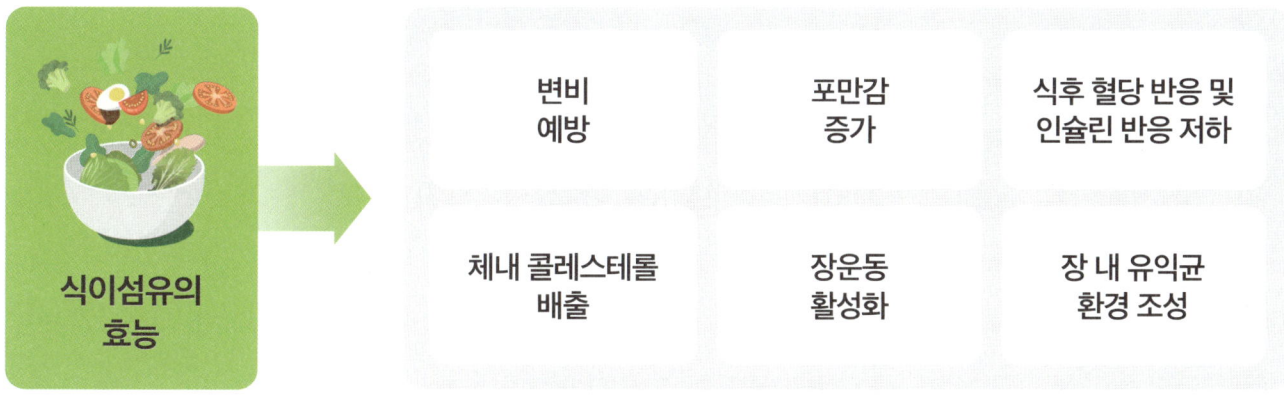

식이섬유의 효능
- 변비 예방
- 포만감 증가
- 식후 혈당 반응 및 인슐린 반응 저하
- 체내 콜레스테롤 배출
- 장운동 활성화
- 장 내 유익균 환경 조성

왜 식이섬유 음식을 먹으면 체중 감량이 되는 걸까요?

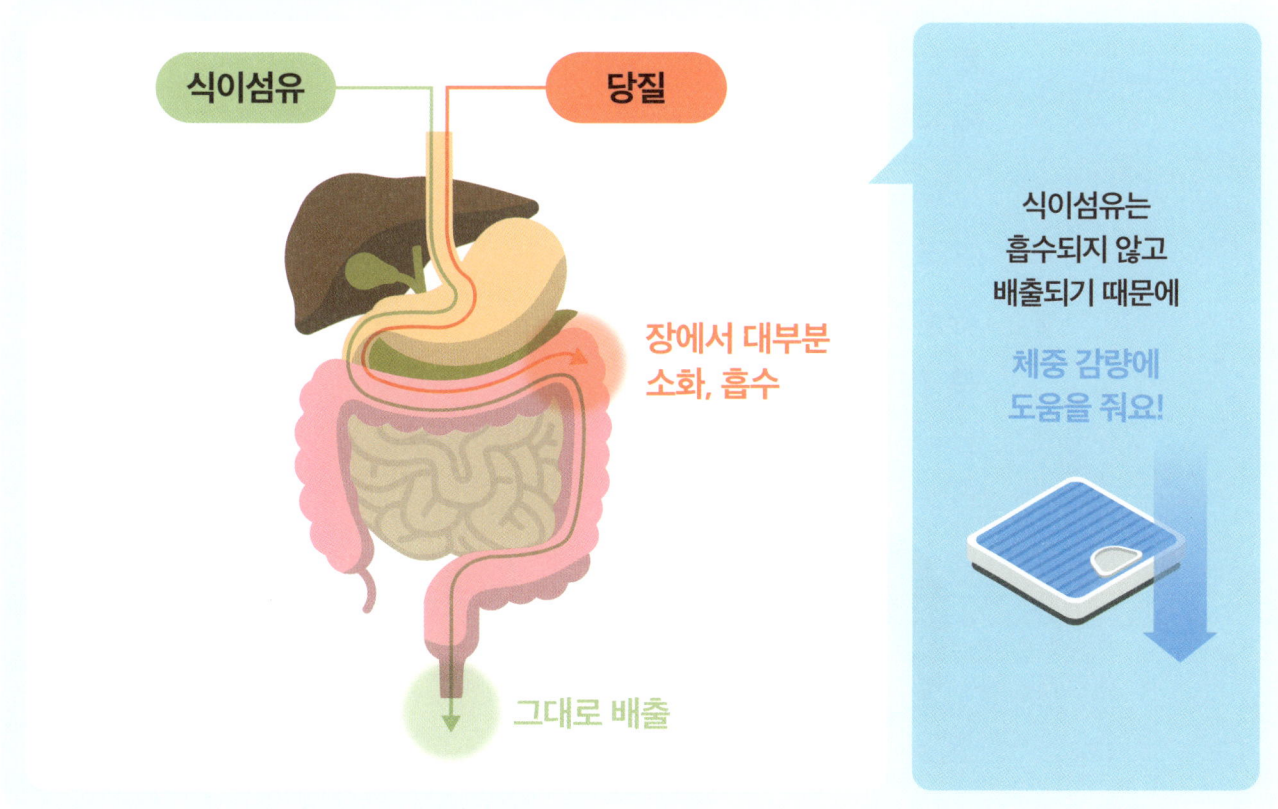

식이섬유는 흡수되지 않고 배출되기 때문에 체중 감량에 도움을 줘요!

당질: 장에서 대부분 소화, 흡수
식이섬유: 그대로 배출

앞으로 식이섬유 음식을 챙겨 먹을 건가요?

☐ 포만감으로 체중감량 효과가 있으니 챙겨 먹을래요!
☐ 아니요 단백질 위주로 먹을래요
☐ 지금도 채소, 해조류, 과일 등을 챙겨 먹어요.

STEP. 03 목표 설정하기

03 ── 식이섬유 챙겨 먹기

식이섬유를 챙겨 먹으면
배고픔 없이 체중 감량을 할 수 있습니다.

식이섬유가 풍부한 음식 리스트를 확인 후,
이 중 식사 때마다 2~3가지 정도
챙겨 먹는 것을 추천드려요.

채소, 과일 외에 미역, 다시마와 같은
해조류에도 식이섬유가 많습니다.

그리고 도정이 덜 된 잡곡밥,
과일의 껍질은 식이섬유가 많다는 사실을
꼭 기억해 주세요.

03 배고픔 걱정 없이 체중 감량하기 위해 '식이섬유 챙겨 먹기'를 추천드립니다!

다음과 같은 식이섬유 음식을 챙겨 먹으세요!   *참고 : 식품영양성분 DB (100 g 기준)

미역	고추	다시마	상추	버섯
35.6 g	4.4 g	4.1 g	3.9 g	3.7 g
시금치	당근	브로콜리	양배추	사과
3.3 g	3.1 g	3.1 g	2.7 g	2.7 g
토마토	셀러리	김	양파	숙주
2.6 g	2.2 g	1.7 g	1.7 g	1.7 g

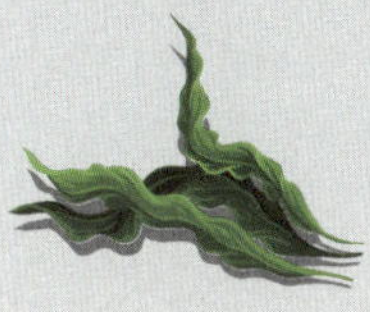

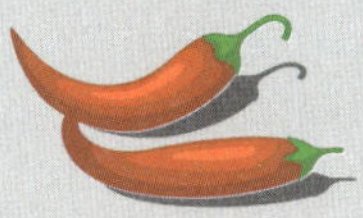

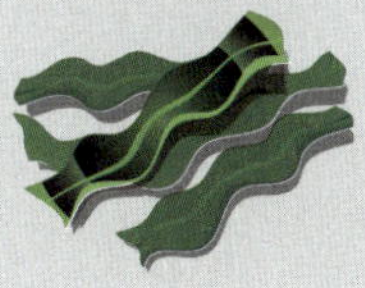

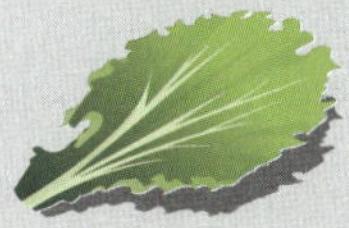

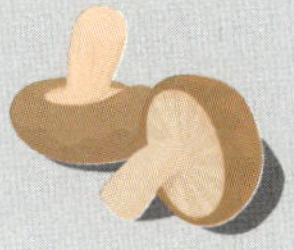

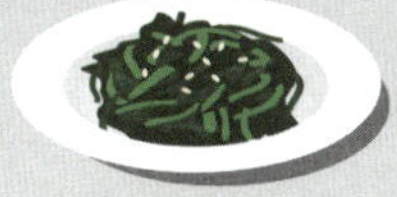

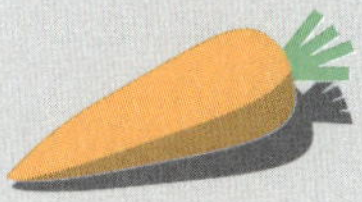

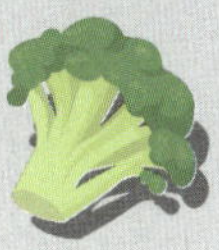

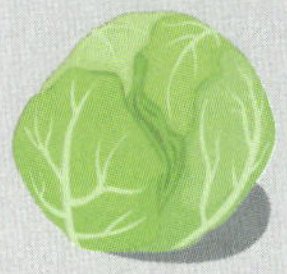

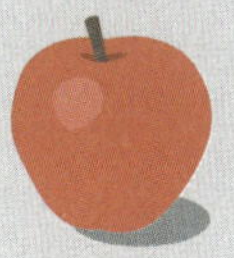

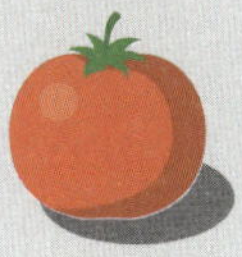

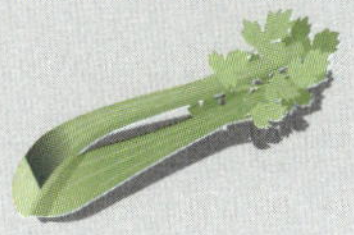

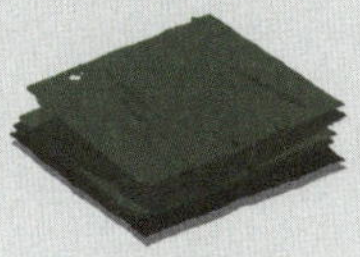

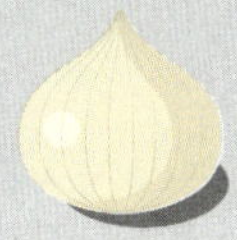

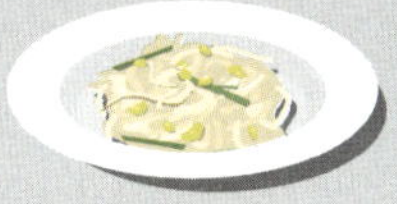

식이섬유가 많은 음식이에요!

다음과 같은 식이섬유 음식을 챙겨 먹으세요!

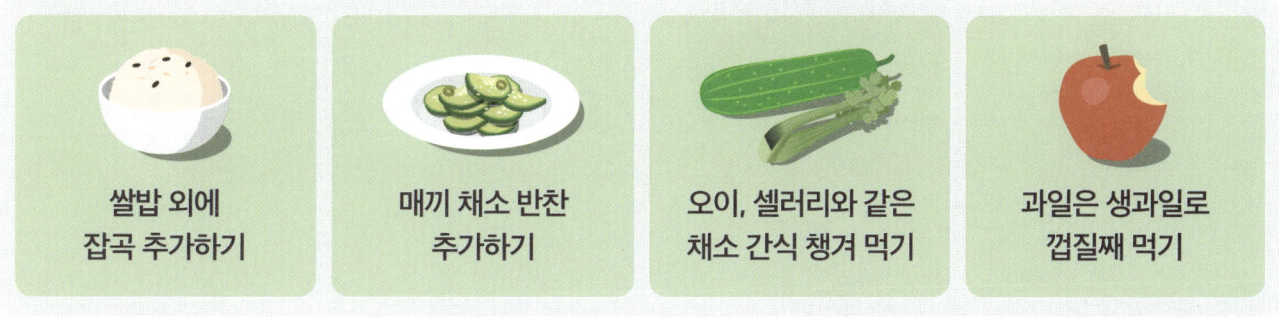

| 쌀밥 외에 잡곡 추가하기 | 매끼 채소 반찬 추가하기 | 오이, 셀러리와 같은 채소 간식 챙겨 먹기 | 과일은 생과일로 껍질째 먹기 |

앞으로 식사할 때 (　식이섬유 음식　)을 챙겨 먹을게요!

STEP. 04　도움받기

04 —— 식이섬유 음식 Q&A

식이섬유가 몸에 좋다고
과잉 섭취하는 분들이 있습니다.

하지만 식이섬유를 너무 많이 섭취할 경우
장을 자극해서 복부팽만, 구토 등을 유발할 수 있어요.

과일의 껍질에는 식이섬유가 많지만
과육에는 당이 많기 때문에 적정량 섭취해야
급격한 혈당 상승을 예방할 수 있습니다.

만약 사과를 먹는다면 1~2조각만 먹고,
가급적 식이섬유가 많은 껍질을
함께 먹는 것을 추천드려요.

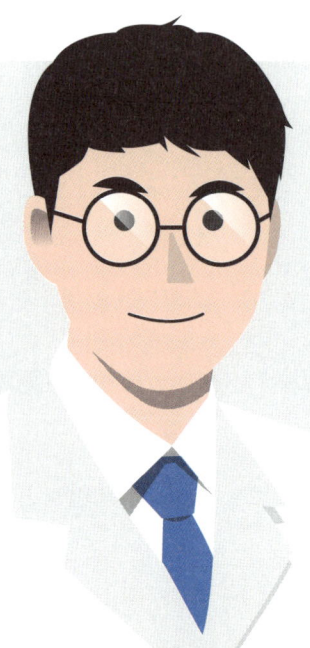

04 식이섬유 음식의 궁금증을 **해결해 보세요!**

식이섬유 음식 관련 자주 묻는 질문이에요!

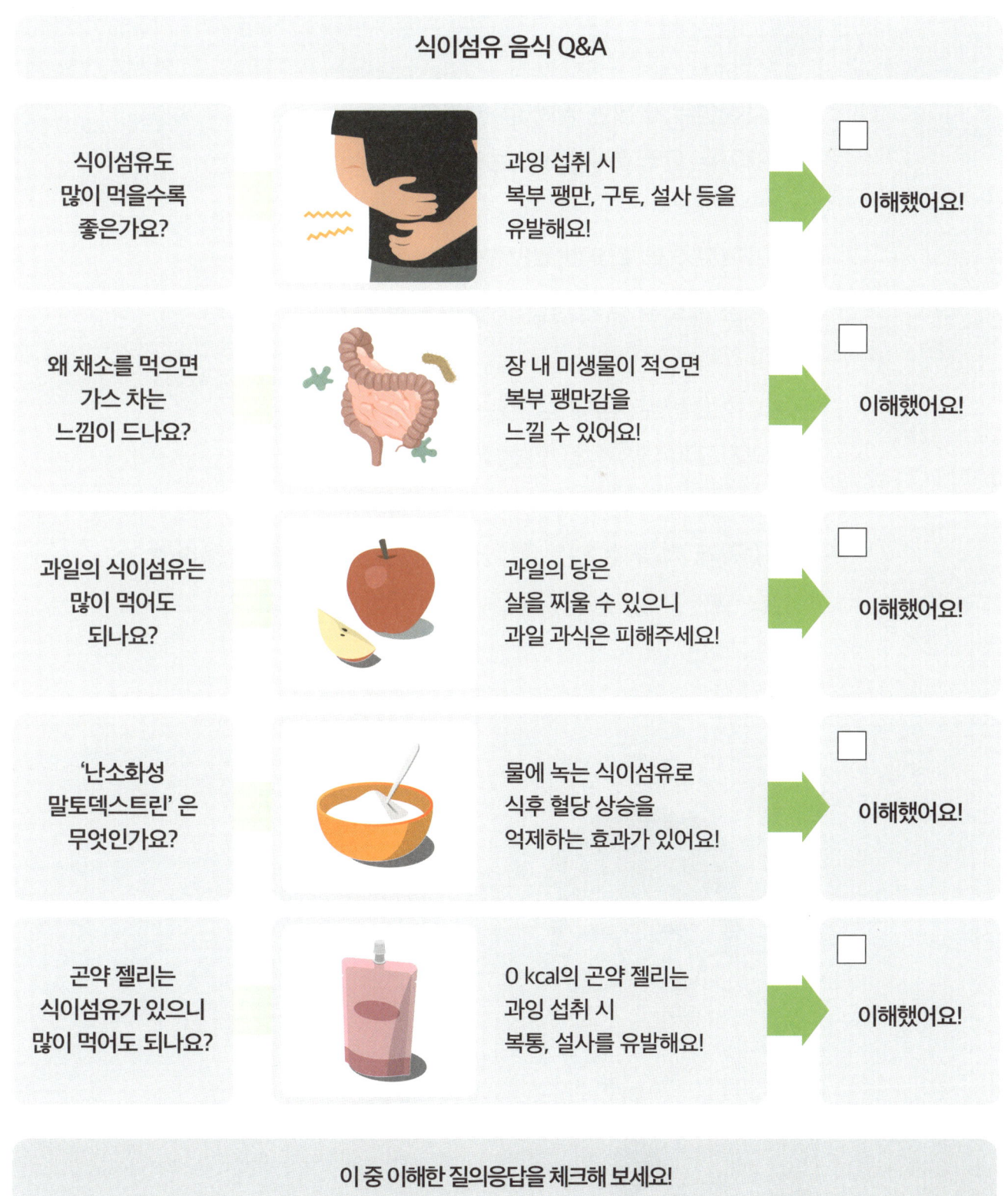

식이섬유 음식 Q&A

식이섬유도 많이 먹을수록 좋은가요?	과잉 섭취 시 복부 팽만, 구토, 설사 등을 유발해요!	☐ 이해했어요!
왜 채소를 먹으면 가스 차는 느낌이 드나요?	장 내 미생물이 적으면 복부 팽만감을 느낄 수 있어요!	☐ 이해했어요!
과일의 식이섬유는 많이 먹어도 되나요?	과일의 당은 살을 찌울 수 있으니 과일 과식은 피해주세요!	☐ 이해했어요!
'난소화성 말토덱스트린'은 무엇인가요?	물에 녹는 식이섬유로 식후 혈당 상승을 억제하는 효과가 있어요!	☐ 이해했어요!
곤약 젤리는 식이섬유가 있으니 많이 먹어도 되나요?	0 kcal의 곤약 젤리는 과잉 섭취 시 복통, 설사를 유발해요!	☐ 이해했어요!

이 중 이해한 질의응답을 체크해 보세요!

STEP. 05 　미션 도전하기

05 —— 식이섬유 음식 레시피

식이섬유가 많은 재료를 활용해
맛있는 요리를 만들어 보세요.

미역국수를 활용해 비빔면을 만들고,
각종 채소와 닭가슴살로 샐러드를 만들어 보세요.

그리고 배추, 대패 삼겹살로
돼지고기 배추찜을 만들어 먹어도 좋아요.

맛있게 먹을 수 있는 식이섬유 음식 레시피를 활용하여
더 포만감 있고, 건강한 체중 감량에 성공하세요.

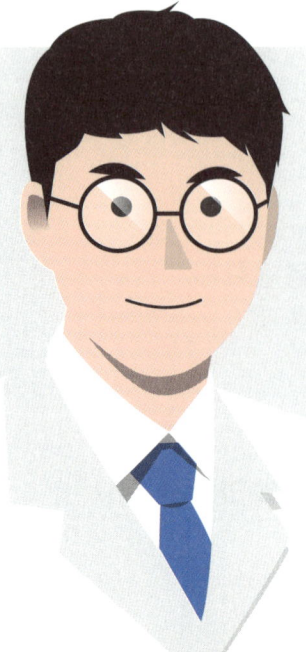

05 식이섬유 음식도 맛있게 먹을 수 있어요!

식이섬유 음식을 좋아하게 만드는 레시피에요!

맛있는 식이섬유 음식 레시피

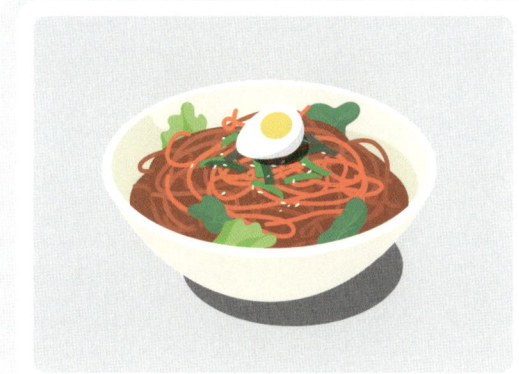

☐ **미역국수 비빔면**

미역면에 한입 크기로 썬 양상추와 비빔면 양념장을 넣고 비비면 완성이에요!

TIP
소, 돼지, 닭고기와 곁들이면 단백질을 보충할 수 있어요!

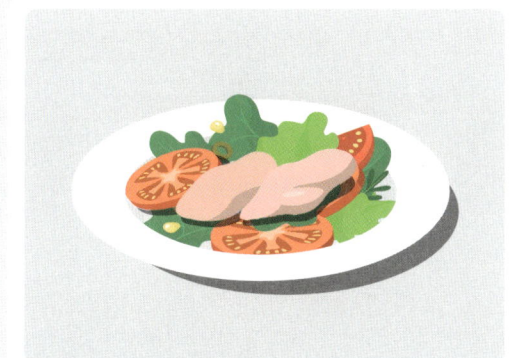

☐ **닭가슴살 샐러드**

샐러드 채소에 (양상추 치커리, 양배추 등) 닭가슴살과 드레싱을 뿌리면 완성이에요!

TIP
리코타 치즈를 넣으면 맛이 풍부해져요!

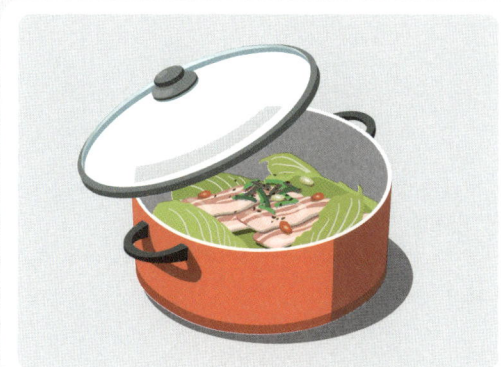

☐ **돼지고기 배추찜**

한입 크기로 썬 알배추 위에 대패삼겹살을 올린 후 소금, 후추, 미림을 넣고 약불로 15분 찌면 완성이에요!

TIP
유자폰즈소스를 살짝 찍어 먹으면 더 맛있어요!

이 중 만들고 싶은 레시피를 선택해 보세요!

글루어트 커리큘럼

DAY 14
음료 속 설탕 지우개

Mission 음료에서 당류 줄이기

음료 한 잔 당 칼로리, 당류 함량을 보면
어떤 음료를 마셔야 할지 고민입니다.
하지만 이 방법이라면 건강한 음료를 마실 수 있어요.
오늘은 음료에서 당류를 줄이고
건강하게 마시는 방법을 알려드리겠습니다.

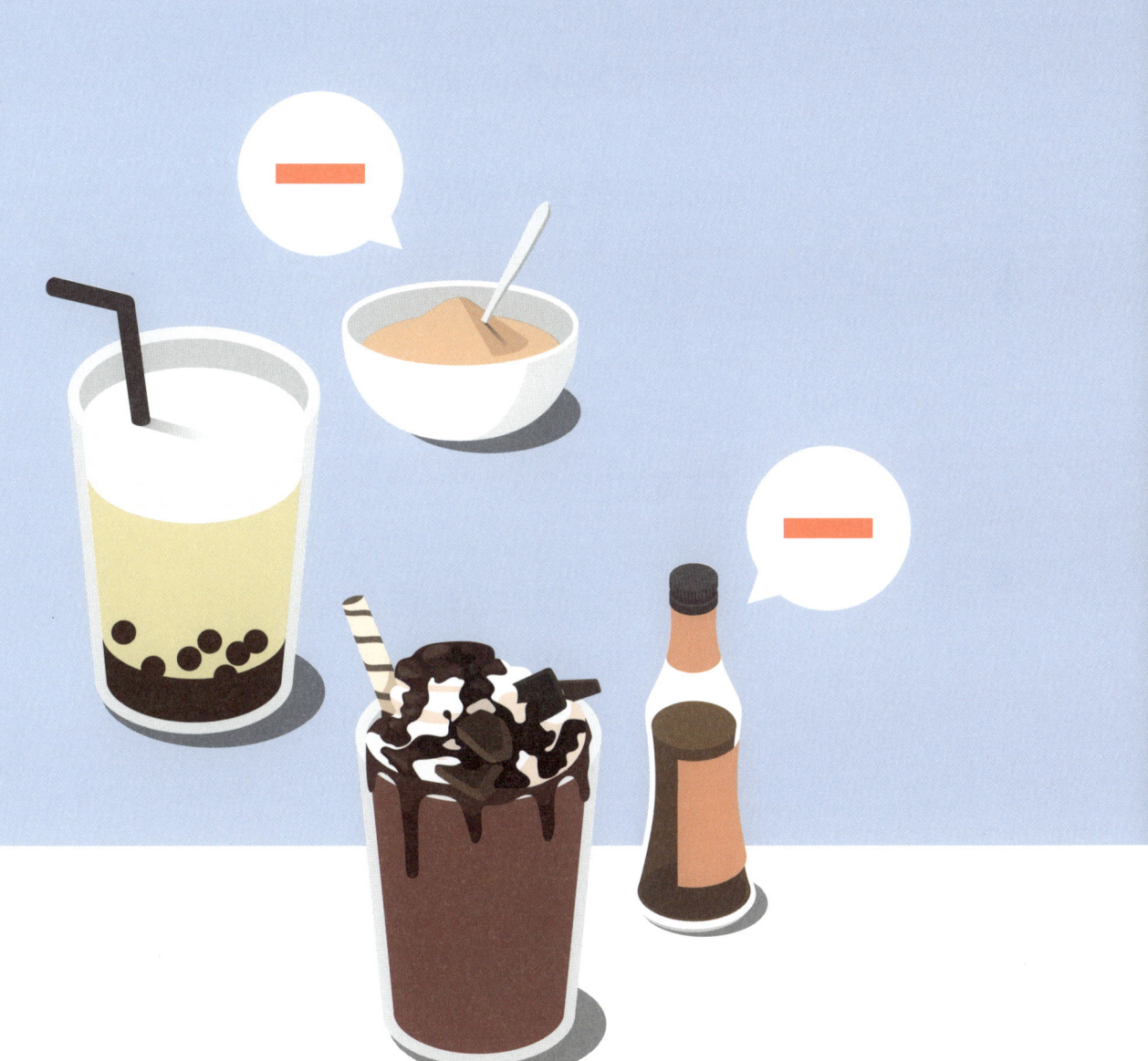

STEP. 01　평가하기

01 ── 음료 섭취 진단

집이나 카페에서 음료 한 잔의 여유를
즐기는 분들이 많습니다.

다음 그림을 보면서 카페 혹은 집에서
어떤 음료를 주로 마시는지 선택해 보세요.

그리고 과일청 차, 아메리카노, 티 에이드,
허브차 중 주의해야 할 음료는 무엇인지
퀴즈를 풀어 보세요.

정답은 과일차와 티 에이드인데요.
건강한 이미지와 다르게 당류 함량 때문에
혈당 급상승을 유발할 수 있어요.

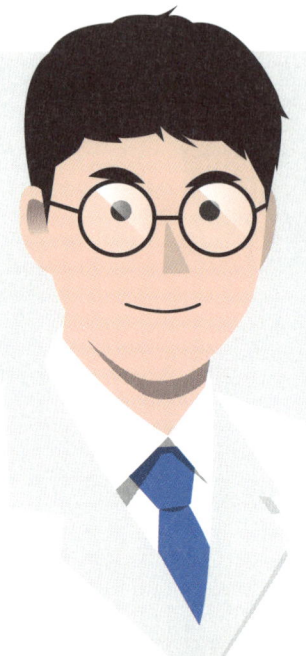

01 음료를 어떻게 마시고 있는지 **확인해 보세요!**

평소에 어떤 음료를 주로 마시는지 선택해 보세요!

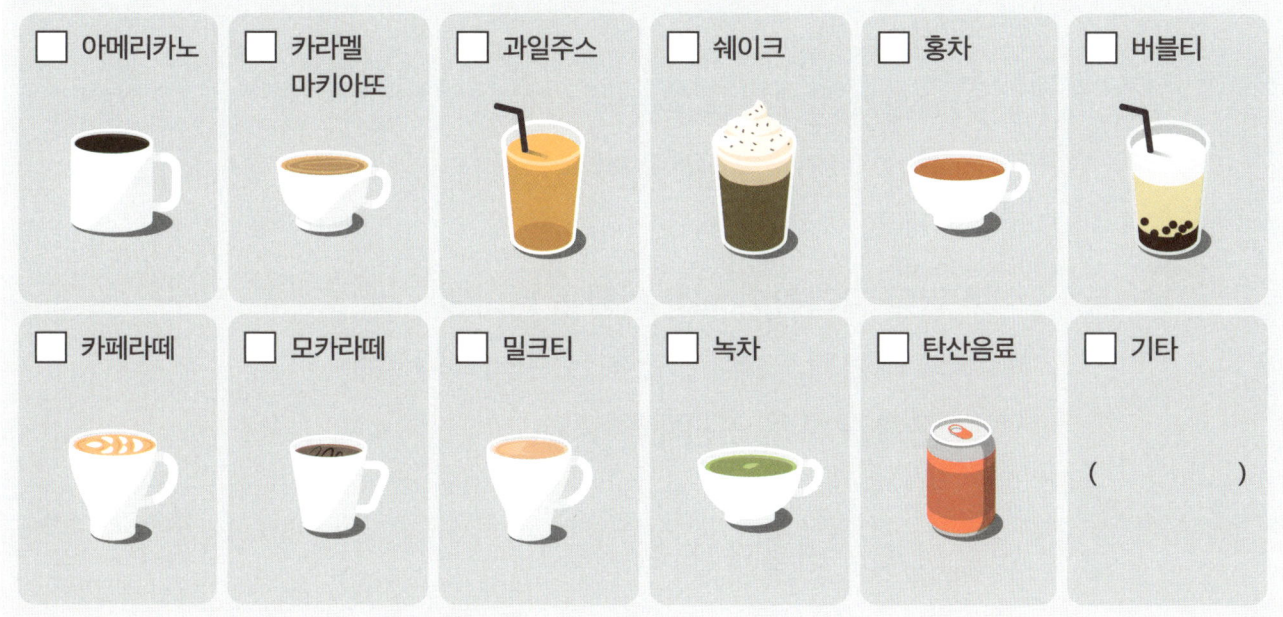

| ☐ 아메리카노 | ☐ 카라멜 마키아또 | ☐ 과일주스 | ☐ 쉐이크 | ☐ 홍차 | ☐ 버블티 |
| ☐ 카페라떼 | ☐ 모카라떼 | ☐ 밀크티 | ☐ 녹차 | ☐ 탄산음료 | ☐ 기타 ( ) |

정답 : 과일청차, 티 에이드 (설탕이 많이 들어 있어요)

QUIZ 이 중 어떤 음료를 조심해야 될까요? (복수 선택)

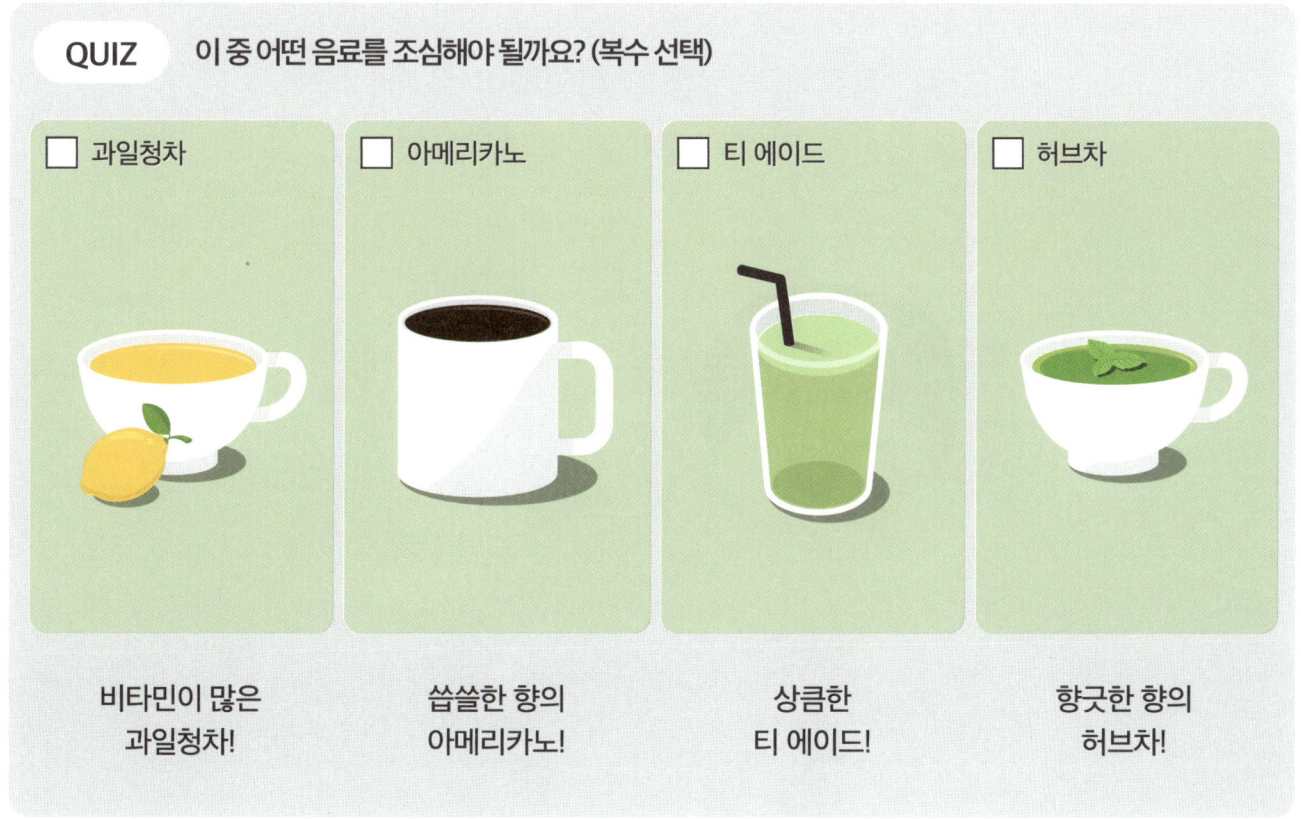

☐ 과일청차   ☐ 아메리카노   ☐ 티 에이드   ☐ 허브차

비타민이 많은 과일청차!   씁쓸한 향의 아메리카노!   상큼한 티 에이드!   향긋한 향의 허브차!

STEP. 02　조언 받기

02 ── 음료의 당류 함량

카페에서 판매하는 음료는
당류가 생각보다 많이 들어 있습니다.

혈당을 관리하며 체중 감량을 한다면
흑당 버블티, 스무디, 핫초코, 프라페와 같은
단 음료를 특히 조심해야 해요.

특히 흑당 버블티 1잔에는 무려
330 kcal의 열량과 24.4 g의 당류가 들어 있는데요.
이는 흑당 시럽의 당류와 타피오카 전분 때문이에요.

그래서 음료 속 재료를 잘 확인해야
혈당 급상승과 체중 증가를 예방할 수 있어요.

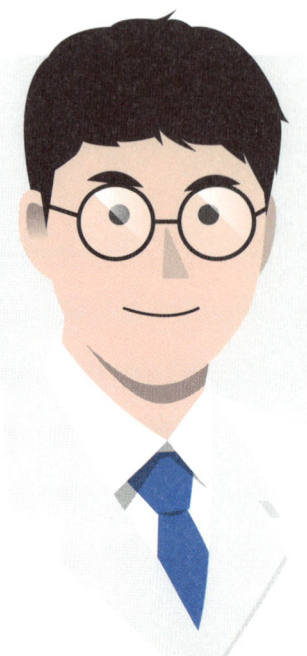

02 당류가 많은 음료는 체중 감량의 방해물이에요!

단 음료를 피해야 하는 이유를 알려드릴게요!

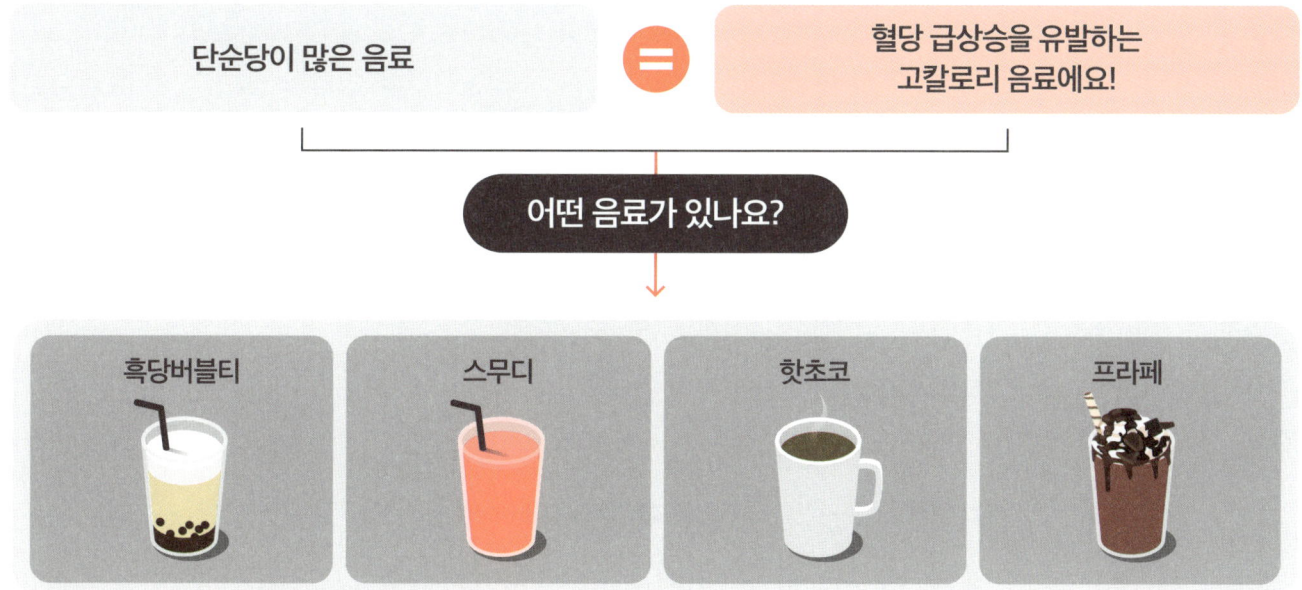

시중에 판매하는 흑당버블티를 마시면 어떻게 될까요?

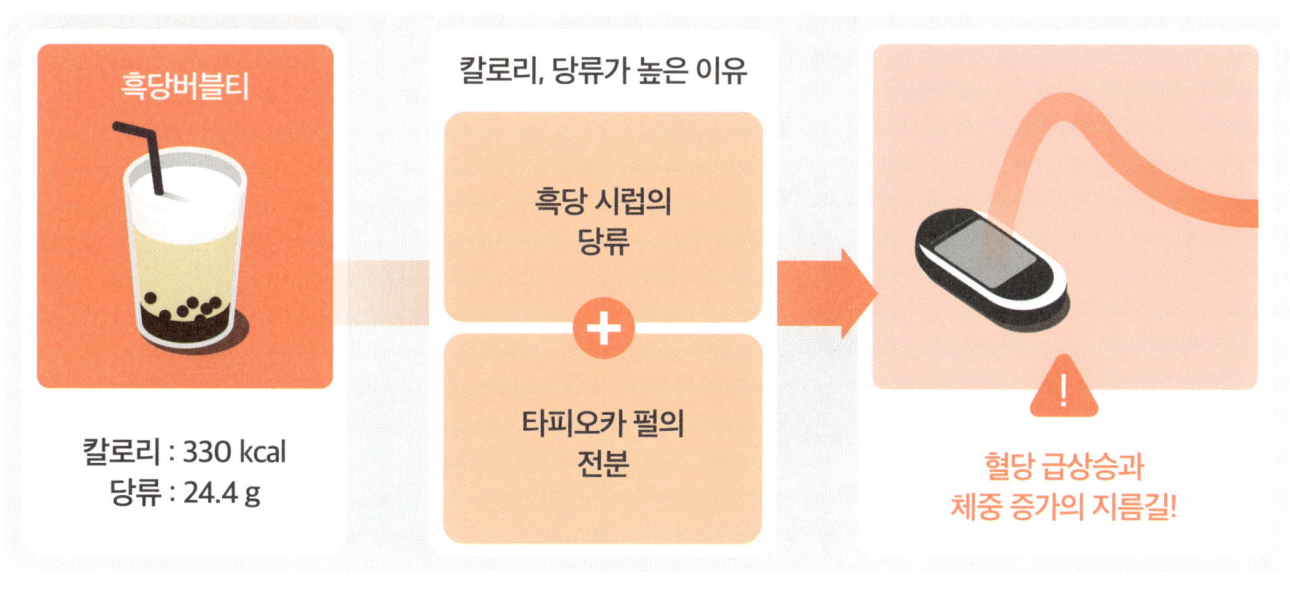

Q 타피오카 펄이 왜 문제가 되나요?
A 타피오카 전분으로 만든 것도 문제지만 시중에 판매하는 펄은 설탕에 졸이기 때문에 탄수화물과 당류가 많아요!

단순당이 많은 음료는
(혈당 급상승)을 유발하는 (고칼로리 음료)라 과잉 섭취는 피해야 해요!

3주차 : 글루어트 14강

STEP. 03 목표 설정하기

03 ── 음료의 당류 줄이기

음료 속 당류를 줄이면 건강하게 마실 수 있습니다.

커피를 예를 들어 설명할게요.
바닐라 라떼 한 잔에는 우유 거품, 스팀밀크,
커피, 바닐라 시럽이 있는데요.

여기에 바닐라 시럽을 빼고 카페라떼를 주문하면
당류, 칼로리를 줄인 커피 한 잔을 즐길 수 있습니다.

'초코, 바닐라, 캐러멜, 흑당, 크림, 모카, 허니, 과일명'
같은 단어가 음료의 이름에 있다면
당류가 많을 확률이 높기 때문에
조심할 필요가 있어요.

03 음료를 좀 더 건강하게 마시고 싶다면, '음료에서 당류 줄이기'를 추천드립니다!

음료를 마실 때 당류를 줄여 보세요!

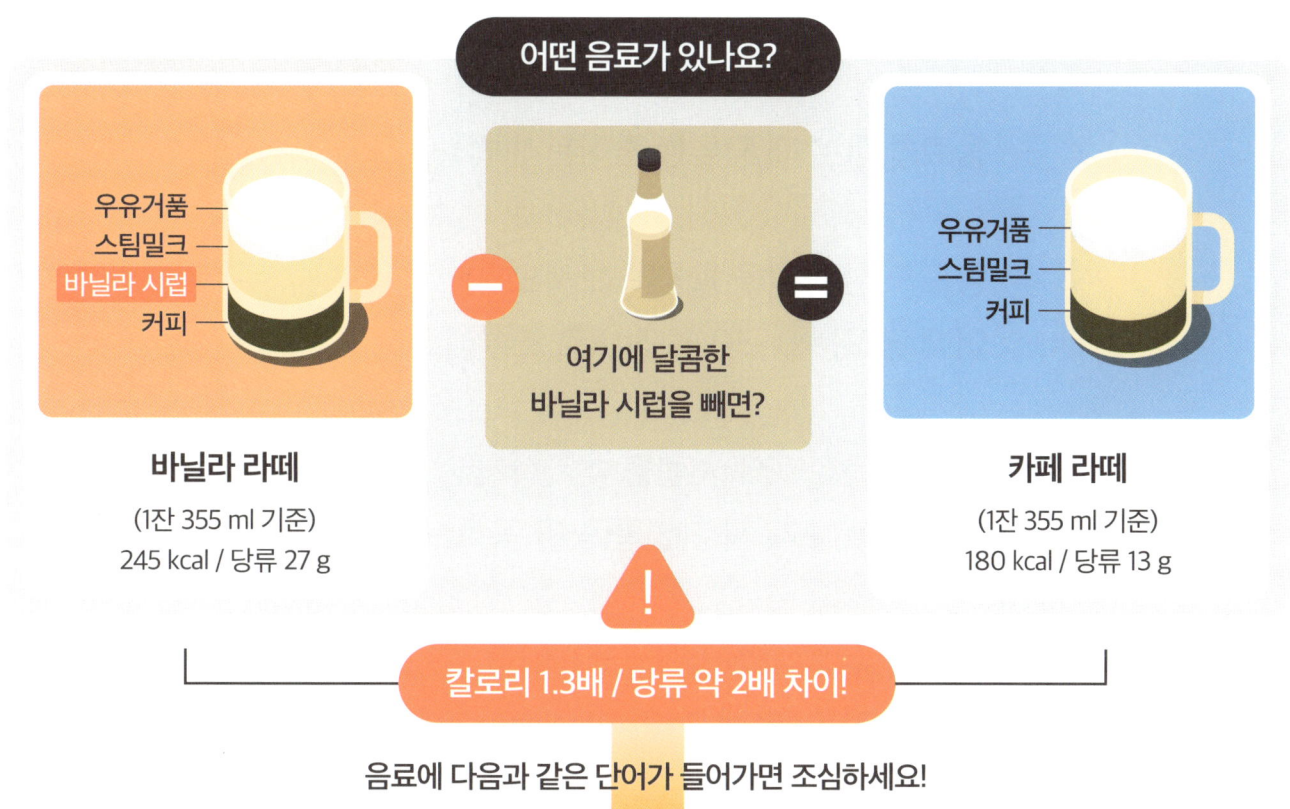

음료에 다음과 같은 단어가 들어가면 조심하세요!

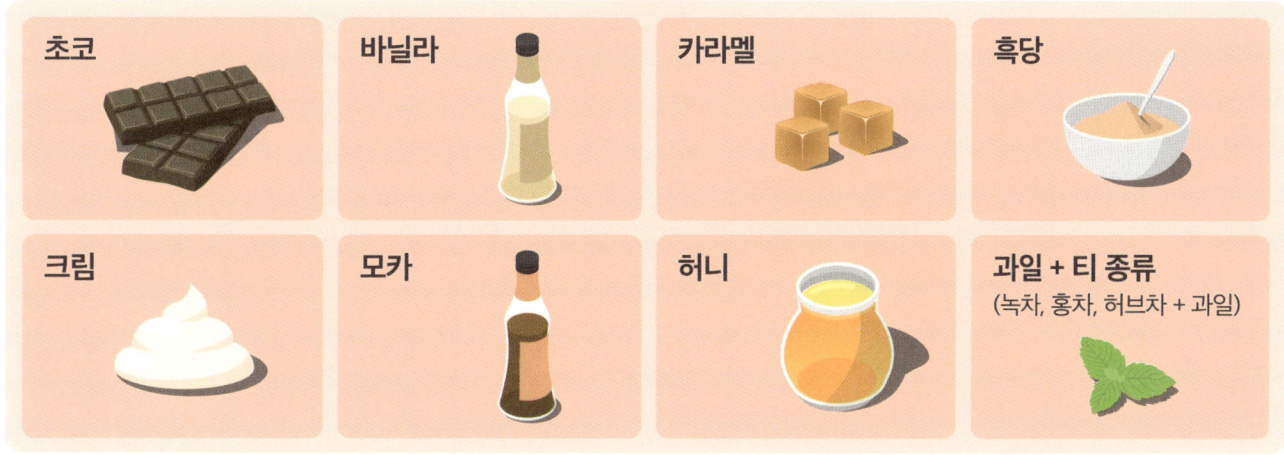

이제부터 음료의 당류 함량을 줄일 건가요?

☐ 네! 체중 감량을 위해 음료의 당류를 줄일게요!

☐ 아니요 단 음료는 포기할 수 없어요

☐ 원래부터 단 음료는 마시지 않았어요

STEP. 04 도움받기

04 ── 음료에서 당류 줄이기

음료를 마실 때 당류를 줄이는 방법을 알려드리겠습니다.

당도 조절 옵션을 활용해 보세요.
이때 당도는 0~30 % 정도로 조절해 보세요.

그리고 음료 외에 시럽을 추가하지 않고,
과일 주스 구매 시 과일 함량을 꼭 확인하세요.

음료를 구매할 때 영양성분표에서
당류 함량을 확인한다면 더욱 건강하게 마실 수 있어요.

이러한 방법들이 습관이 된다면,
당류가 적은 건강한 음료를 선택할 수 있어요.

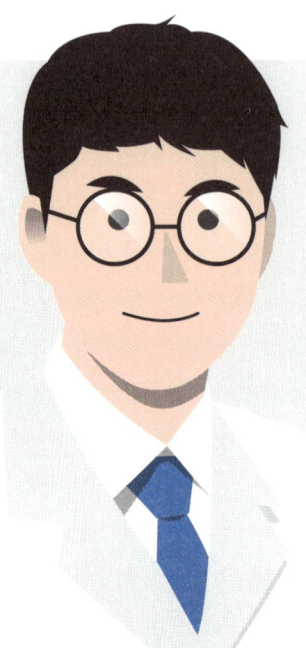

04 음료 속 당류를 줄이는 방법을 **알려드릴게요!**

음료 마실 때 당류를 줄일 수 있는 방법이에요!

음료에서 당류 줄이는 방법

☐ 당도 조절 옵션 선택하기

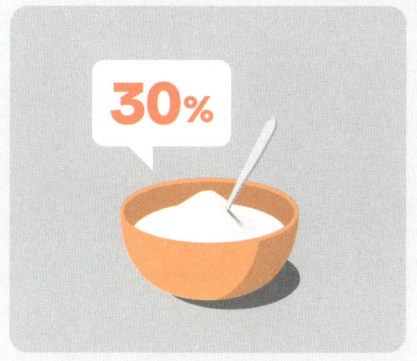

당도 조절이 가능하다면 0~30% 정도로 조절하세요!

☐ 음료의 영양성분표 확인하기

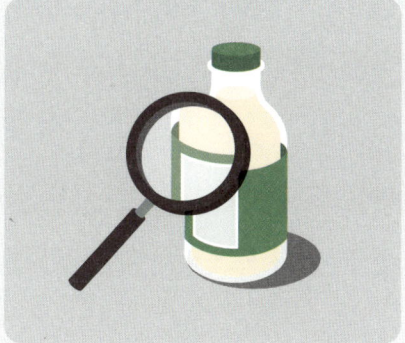

영양성분표에서 당류 함량을 확인 후 마셔요!

☐ 음료 외에 시럽 추가하지 않기

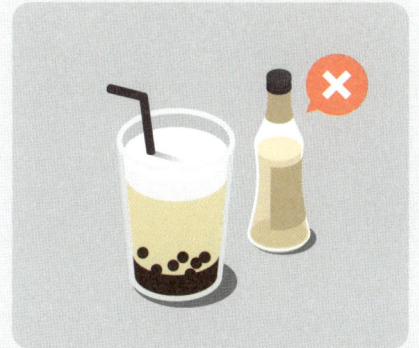

기존에 주문한 음료의 맛을 충분히 즐겨 보세요!

☐ 과일 주스 구매 시 과일 함량 확인하기

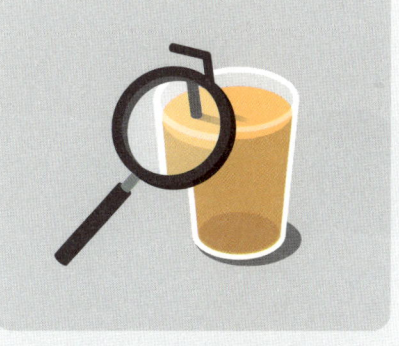

생과일 외에 설탕이 많은 퓨레, 시럽 위주인지 확인하세요!

⭐ 글루어트 꿀팁

TIP

녹차, 홍차는 당류가 없지만 차를 이용한 에이드는 당류를 첨가한 경우들이 많아요!

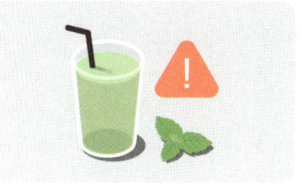

과일 퓨레나 시럽은 생과일 비율이 적고 당류 함량이 높아요!

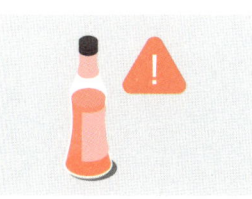

이 중 실천할 수 있는 방법을 선택해 보세요!

STEP. 05　미션 도전하기

05 ── 건강 음료 마시기

음료 한 잔을 마셔도 더 건강하게 마셔 보세요.

단 음료 대신 허브차, 레몬수, 녹차, 가향차를
선택하면 더 건강하게 마실 수 있어요.

과일청 차를 마신다면 절반 정도만 마시고,
액상 알룰로스나 무설탕 믹스 차를 활용해 보세요.

녹차나 블렌드티, 후발효차는 카페인이 있기 때문에
물 대신 마시는 건 피해야 한다는 점을 참고하세요.
현미차, 보리차, 옥수수차는 물 대신 마셔도 됩니다.

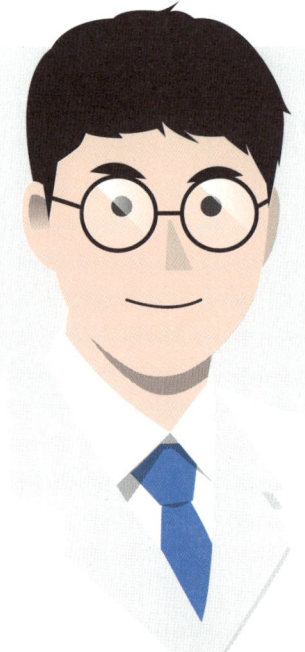

05 단 음료 대신 건강 음료를 마셔 보세요!

음료 한 잔을 마셔도 건강하게 마시는 거예요!

단 음료 대신 건강 음료 마시기 미션!

- ☐ 허브차
- ☐ 레몬수
- ☐ 녹차
- ☐ 가향차

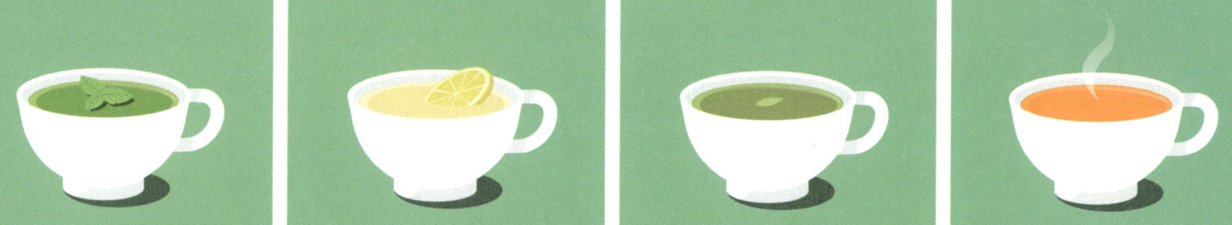

어떤 음료가 있나요?

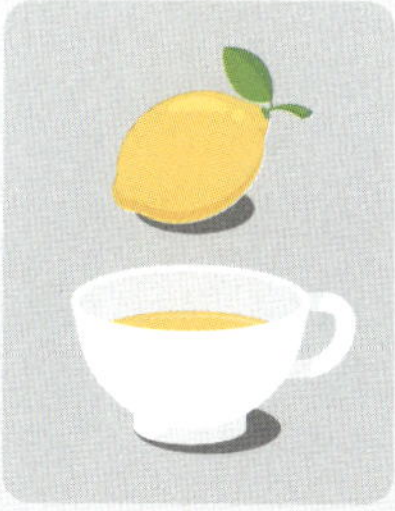

- 과일청이 섞인 차를 마시게 된다면 절반 정도 천천히 마셔요!
- 녹차, 블렌드티, 후발효차는 카페인이 있으니 물 대신 마시는 건 피하세요! 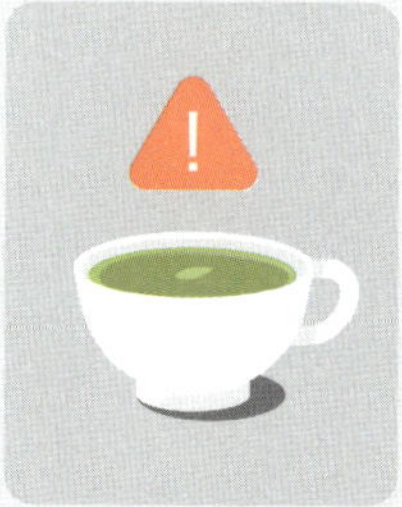
- 무설탕 믹스차의 당알코올은 혈당이 오르지 않아서 단 음료 마시고 싶을 때 좋아요! 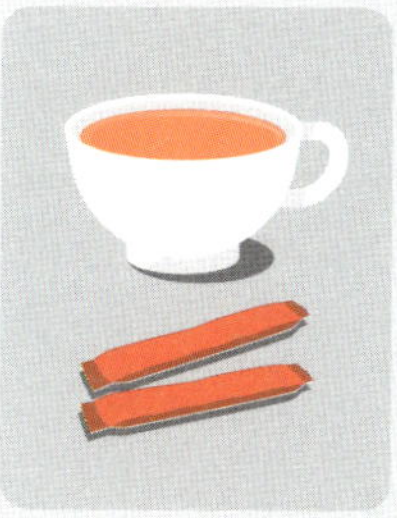
- 시럽을 넣고 싶다면 액상 알룰로스를 넣는 것을 추천해요! 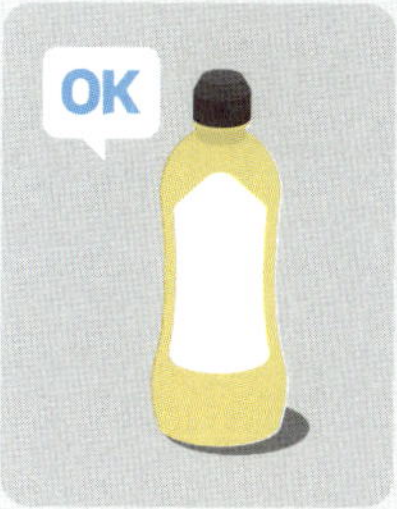

TIP 물 대신 마실 수 있는 차는 현미차, 보리차, 옥수수차, 허브차 등이 있어요!

이 중 마시고 싶은 음료를 선택해 보세요!

글루어트 커리큘럼

DAY 15
단맛 간식 대신 혈당 천천히 간식

Mission 당지수 낮은 간식 즐겨 먹기

간식은 다이어트의 적이라 생각할 수 있지만,
올바른 방법으로 먹으면 다이어트에 도움을 줄 수 있습니다.
이때 당지수가 낮은 간식을 선택하는 것이 중요한데요.
오늘은 혈당을 천천히 올리거나 덜 올리는
당지수 낮은 간식을 즐겨 먹는 방법을 알려드리겠습니다.

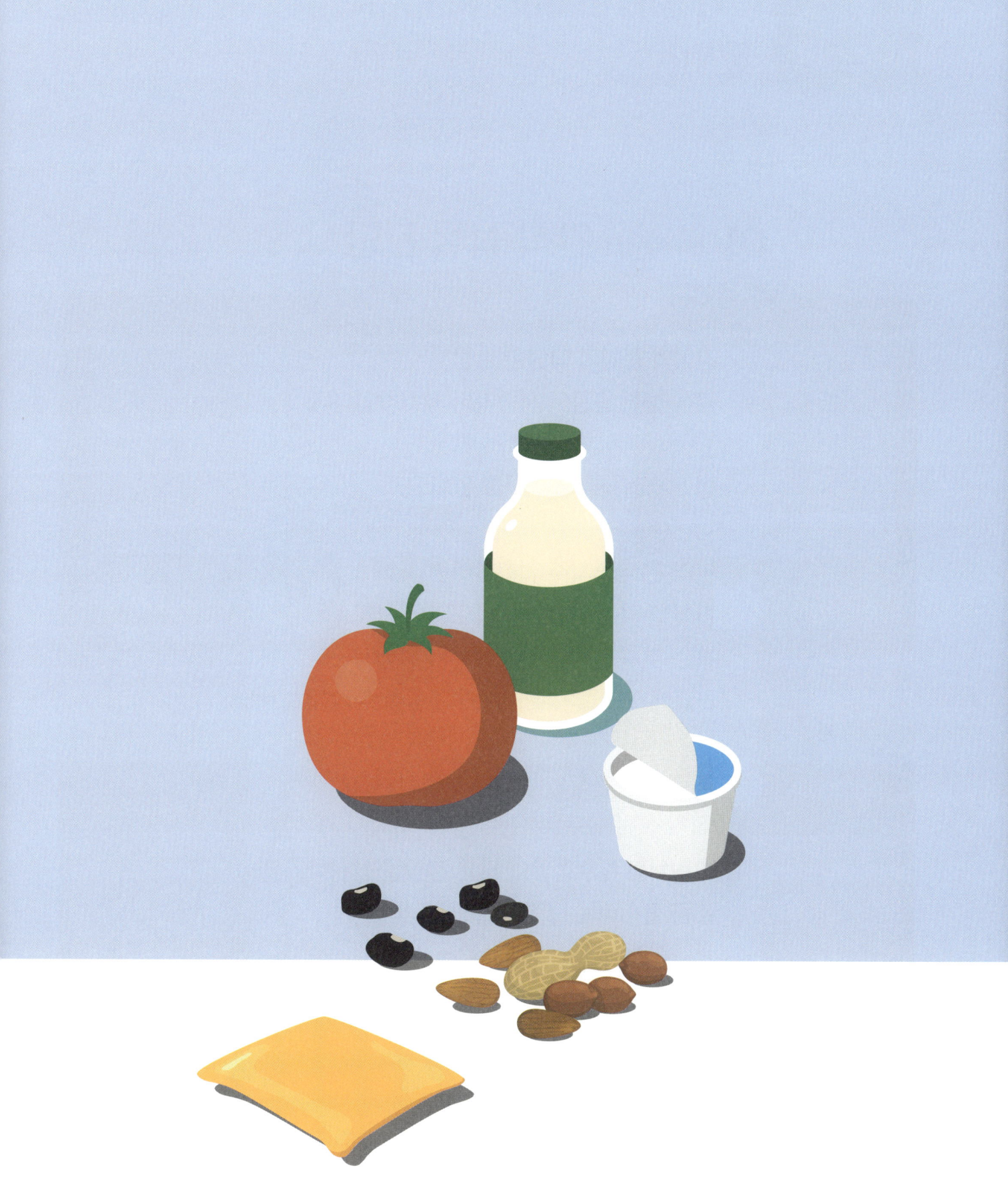

STEP. 01 평가하기

01 ─── 간식 섭취 진단

간식의 종류가 다양한 만큼
간식 섭취 습관도 사람마다 제각각입니다.

평소에 간식을 섭취하고 있나요?

만약 간식을 자주 섭취한다면
간식을 먹는 이유가 배가 고파서인지
혹은 부족한 영양소를 채우기 위해서인지
스트레스를 풀기 위해서인지 등을 생각해 보세요.

주로 먹는 간식의 종류는 무엇인가요?

그림처럼 탄수화물이 많은 간식을 섭취하고 있었다면,
조금 줄이려는 노력이 필요합니다.

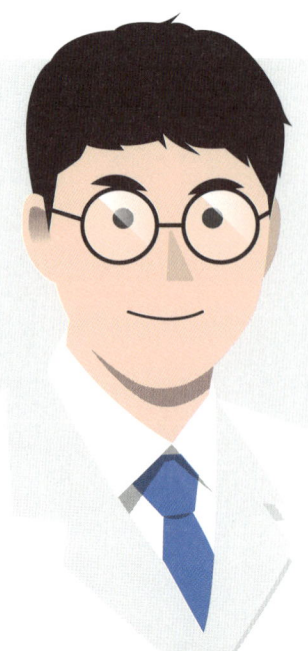

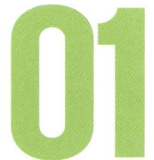

어떤 종류의 간식을 **먹고 있나요?**

간식 섭취 유형을 되돌아보는 시간을 가질게요!

평소에 간식을 먹는 편인가요?

- ☐ 네! 달콤한 간식 위주로 먹어요
- ☐ 식사 외에 이것저것 주워 먹어요
- ☐ 어쩌다가 가끔 먹기는 해요
- ☐ 아니요. 밥 외에 간식을 먹지 않아요

왜 간식을 먹게 되나요?

- ☐ 식사를 덜 먹어서 배가 고파요
- ☐ 부족한 영양소를 보충하려고 먹어요
- ☐ 한번 먹으니까 습관처럼 먹게 돼요
- ☐ 간식을 먹으면 스트레스가 풀려요
- ☐ 식사 사이에 피곤해서 먹어요
- ☐ 기타 (   )

자주 섭취하는 간식에 체크해보세요!

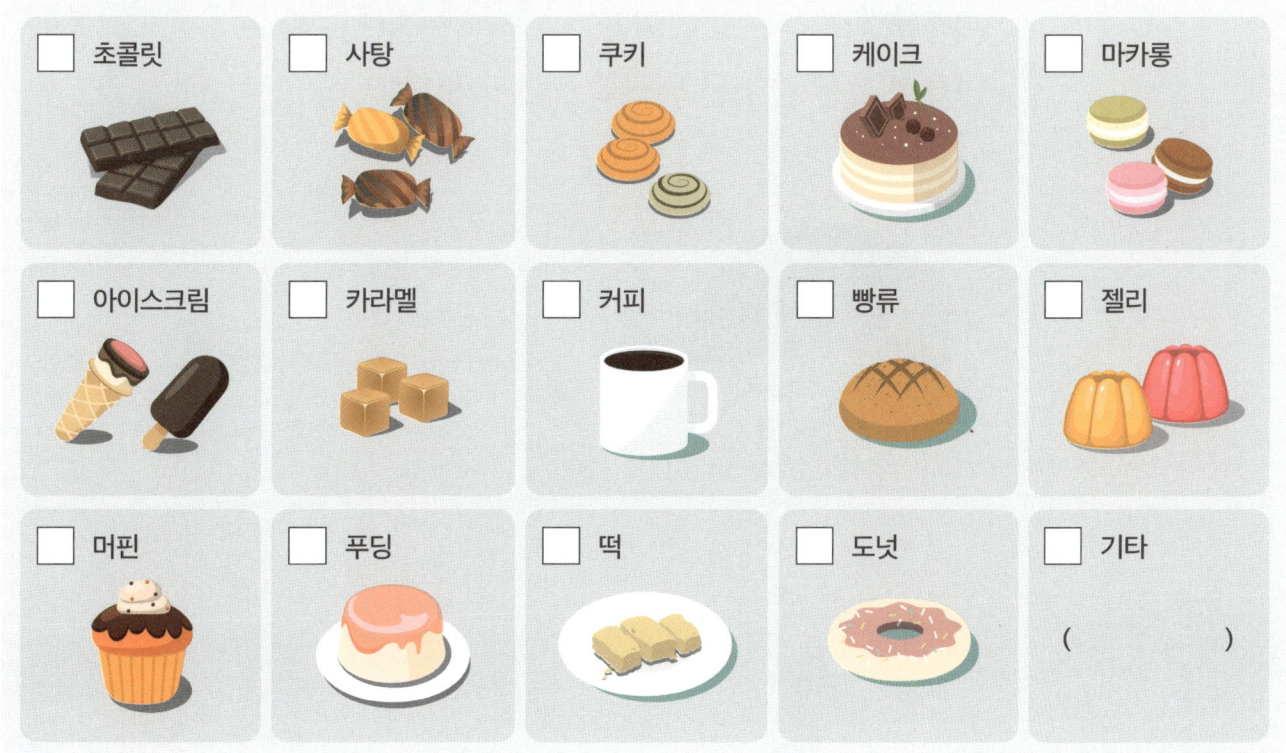

STEP. 02　조언 받기

02 ── 단맛 간식과 체중 증가

당류와 혈당, 혈당과 체중은 밀접한 관련이 있습니다.

당류가 높은 간식은 혈당을 급격하게 상승시키고,
이때 혈당을 낮추기 위해 인슐린이 과다하게 분비되면서
지방 축적 가능성이 높아지고, 체중이 증가할 수 있어요.

체중을 감량하기 위해서는 인슐린 분비를 낮춰야 합니다.
인슐린 분비를 낮추기 위해서는
탄수화물을 덜 섭취해야 하고,
특히 당류 과잉 섭취는 주의해야 해요.

체중을 적극적으로 감량하기 위해서는 무엇보다도
당류가 높은 간식은 되도록 적게 먹는 것이 좋겠죠?

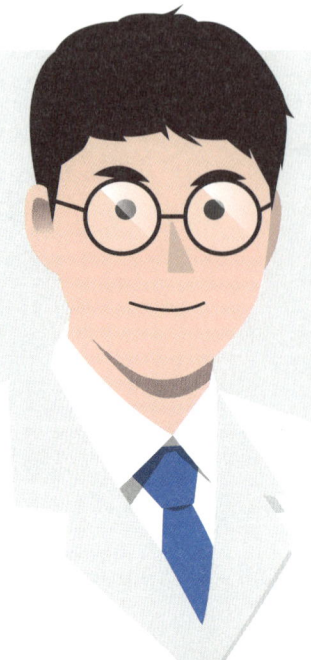

02 당류 함량이 많은 간식은 체중 감량을 어렵게 해요!

당류가 많은 간식을 줄여야 하는 이유를 알려드릴게요!

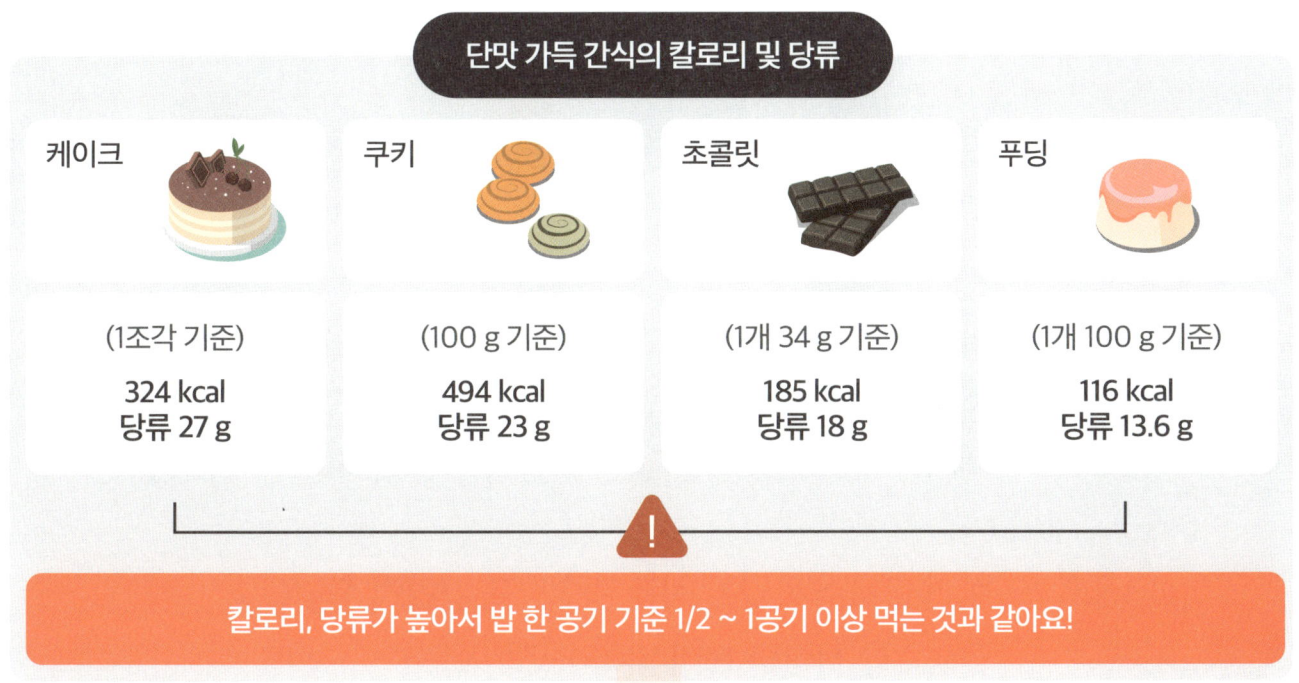

칼로리, 당류가 높아서 밥 한 공기 기준 1/2 ~ 1공기 이상 먹는 것과 같아요!

이걸 먹으면 어떻게 될까요?

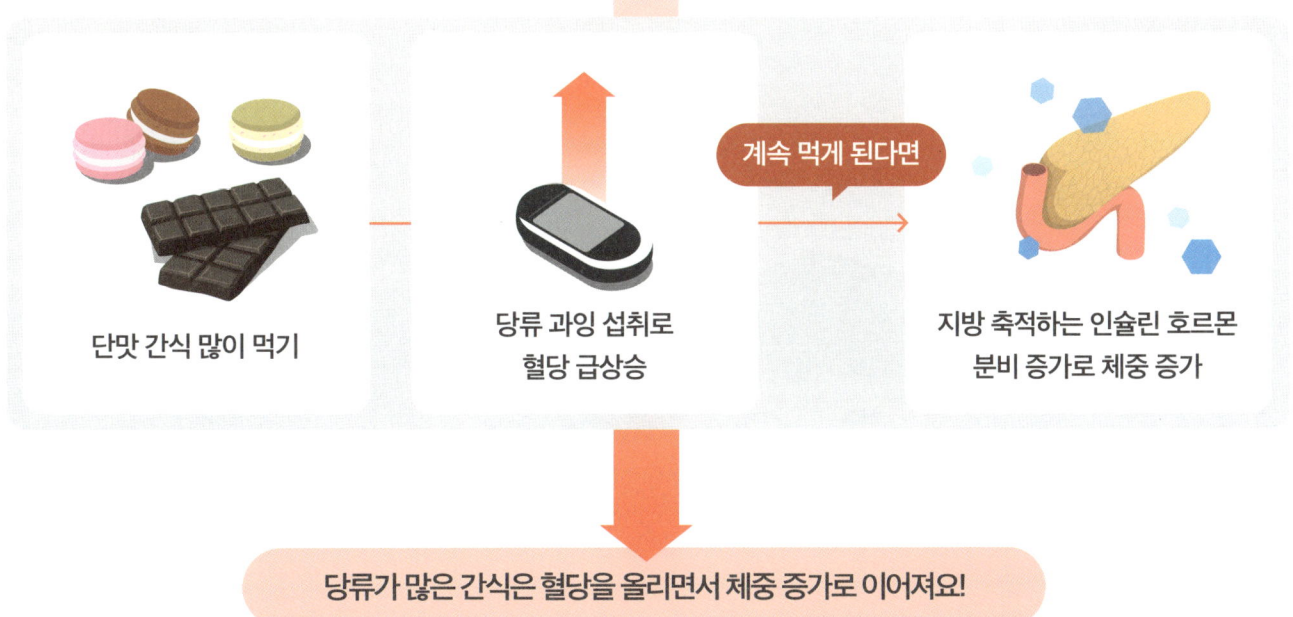

당류가 많은 간식은 혈당을 올리면서 체중 증가로 이어져요!

당류가 많은 간식을 많이 먹으면
(혈당 급상승)과 함께 지방을 축적하는 (인슐린 호르몬)이 분비해 체중이 증가해요!

| STEP. 03 | 목표 설정하기 |

03 ── 당지수 낮은 간식 먹기

당지수(GI지수)란 혈당이 얼마나 빨리 오르는지 알려주는 지표입니다.

당지수가 높은 식품일수록 혈당을 빨리 올리는데요. 빠른 혈당 증가는 인슐린 분비를 증가시키고, 체지방 축적 가능성을 높여 비만을 유발합니다.

반면 당지수가 낮은 식품은 혈당을 천천히 올리고, 인슐린을 적정량 분비시키기 때문에 포만감이 오래 유지되고, 과식을 예방합니다.

03 건강한 간식을 먹으며 체중감량하고 싶다면, '당지수가 낮은 간식 즐겨 먹기'를 추천드립니다!

당지수가 낮은 간식이 체중 관리에 도움을 줘요!

당지수 (GI지수) 혈당이 얼마나 빨리 오르는지 알려주는 지표

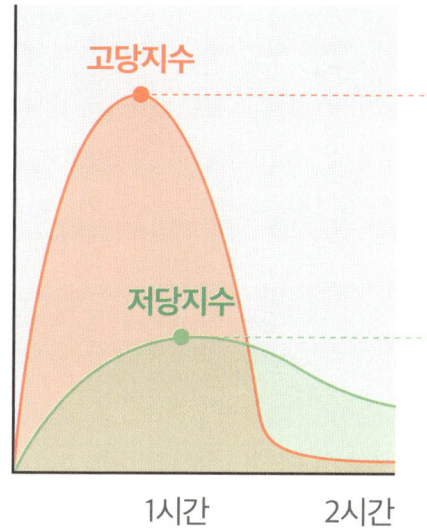

당지수가 높다 = 혈당이 빨리 올라요!
→ 인슐린 분비 多 → 체지방 축적↑ → 비만
→ 혈당이 금방 떨어져서 금세 허기짐 → **과식, 폭식 위험!**

당지수가 낮다 = 혈당이 천천히 올라요!
→ 인슐린 분비 少 → 지방 축적 가능성↓
→ 혈당이 천천히 오름 → **포만감↑**

그러면 어떤 간식을 먹어야 할까요?

당지수가 낮은 대표적인 간식

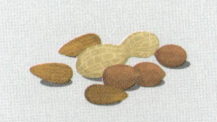
견과류
견과류의 지방이 포만감을 줘요!
(20g 기준)
142 kcal
단백질 2.9 g
지방 13.8 g

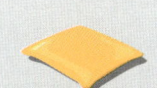
치즈
치즈의 단백질과 칼슘은 뼈와 근육 건강에 좋아요!
(1장 기준)
55 kcal
단백질 3 g
지방 4.4 g

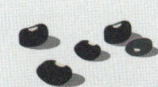
검은콩
고소한 맛과 함께 단백질을 보충할 수 있어요!
(20 g 기준)
39 kcal
단백질 3.8 g
지방 1.8 g

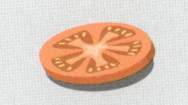
토마토
토마토에는 식이섬유, 비타민, 무기질이 많이 있어요!
(1조각 기준)
47 kcal
식이섬유 6.5 g

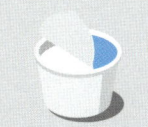
요거트
요거트의 유산균은 장 건강에 도움을 줘요!
(80 g 기준)
324 kcal
단백질 9 g
지방 5 g

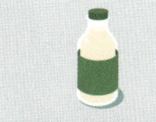
두유
식물성 단백질이 많아 우유 대신 마셔도 좋아요!
(190 ml 기준)
95 kcal
단백질 9 g
지방 5 g

앞으로 간식을 먹는다면, 어떻게 먹을 건가요?

☐ 체중 감량을 위해 당지수가 낮은 간식을 먹을래요!

☐ 단맛을 먹어야 힘이 나서 단간식으로 먹을래요

☐ 원래부터 간식을 안 먹었어요

STEP. 04   도움받기

04 ── 당지수가 낮은 간식 Q&A

치즈, 유제품과 같이 당지수가 낮은 간식은
탄수화물과 당류는 낮지만 유지방이 많습니다.

몸에 좋은 지방이라도 과잉 섭취 시
심혈관질환을 유발할 수 있기 때문에
1인분 분량만 마시는 것을 권장합니다.
(1인분 기준 치즈는 1장, 우유는 200 ml)

만약 유당불내증이 있다면
우유 대신 두유, 락토프리 우유를 추천드려요.

그리고 견과류의 지방도 과잉 섭취 시
설사를 유발할 수 있으니 조금씩 나눠 먹으세요.

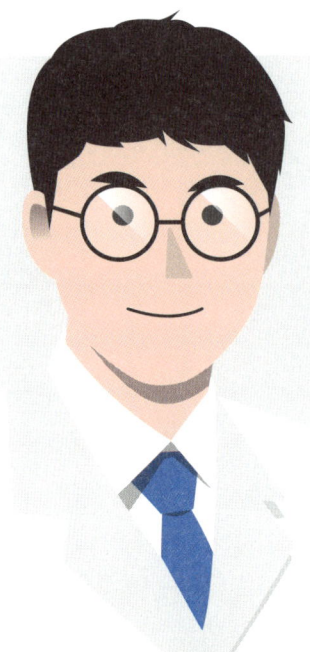

04 당지수가 낮은 간식을 먹을 때 **자주 묻는 질문이에요!**

당지수가 낮은 간식을 먹을 때 궁금한 점을 확인해 보세요!

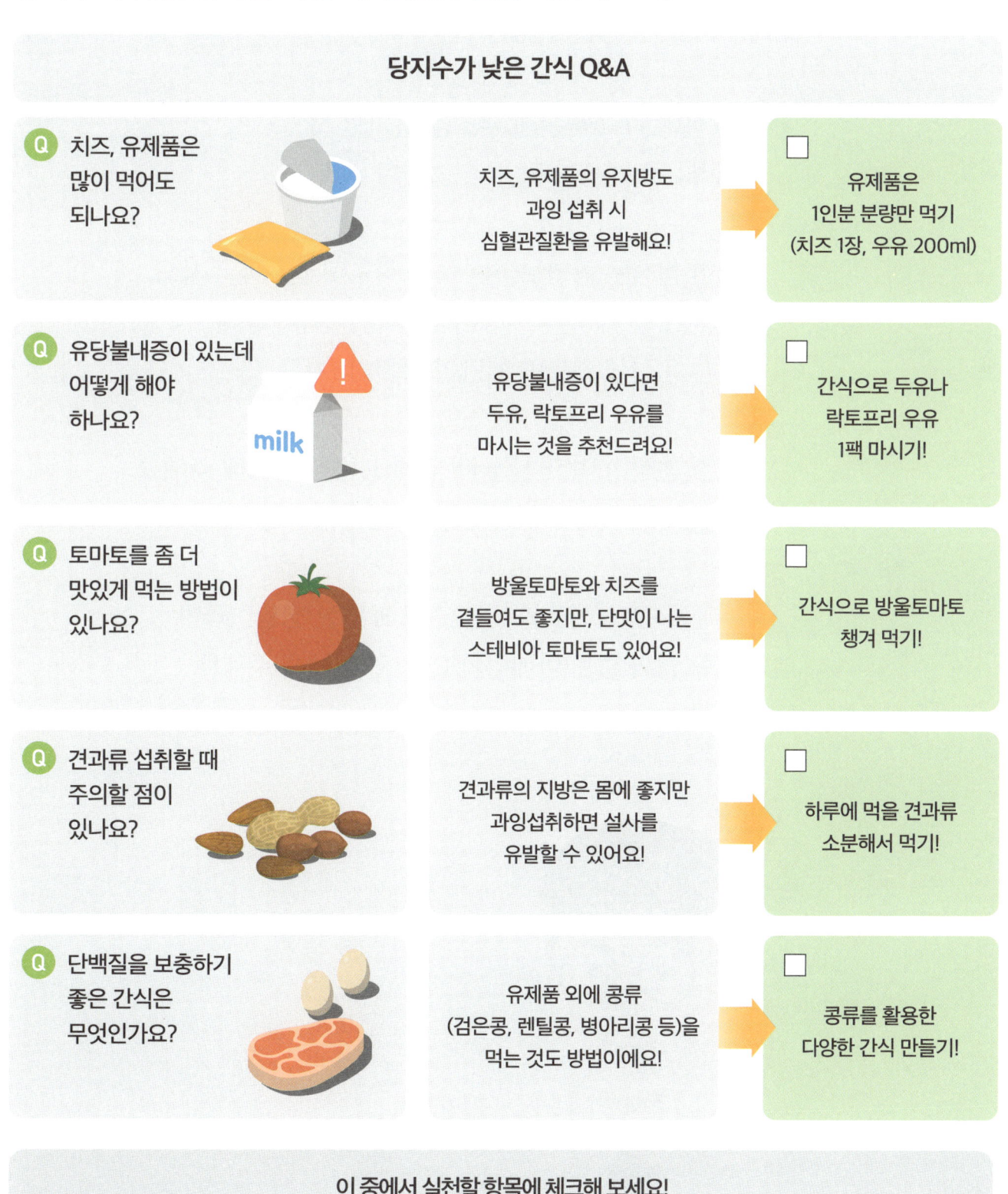

당지수가 낮은 간식 Q&A

Q	답변	실천
치즈, 유제품은 많이 먹어도 되나요?	치즈, 유제품의 유지방도 과잉 섭취 시 심혈관질환을 유발해요!	유제품은 1인분 분량만 먹기 (치즈 1장, 우유 200ml)
유당불내증이 있는데 어떻게 해야 하나요?	유당불내증이 있다면 두유, 락토프리 우유를 마시는 것을 추천드려요!	간식으로 두유나 락토프리 우유 1팩 마시기!
토마토를 좀 더 맛있게 먹는 방법이 있나요?	방울토마토와 치즈를 곁들여도 좋지만, 단맛이 나는 스테비아 토마토도 있어요!	간식으로 방울토마토 챙겨 먹기!
견과류 섭취할 때 주의할 점이 있나요?	견과류의 지방은 몸에 좋지만 과잉섭취하면 설사를 유발할 수 있어요!	하루에 먹을 견과류 소분해서 먹기!
단백질을 보충하기 좋은 간식은 무엇인가요?	유제품 외에 콩류(검은콩, 렌틸콩, 병아리콩 등)을 먹는 것도 방법이에요!	콩류를 활용한 다양한 간식 만들기!

이 중에서 실천할 항목에 체크해 보세요!

STEP. 05　미션 도전하기

05 ── 단맛 간식이 당길 때 방법

단 음식이 먹고 싶은데 무조건 참기만 하면
오히려 스트레스가 될 수 있습니다.

달달한 음식은 공복보다는 식사 직후에 섭취해 주세요.
특히 채소와 단백질, 지방이 균형 잡힌 식사 후에
달달한 음식을 먹으면 혈당이 천천히 오릅니다.

달달한 음식이 먹고 싶을 때 대체 설탕을 활용해 주세요.
단, 영양성분의 탄수화물 함량 확인은 필수입니다.

만약 달달한 케이크를 먹을 수밖에 없는 상황이라면
음료는 당이 없는 아메리카노, 차로 선택해 주세요.

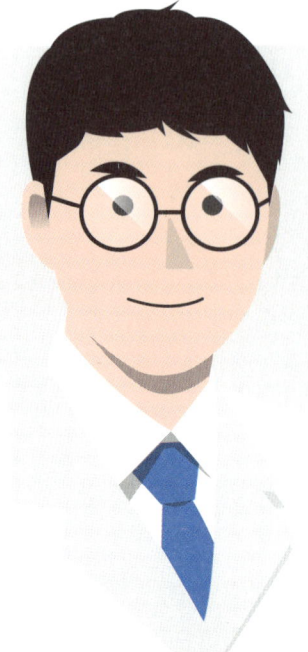

05 단맛이 나는 간식이 정말 먹고 싶다면, 이걸 확인하세요!

단 음식이 정말 먹고 싶다면 참지 말고 따라 해 보세요!

Q 그래도 단 음식이 너무 먹고 싶어요! → 그럼 이렇게 즐겨보세요!

☐ **단 음식을 후식으로 먹기**

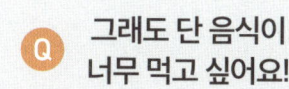

단백질, 지방, 식이섬유 식사 후에 먹으면 혈당이 천천히 올라요!

TIP 공복 상태에서 먹으면 흡수가 빨라서 혈당 급상승을 유발해요!

☐ **대체 설탕 활용하기**

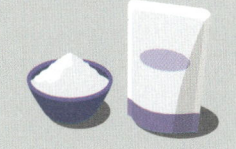

0 kcal의 대체 설탕으로 건강한 단맛을 즐겨 보세요!

TIP 대체 설탕 간식의 원재료에 단순당이 있는지 확인하세요!

☐ **간식의 당류량 조절하기**

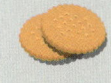 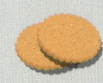

1개 다 먹지 않고 소분해서 조금씩 나눠 먹어요!

TIP 영양정보가 전체 제품인지 100 g 기준인지 확인 후 소분하세요!

☐ **디저트와 음료의 당류 균형**

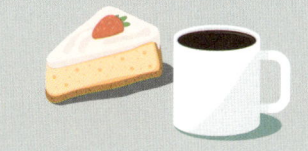

음료와 디저트 모두 달다면, 음료를 아메리카노나 차로 바꾸세요!

TIP 이때 과일차나 차 음료에 시럽을 넣은 건 제외하세요!

중요한 건, 가급적 달지 않은 간식을 먹는 거예요!

단 음식이 너무 먹고 싶을 때 실천할 행동에 체크해 보세요!

⭐ **글루어트 꿀팁**

TIP 단 음식을 간식으로 먹을 때와 디저트로 먹을 때의 차이

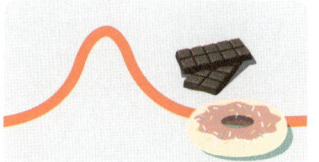
간식으로 먹을 때

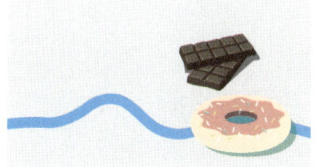
디저트로 먹을 때

글루어트 커리큘럼

DAY 16
나만의 식사 알람

Mission 정해진 시간에 식사하기

정해진 시간에 식사를 하면, 그 외의 시간에 배가 고픈 일이 줄어 들고, 음식을 먹는 것으로 인한 스트레스를 줄일 수 있습니다.
또한 규칙적인 식사는 체중 감량에도 도움이 되는데요.
오늘은 정해진 시간에 식사를 해야 하는 이유와 방법을
알려드리겠습니다.

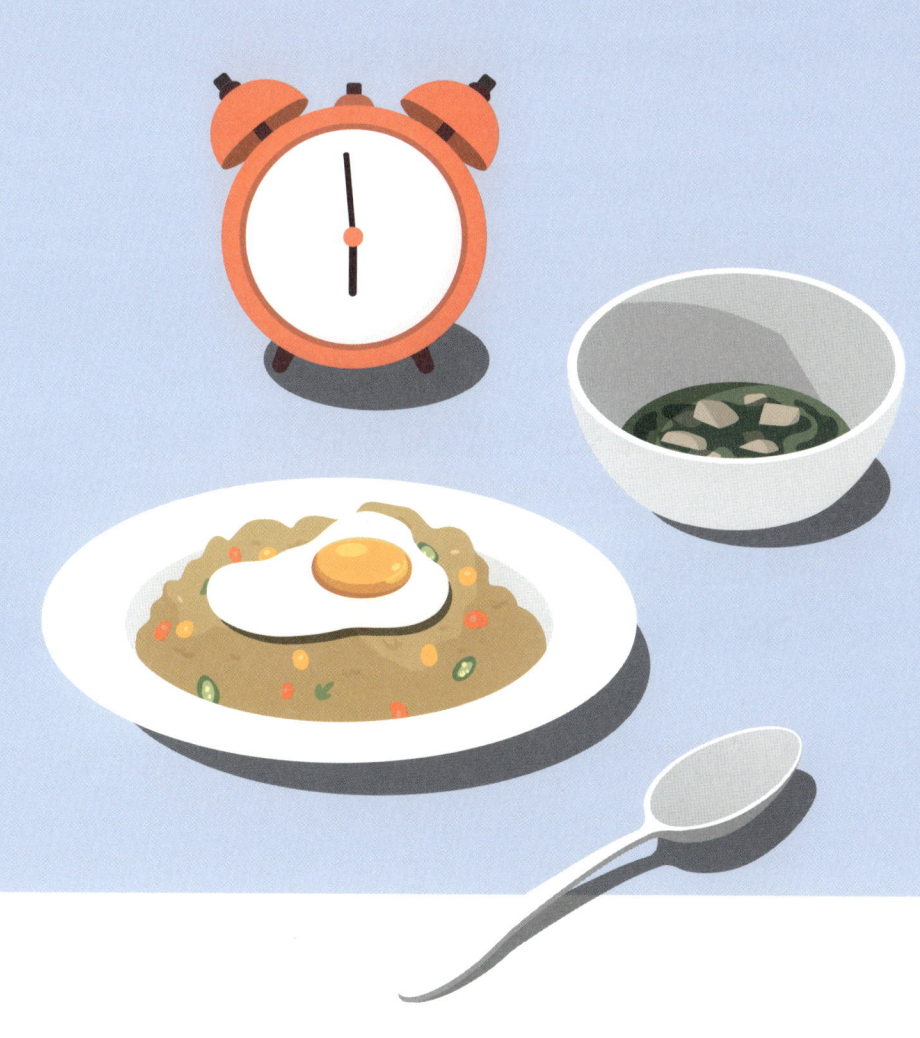

STEP. 01　평가하기

01 ── 식사 시간 자가 진단

체중 감량을 하고 싶다면
우선 규칙적인 식사를 해야 합니다.

평소에 규칙적으로 식사하는지
되돌아보는 시간을 가져보세요.

만약 규칙적인 식사가 어렵다면
그 원인이 무엇인지 생각해보세요.

배고픔을 참기 힘드신가요?
업무가 너무 바쁘거나, 깜빡해서 식사시간을 놓치시나요?

오늘은 규칙적으로 식사를 할 수 있는 해결방법을
찾아보아요.

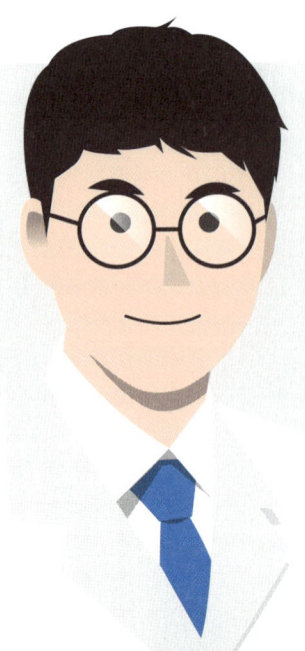

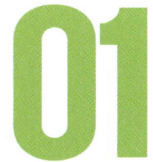

평소의 식사 시간을
확인해 보세요!

평소에 식사를 규칙적으로 하는지 체크해 보세요!

Q. 평소에 규칙적으로 식사하나요?

- 밥 준비하기가 귀찮아서 하루에 1끼 정도만 먹어요 ☐
- 2끼 정도만 먹어도 충분해요 ☐
- 하루에 3끼 규칙적으로 먹어요! ☐
- 기타 ( ) ☐

Q. 규칙적인 식사가 힘든 이유는 무엇인가요?

- 갑자기 배가 고파지면 참기 힘들어요 ☐
- 업무로 인해 식사 시간 변동이 커요 ☐
- 자주 깜빡하고 거르는 경우가 잦아요 ☐
- 안 먹는 습관이 오래되어서, 시도하기 어려워요 ☐
- 기타 ( ) ☐

Q. 아침, 점심, 저녁 식사를 언제 하는지 시계에 표시해 보세요!

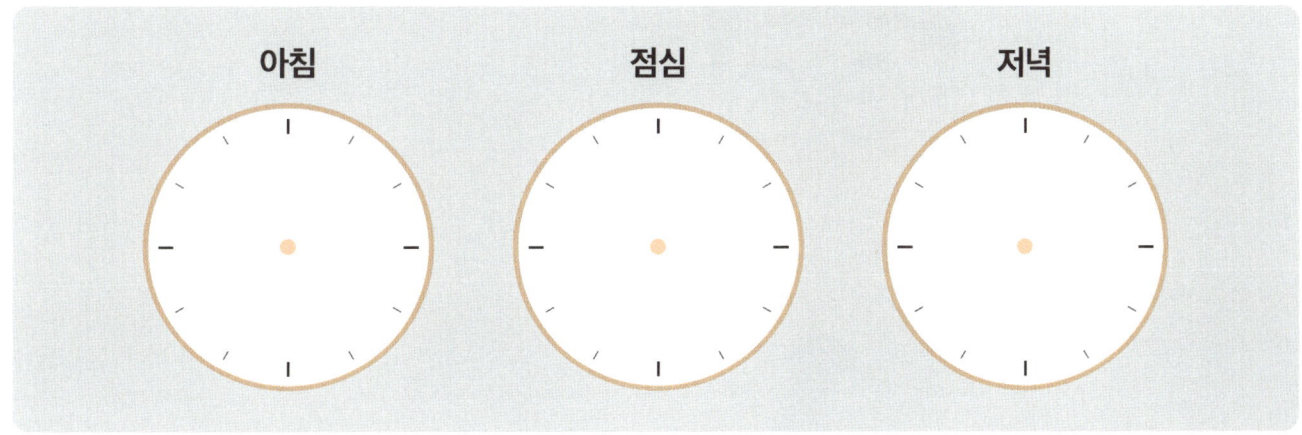

STEP. 02 조언 받기

02 ── 규칙적인 식사와 체중 감량

규칙적인 식사는 체중 감량과 어떤 관계가 있을까요?

과식은 혈당을 크게 올리고, 인슐린 분비를 증가시키며,
체중 증가를 야기할 수있습니다.

식사 시간이 길거나 불규칙한 경우 과식을 하기 쉬워집니다.
반대로 규칙적인 식사는 다음 식사에서
과식 가능성을 줄입니다.

즉, 정해진 시간에 식사하는 것만으로도
목표 체중까지 감량할 수 있습니다.

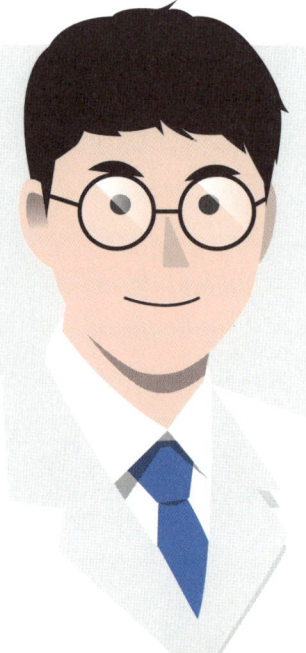

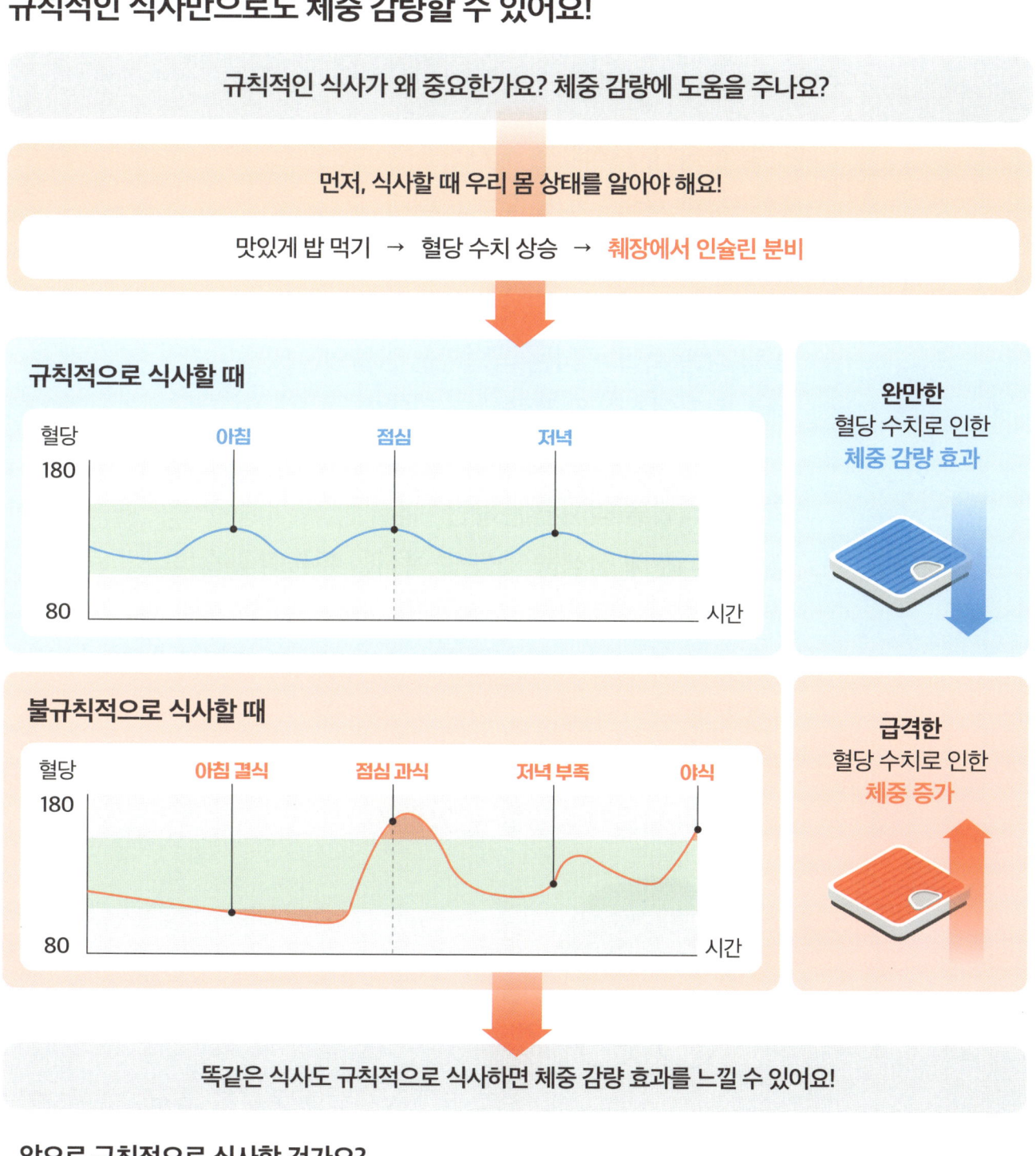

STEP. 03 목표 설정하기

03 ─── 정해진 시간에 식사하기

균형 잡히고, 규칙적인 식사는
더 건강한 체중 감량을 약속합니다.

삼시 세끼 규칙적인 식사로
혈당 상승 폭을 줄이는 식습관을 만들면
체중을 자연스럽게 감량할 수 있어요.

만약 아침밥을 먹지 않는다면
배고픔 때문에 점심을 과식 및 폭식할 확률이 높습니다.

잦은 과식과 혈당 스파이크는 인슐린 분비를 증가시키고,
과도한 인슐린은 혈당을 빠르게 떨어뜨려 배고픔을
유발합니다. 과식이 또 과식을 유발하니
체중이 더 빠르게 증가할 수 있습니다.

03 규칙적인 식사로 체중 감량을 하고 싶다면, '정해진 시간에 식사하기'를 추천드립니다!

최적의 아침, 점심, 저녁 식사 시간대를 알아볼까요?

| 아침 (오전 7시) | 점심 (오후 12시) | 저녁 (오후 6시) |

규칙적인 식사의 예시

아침밥을 안 먹으면, 우리 몸은 어떤 상태가 될까요?

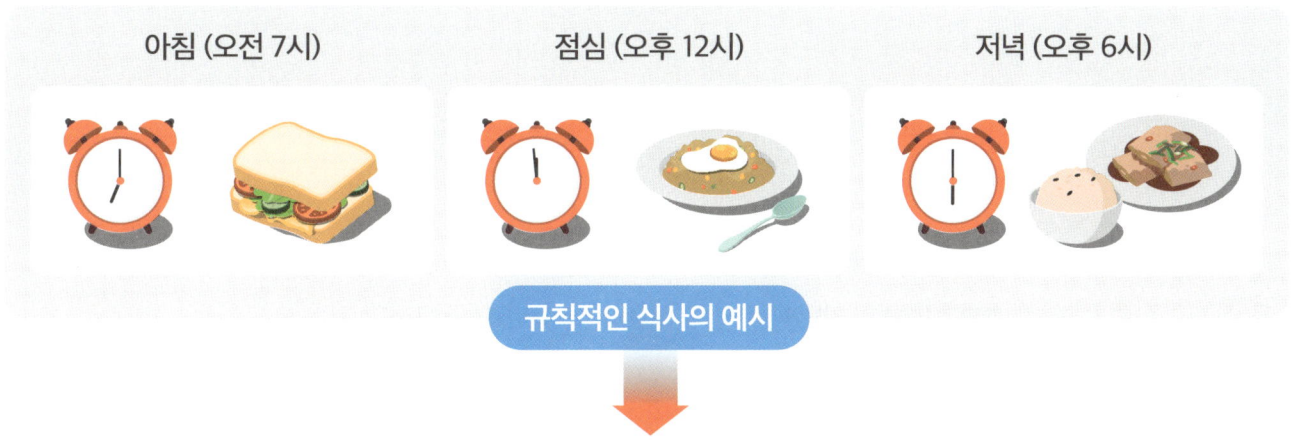

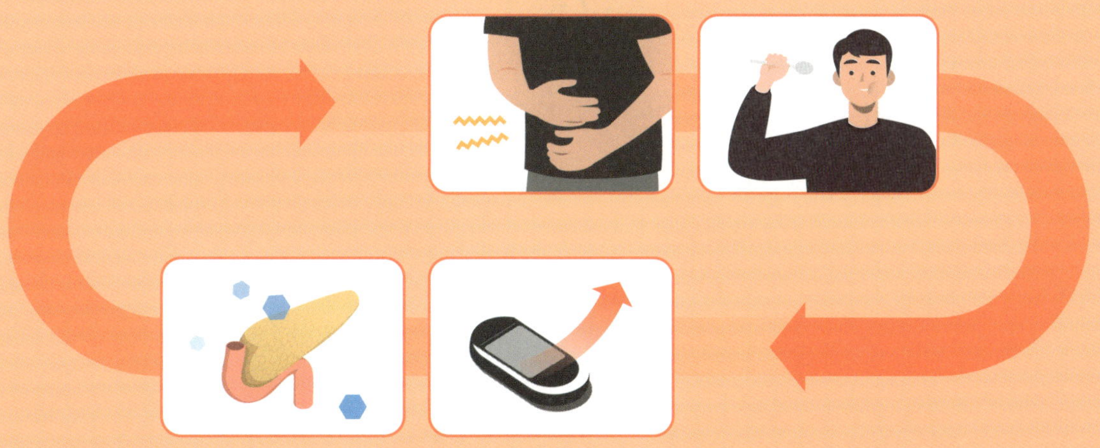

- 끼니를 걸러서 배고픔
- 과식 및 폭식
- (혈당이 오른 만큼) 인슐린 분비 증가
- 급격한 혈당 상승

체지방 축적으로 인해 체중 증가 + 비만 확률 증가

체중 관리를 위해 규칙적인 식사를 하는 것이 정말 중요해요!

앞으로 (하루 3끼)를 (정해진 시간)에 먹을게요!

STEP. 04 도움받기

04 ─── 규칙적인 식사 TIP

규칙적으로 식사하는 TIP을 알려드리겠습니다.

먼저 나만의 식사 시간을 정하세요.
매끼 식사에서 채소는 많이, 단백질은 적당히,
탄수화물은 조금만 먹는 것을 추천드려요.

식사 간격은 5~6시간 정도를 유지하고
야식은 소화불량을 유발하니 가급적 피해주세요.

만약 식사 사이에 배고픔을 느끼면
견과류, 방울토마토와 같은 건강 간식을 추천합니다.

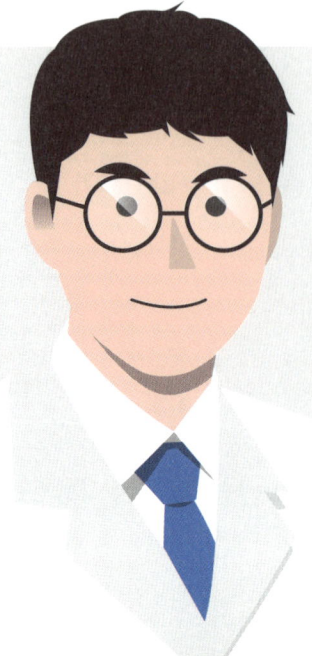

04 규칙적인 식사하기 TIP을 **알려드릴게요!**

규칙적인 식사 TIP

☐ 3끼 식사는 꼭 챙겨 먹기

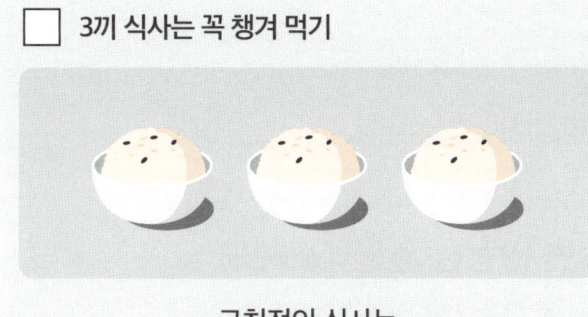

규칙적인 식사는
체중 관리에 도움을 줘요!

☐ 나만의 식사 시간 정하기

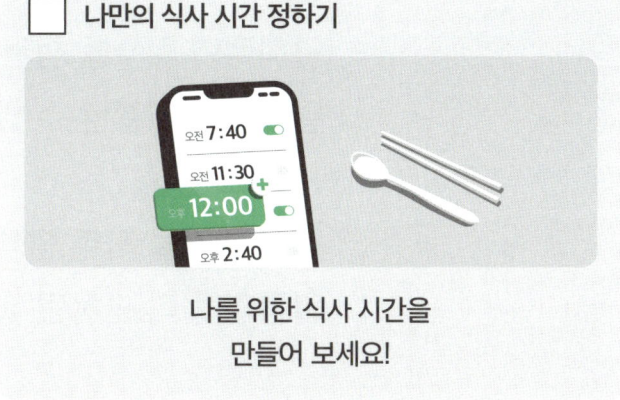

나를 위한 식사 시간을
만들어 보세요!

☐ 채소 많이, 단백질 적당히, 탄수화물 조금만 먹기

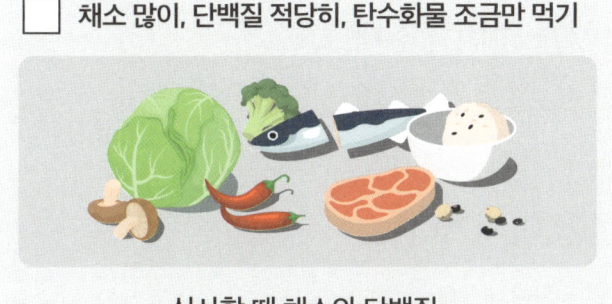

식사할 때 채소와 단백질,
탄수화물 양을 조절하세요!

☐ 일정한 식사 시간 유지하기

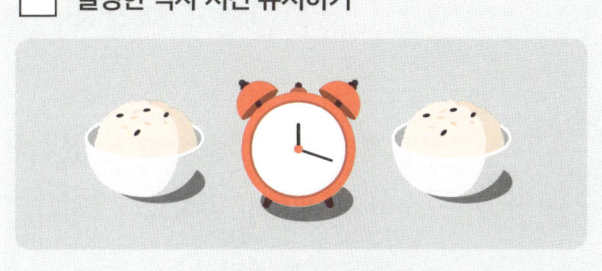

식사와 식사 간격을
5~6시간 정도로 유지하세요!

☐ 야식은 가급적 피하기

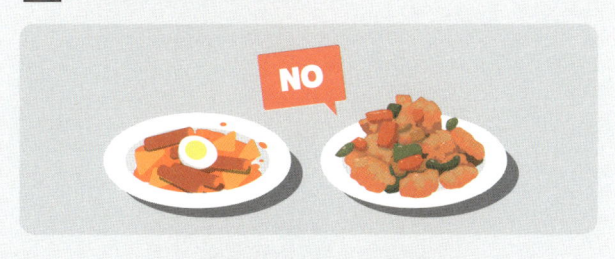

야식은 체중 증가 외에
소화불량, 수면 부족을 일으켜요!

☐ 건강한 간식 챙겨 먹기

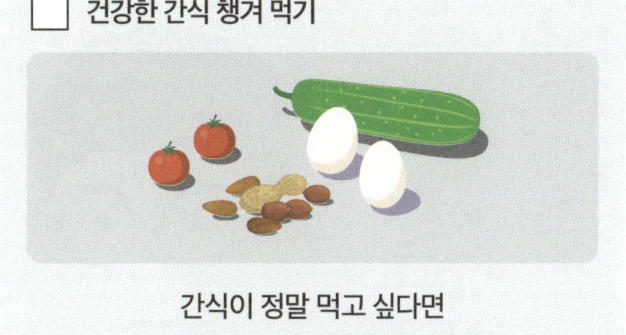

간식이 정말 먹고 싶다면
혈당 변화가 적은 간식을 먹으세요!

다음 6가지 팁 중 실천할 수 있는 항목에 체크해 보아요

STEP. 05 미션 도전하기

05 ── 식사 잘 챙겨 먹기 미션

규칙적인 식사를 챙겨 먹기 힘든 상황에서도
얼마든지 해결할 수 있는 방법이 있습니다.

식사 시간을 자주 깜빡한다면 알람을 활용해보세요.
알람이 울리면 하던 일을 멈추고 밥을 먹는 거예요.

일이나 바쁜 일상 때문에 시간이 없다면
간단하게 챙길 수 있는 음식을 준비해주세요.

아침에 식욕이 없다면
일어나자마자 미지근한 물을 마시거나
가볍게 운동하는 것을 추천합니다.

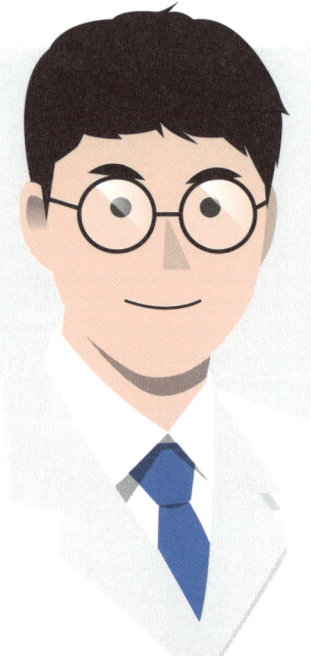

05 식사를 챙겨 먹기 힘들다면, 이 방법을 선택하세요!

상황별 식사 챙겨 먹기 미션!

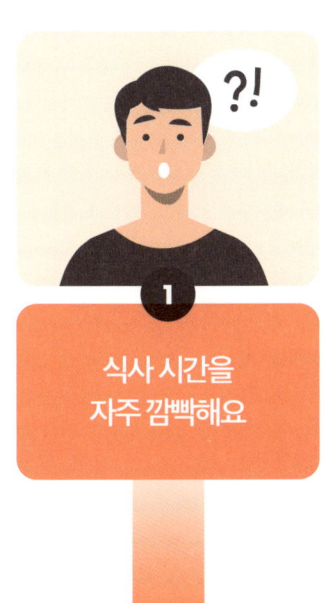

1 식사 시간을 자주 깜빡해요

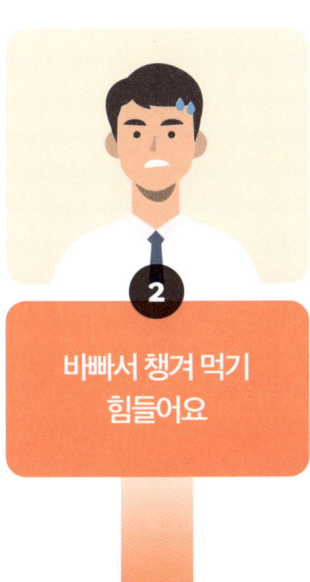

2 바빠서 챙겨 먹기 힘들어요

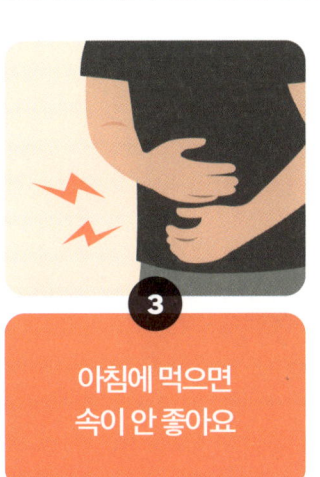

3 아침에 먹으면 속이 안 좋아요

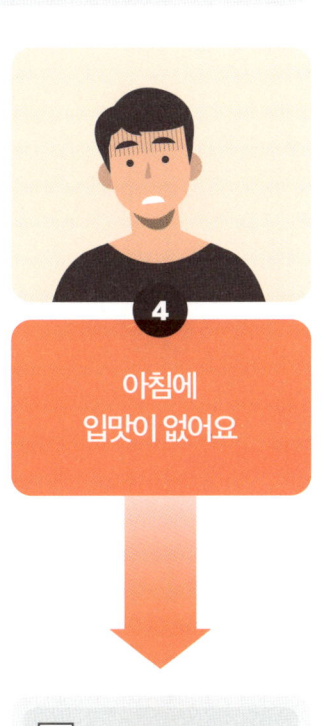

4 아침에 입맛이 없어요

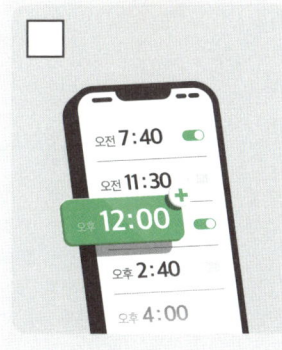

매일 정해진 시간에 알람을 맞춰서 식사하세요!

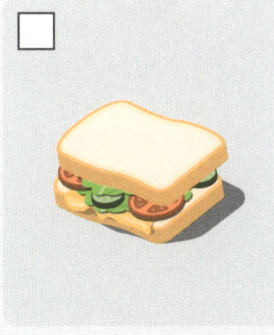

간단하게 먹을 수 있는 음식을 챙겨 먹어요!

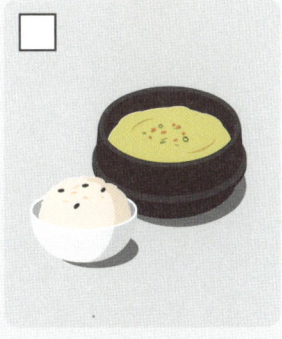

소화 흡수가 잘되는 따뜻하고 담백한 음식을 준비하세요!

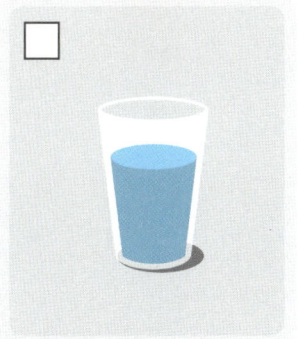

일어나자마자 물 한 잔 마시거나 가볍게 움직여 보세요!

TIP 식사를 챙겨 먹기 힘들다면 토마토, 계란, 순두부를 챙겨 먹어 보세요!

이 중 실천할 수 있는 부분을 체크해 보세요!

글루어트 커리큘럼

DAY 17　내 몸을 위한 건강 과일 습관

Mission　주스 대신 생과일 먹기

맛 좋은 과일은 비타민과 무기질이 풍부한 건강식품입니다.
하지만 과당, 포도당 등의 단순당이 함유되어 있기 때문에
많이 섭취할 경우 혈당을 증가시키고, 비만을 유발할 수 있어요.
오늘은 과일의 적정 섭취량, 과일의 더 건강한 섭취 방법,
과일 섭취 시 유의사항 등에 대해 알려드리겠습니다.

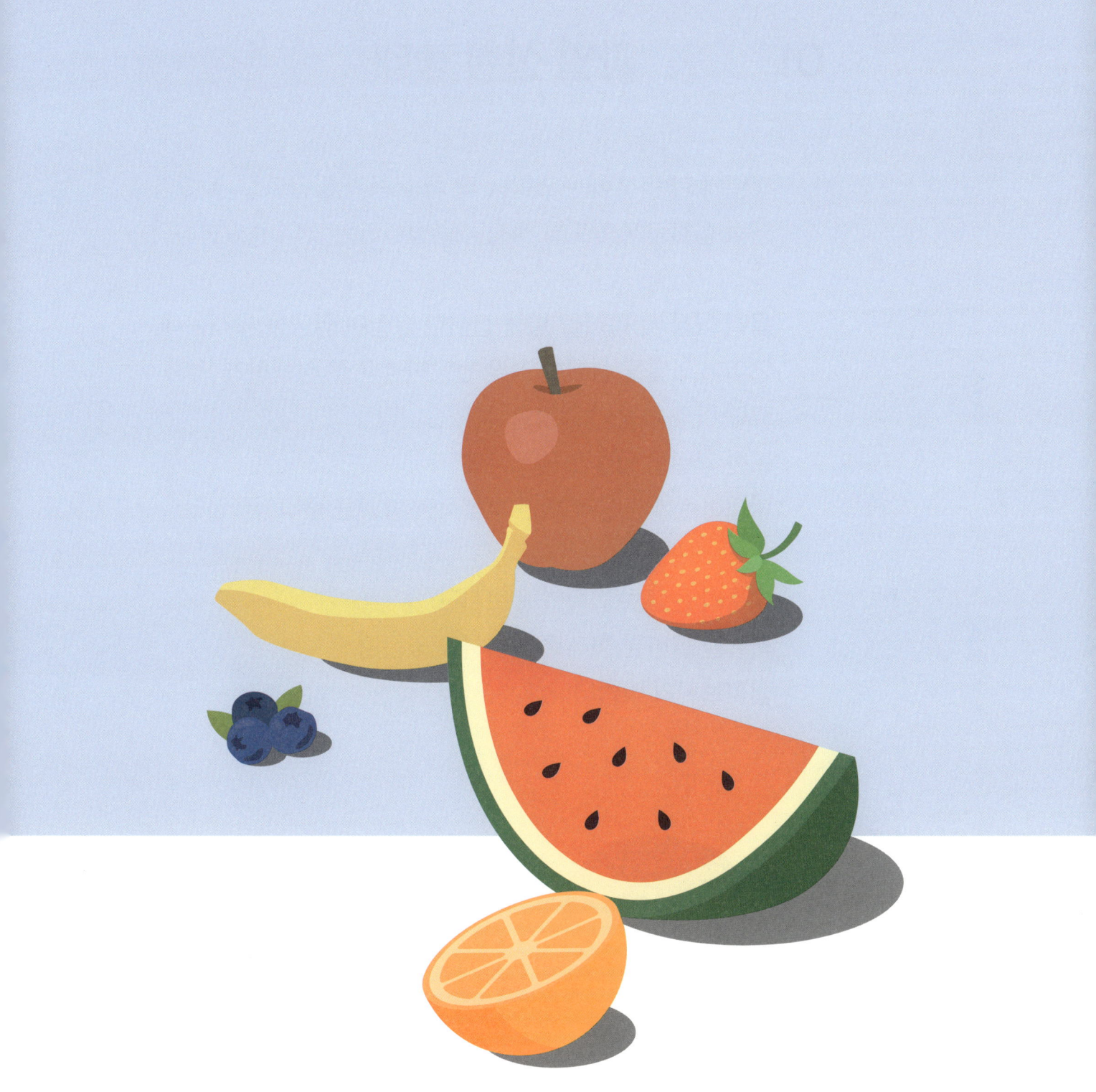

STEP. 01 평가하기

01 —— 과일 섭취 형태

과일의 과량 섭취는 고혈당 및 체중 증가를 일으킬 수 있어
권장 섭취량에 맞도록 적정량을 섭취하는 것이 중요합니다.

특히 식사 시 음식을 통해 섭취한 당질이 혈당을 올리는데,
연이어 과일을 섭취할 경우 혈당이 추가로 상승하게 되며,
그에 따라 체중이 증가할 수 있습니다.
또한 과일을 어떻게 먹느냐에 따라
다이어트에 긍정적 혹은 부정적인 영향을 줍니다.

우측의 콘텐츠를 확인해 보시고,
과일을 올바른 형태로 섭취하고 있는지
살펴보시기 바랍니다.

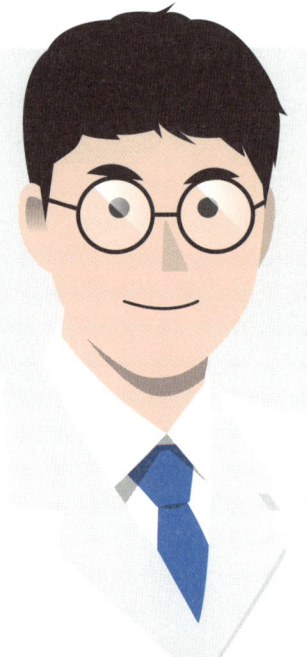

01 과일을 어떤 형태로 **먹고 있나요?**

평소에 과일을 어떻게 먹고 있는지 알려 주세요!

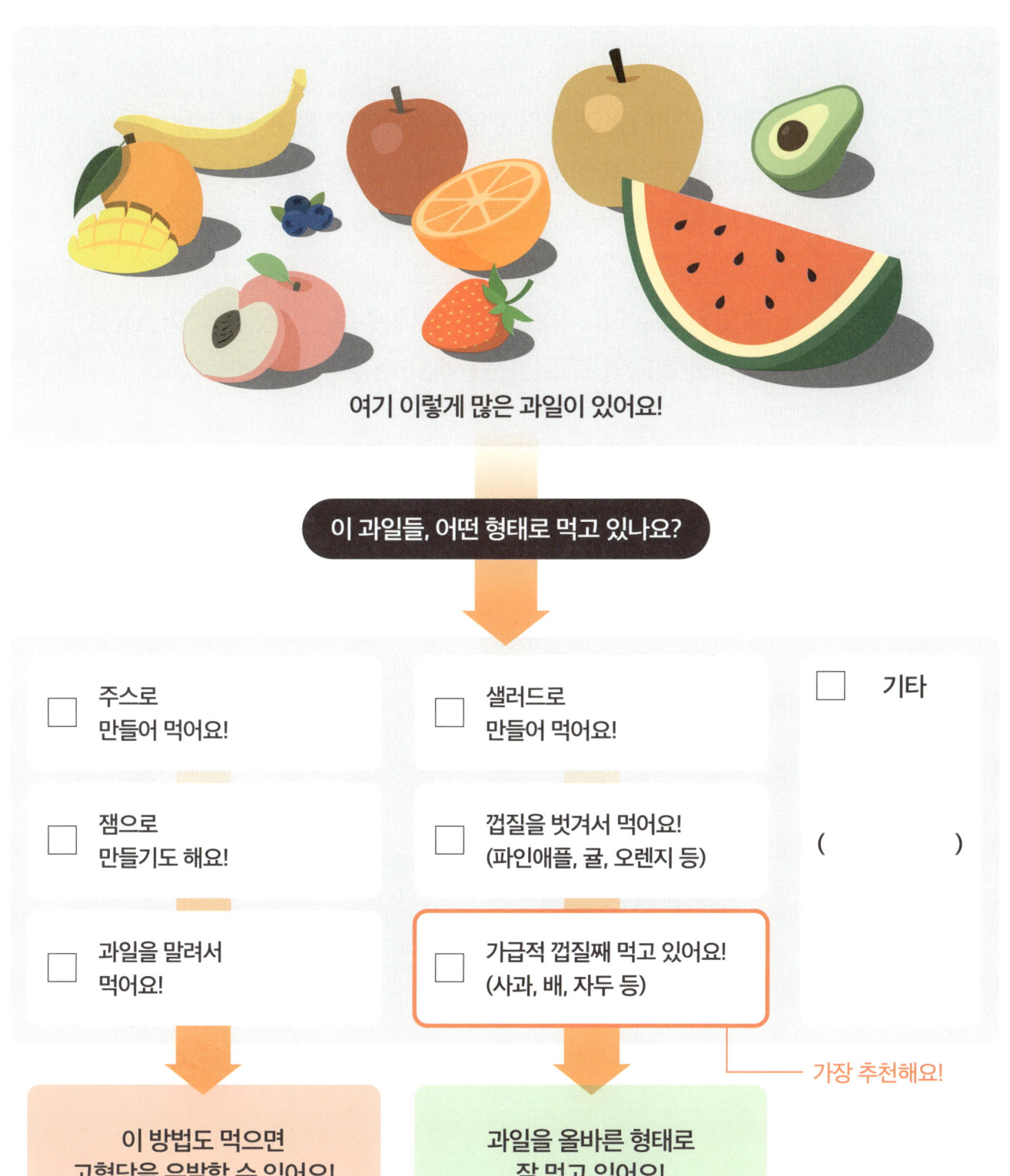

여기 이렇게 많은 과일이 있어요!

이 과일들, 어떤 형태로 먹고 있나요?

- ☐ 주스로 만들어 먹어요!
- ☐ 잼으로 만들기도 해요!
- ☐ 과일을 말려서 먹어요!

- ☐ 샐러드로 만들어 먹어요!
- ☐ 껍질을 벗겨서 먹어요! (파인애플, 귤, 오렌지 등)
- ☐ 가급적 껍질째 먹고 있어요! (사과, 배, 자두 등) — 가장 추천해요!

- ☐ 기타 ( )

→ 이 방법도 먹으면 고혈당을 유발할 수 있어요!

→ 과일을 올바른 형태로 잘 먹고 있어요!

4주차 : 글루어트 17강

STEP. 02　조언 받기

02 ── 과일의 효능

과일의 비타민과 식이섬유는 건강에 도움이 됩니다.
또한 과일의 파이토케미컬이라는 항산화 영양소는
노화 방지, 면역력 증진, 변비 예방에 도움을 줍니다.

과일의 껍질이나 씨앗, 과육 등에 주로 들어있는 식이섬유는
급격히 혈당이 오르는 것을 막아주는 역할을 하는데요.

따라서 과일은 갈거나 즙으로 먹는 것보다는
씨앗, 껍질째로 섭취하는 것이 좋습니다.

과일을 갈아먹으면 식이섬유는 파괴되고
혈당을 올리는 당류만 남아 덜 건강한 선택이 됩니다.

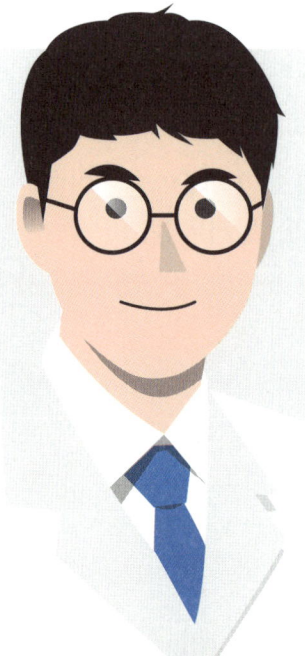

02 우리가 먹는 과일은 어떤 효능이 있나요?

과일의 영양소와 효능을 알려드릴게요!

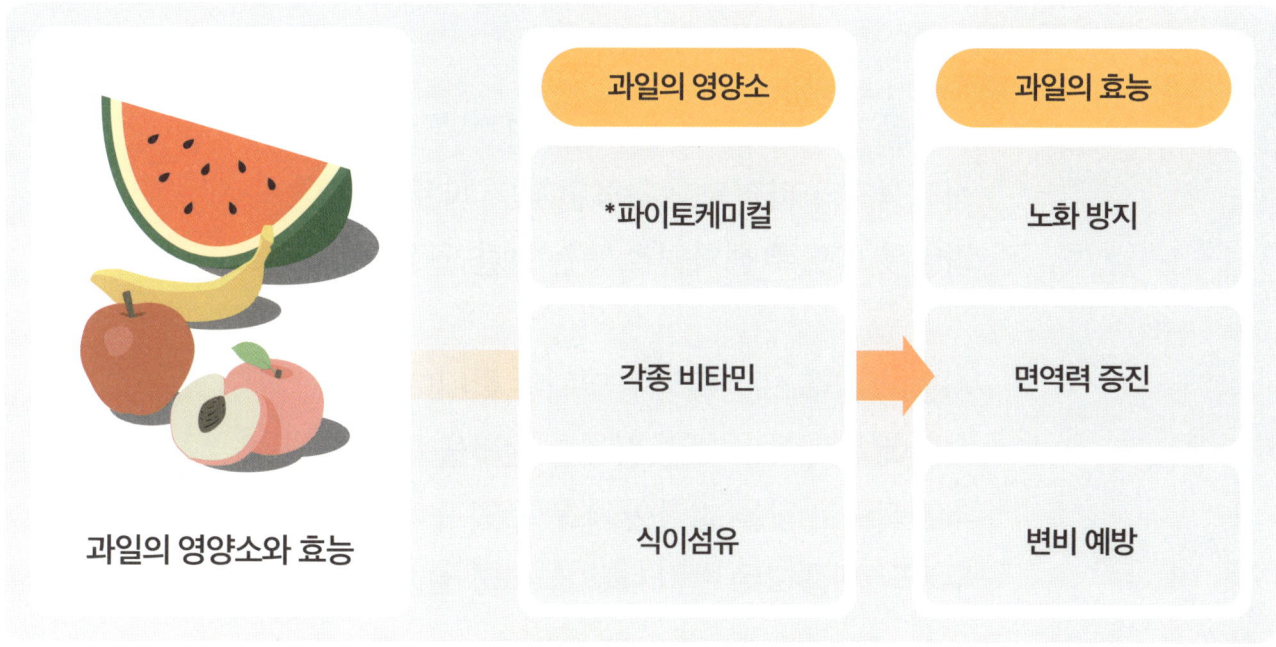

TIP 파이토케미컬이란?
식물에 포함된 항산화제 (노화 방지 및 면역력 증진을 도와요!)

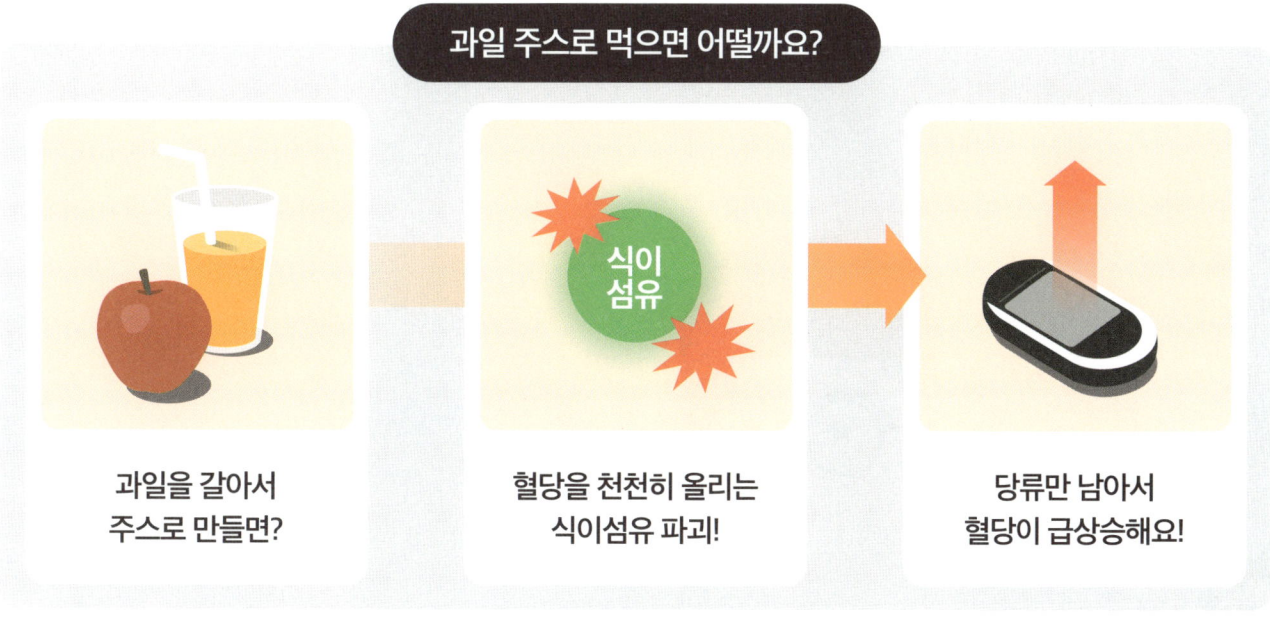

정답 : X

QUIZ 생과일 보다 과일주스를 먹으면 혈당이 천천히 올라서 체중감량에 좋다 (O / X)

STEP. 03　목표 설정하기

03 ── 주스 대신 생과일 먹기

과일을 주스나 즙 형태로 만들면
식이섬유가 파괴되고 당류만 남기 때문에
과일은 되도록 생과일로 먹는 것을 권장합니다.

시판 과일주스는 특히 주의해야 합니다.
시중에 판매하는 제품 중에는 단맛을 내기 위해
추가적으로 당을 첨가한 제품이 있기 때문에
무가당 제품으로 반컵 내외 섭취를 권장합니다.

또한 과일 통조림은 당류가 높아 가급적 피하되,
섭취해야 할 경우 국물을 최대한 버리고
과육만 1-2조각 정도만 섭취해 주세요.

03 체중 관리 시 과일을 건강하게 먹고 싶다면, '주스 대신 생과일 먹기'를 추천드립니다!

생과일과 과일주스 중에서 뭘 먹어야 할 지 알려드릴게요!

생과일과 과일주스 비교

생과일

딸기 (100 g 기준)

칼로리 : 34 kcal

당류 : 6.1 g

식이섬유 : 1.4 g

과일주스

(190 ml 기준) **딸기주스**

칼로리 : 110 kcal

당류 : 25 g

식이섬유 : 0 g

칼로리 약 3.2배
당류 약 4.1배 차이!

생과일을 먹더라도 식후에 바로 먹어요!
(다른 음식들과 같이 먹으면 혈당이 천천히 올라요!)

TIP 과일퓨레나 과일농축액은 설탕이 많이 들어 있어요.
과일 비율이 낮고 당류 함량이 높다는 점을 참고해 주세요! (100 g 기준 당류 약 50~60 g)

과일주스와 생과일 중 어떤 걸 먹을건가요?

☐ 식이섬유가 들어 있는 생과일을 먹을게요!

☐ 달달하고 맛있는 과일주스를 먹을래요!

☐ 뭘 먹어야 할 지 모르겠어요

STEP. 04 도움받기

04 ── 과일 유의 사항

과일주스 외에도 과일 섭취 시
주의해야 할 점이 있습니다.

잼이나 조림 형태는 설탕을
다량 사용하기 때문에 주의해야 합니다.

파파야, 용과, 리치와 같은 열대 과일은
일반 과일보다 당류 및 수분이 많고
식이섬유가 적기 때문에 과잉 섭취는 피해야 해요.

즉, 말랑말랑한 과일은 상대적으로
당류가 높고 식이섬유가 적기 때문에
식감이 단단하고 아삭한 과일을 추천드려요.

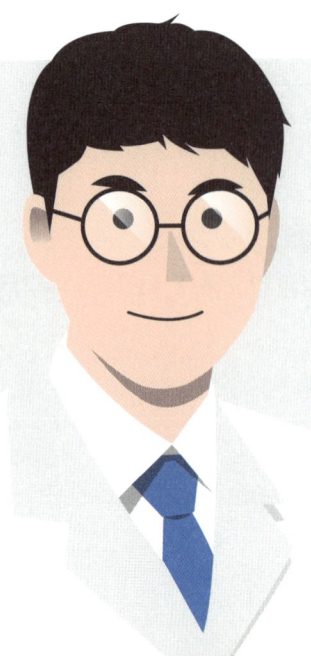

04 과일주스 외에도 이건 꼭 조심해야 해요!

과일주스 외에 주의할 점들을 알려드릴게요!

과일 주스 외 유의 사항

☐ 주스 외에 잼, 과일조림도 조심하기!

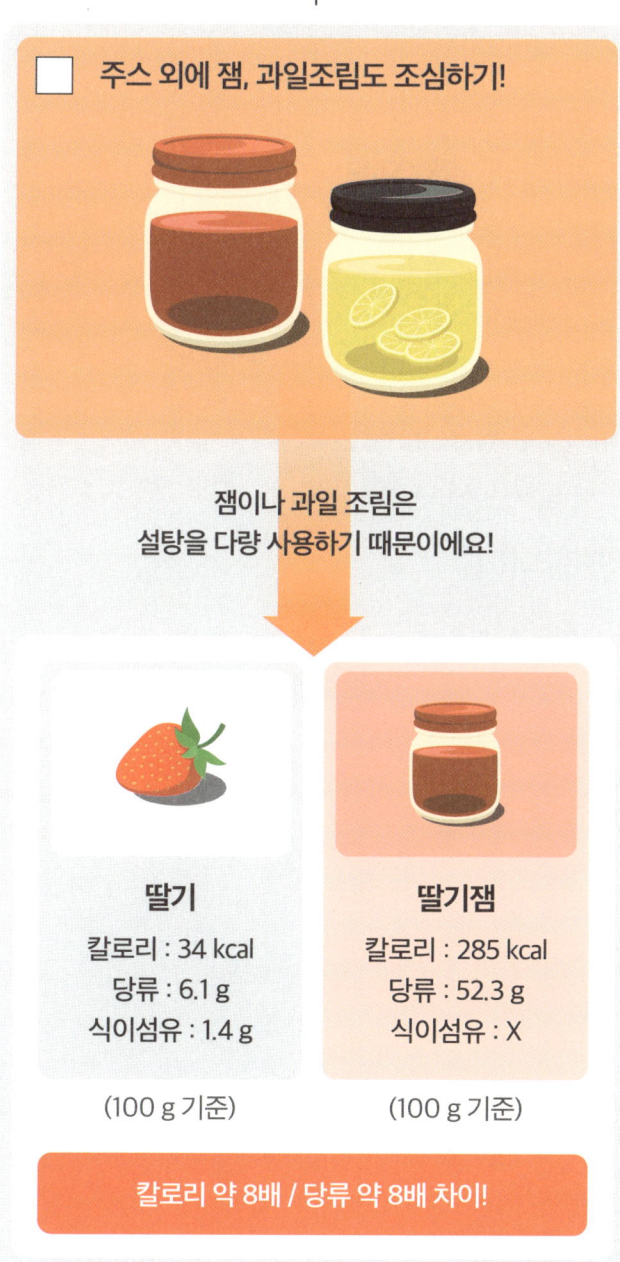

잼이나 과일 조림은
설탕을 다량 사용하기 때문이에요!

딸기
칼로리 : 34 kcal
당류 : 6.1 g
식이섬유 : 1.4 g
(100 g 기준)

딸기잼
칼로리 : 285 kcal
당류 : 52.3 g
식이섬유 : X
(100 g 기준)

칼로리 약 8배 / 당류 약 8배 차이!

☐ 열대과일은 과잉섭취 유의하기!

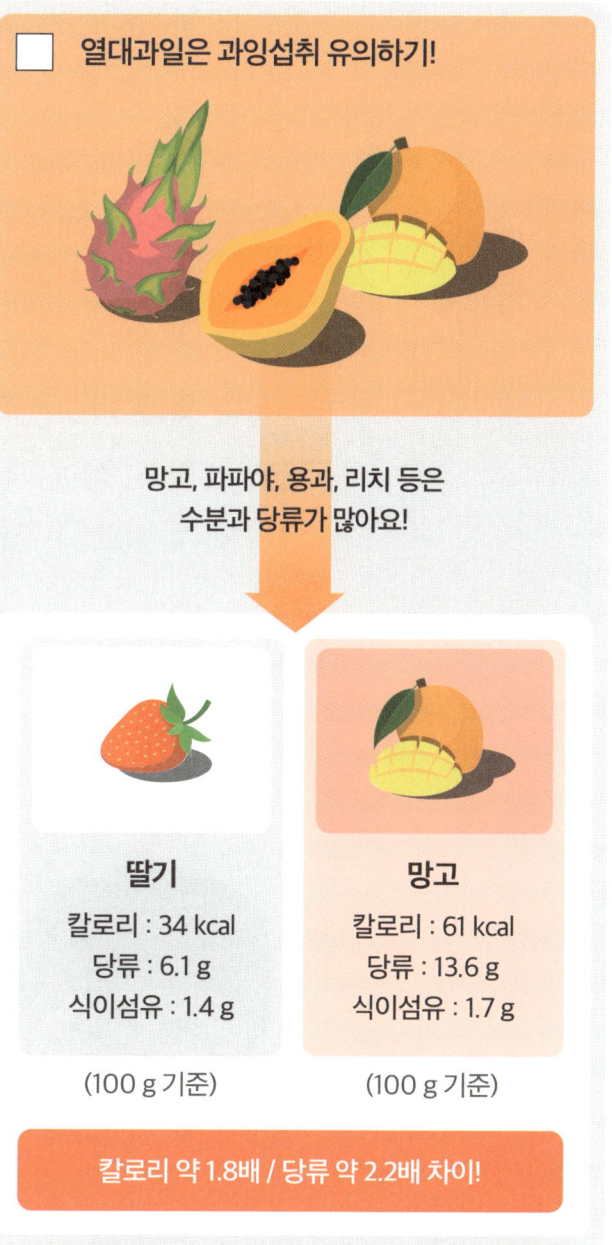

망고, 파파야, 용과, 리치 등은
수분과 당류가 많아요!

딸기
칼로리 : 34 kcal
당류 : 6.1 g
식이섬유 : 1.4 g
(100 g 기준)

망고
칼로리 : 61 kcal
당류 : 13.6 g
식이섬유 : 1.7 g
(100 g 기준)

칼로리 약 1.8배 / 당류 약 2.2배 차이!

이 중에서 지킬 수 있는 항목에 체크해 보세요!

STEP. 05　미션 도전하기

05 ── 건강한 과일 음료

과일 음료를 건강하게 마시는
꿀팁을 알려드리겠습니다.

무설탕 음료 믹스를 활용하거나
과일물을 직접 만들어 보세요.
혹은 과일향의 차를 마시는 것도 좋아요.

무설탕 음료 믹스는 체내에 흡수되지 않지만
과잉 섭취 시 장을 자극해 복통 및 설사를
유발할 수 있으니 주의해야 합니다.

과일을 활용한 저당 음료는 유통기한이 짧기 때문에
조금씩 자주 만들어 마셔야 해요.

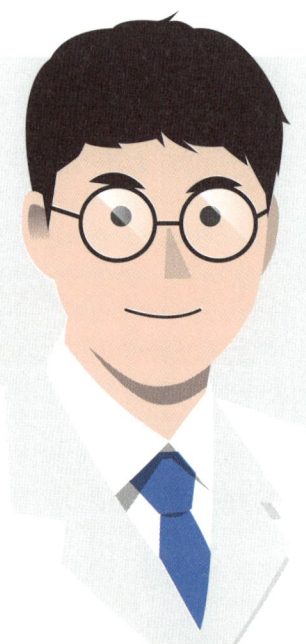

05 과일 음료도 건강하게 마시는 방법을 **알려드릴게요!**

과일주스 대신 이걸 마셔 보세요!

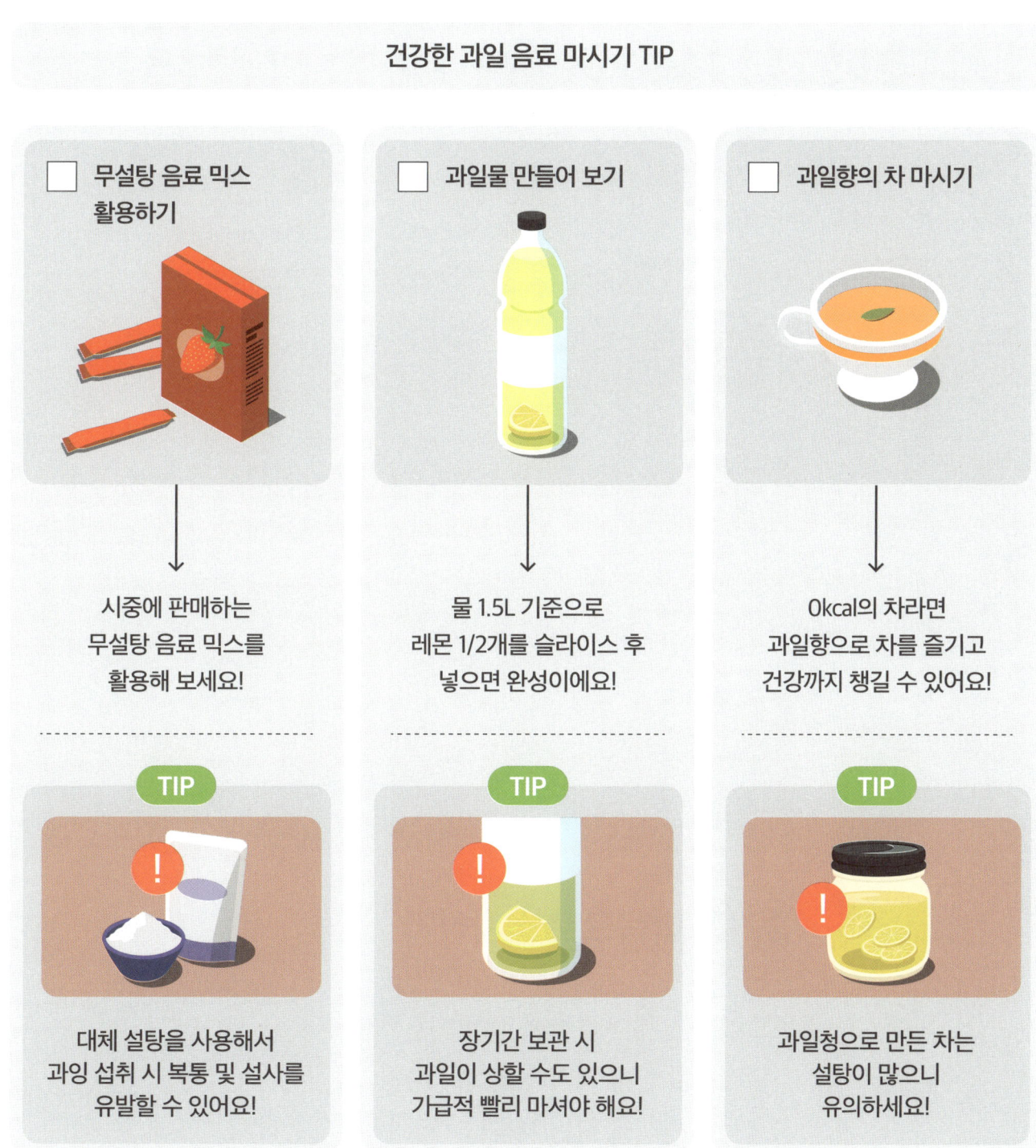

건강한 과일 음료 마시기 TIP

☐ 무설탕 음료 믹스 활용하기

시중에 판매하는 무설탕 음료 믹스를 활용해 보세요!

TIP 대체 설탕을 사용해서 과잉 섭취 시 복통 및 설사를 유발할 수 있어요!

☐ 과일물 만들어 보기

물 1.5L 기준으로 레몬 1/2개를 슬라이스 후 넣으면 완성이에요!

TIP 장기간 보관 시 과일이 상할 수도 있으니 가급적 빨리 마셔야 해요!

☐ 과일향의 차 마시기

0kcal의 차라면 과일향으로 차를 즐기고 건강까지 챙길 수 있어요!

TIP 과일청으로 만든 차는 설탕이 많으니 유의하세요!

주스 대신 마실 건강한 과일음료를 선택해 보세요!

글루어트 커리큘럼

DAY 18 스트레스 없이 식사하기

Mission 즐거운 마음으로 식사하기

스트레스는 체중 감량에 악영향을 미칩니다.
스트레스를 받을 때마다 과식을 하거나
자극적인 음식을 찾는 사람을 자주 볼 수 있는데요.
오늘은 스트레스를 해소하는 방법과 더불어
즐거운 마음으로 식사하는 방법을 소개하겠습니다.

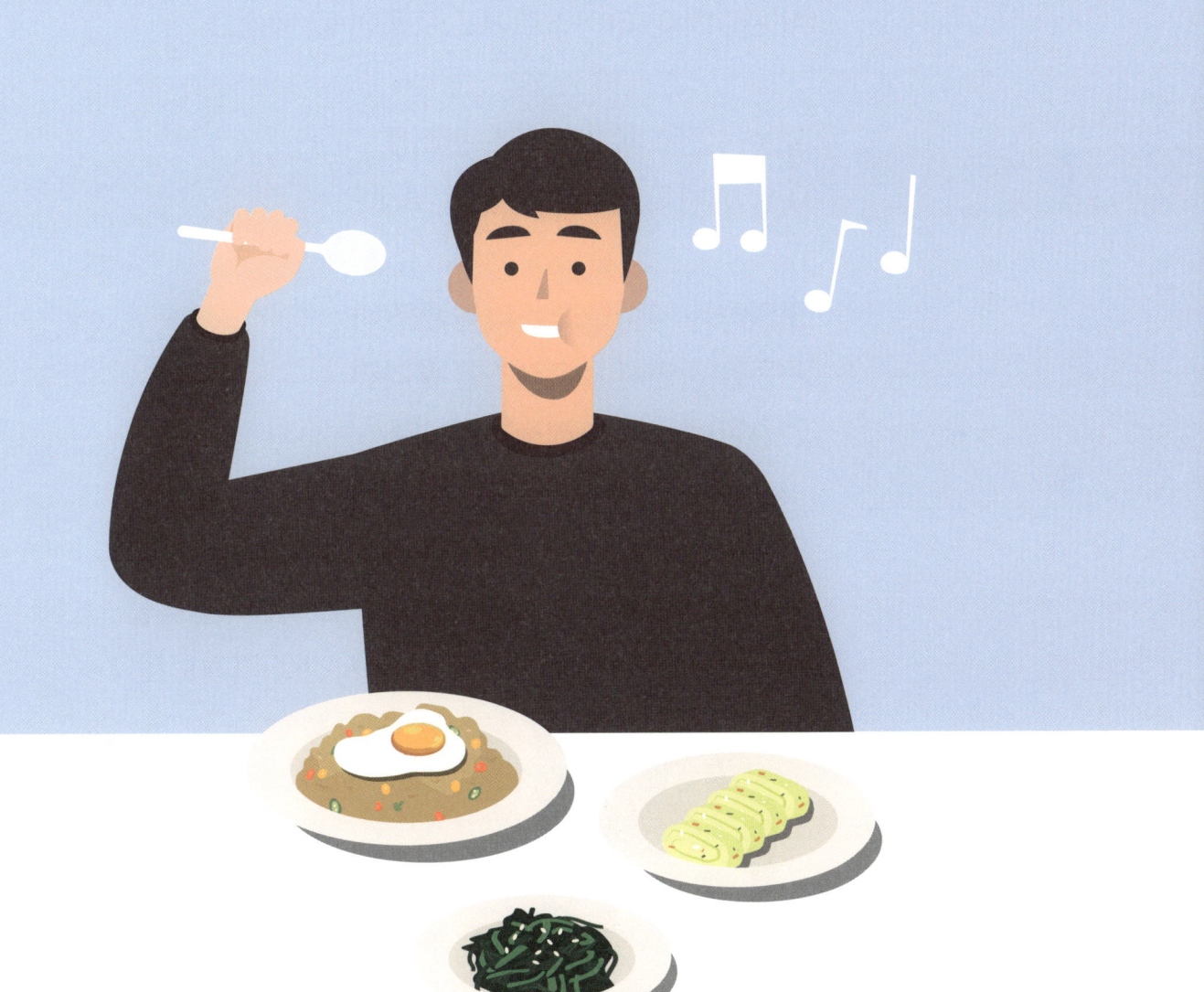

STEP. 01 평가하기

01 ── 스트레스 해소 유형

일상에서 스트레스를 안 받는 사람은 찾기 어렵습니다.
하지만 만병의 근원이라는 스트레스를
잘 관리해야 다이어트에도 도움이 될 텐데요.

오늘은 평소에 스트레스 관리를
어떻게 하고 있는지 확인해 보세요.

좋아하는 사람들과 수다를 떨거나
운동을 하면서 스트레스를 푼다면
건강한 스트레스 해소법입니다.

만약 스트레스를 음식으로 푸는 경향이 있다면,
여러분도 모르게 달고, 짜고, 매운 고칼로리 음식을
먹고 있지는 않은지 생각해 보는 시간을 가져보세요.

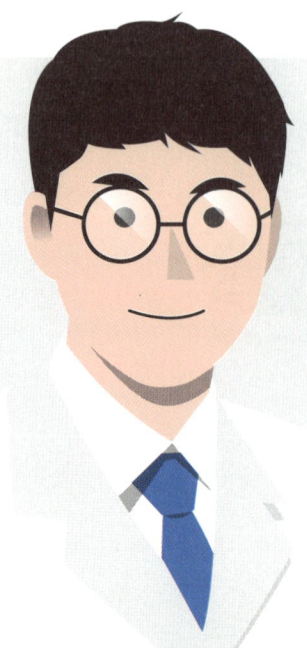

01 스트레스받을 때 **어떻게 대처하나요?**

스트레스가 심한 날은 어떻게 대처하고 식사하는지 알려주세요!

평소에 스트레스를 어떻게 대처하나요?

- [ ] 좋아하는 음악을 들어요
- [ ] 하루종일 잠을 푹 자면서 풀어요
- [ ] 운동이나 취미생활을 해요
- [ ] **스트레스를 음식으로 풀게 돼요**
- [ ] 좋아하는 향수나 룸 스프레이를 뿌려요
- [ ] 친구들이랑 수다를 떨어요
- [ ] 동네 산책을 즐겨요
- [ ] 기타 ( )

스트레스 받을 때 어떻게 식사하나요?

- [ ] 단 음식을 많이 먹어요
- [ ] 평소보다 폭식하게 돼요
- [ ] 식사를 아예 안 해요
- [ ] 평소랑 똑같아요
- [ ] 기름진 음식을 찾게 돼요
- [ ] 매운 음식을 찾게 돼요

- [ ] 기타 (_____)

STEP. 02 조언 받기

02 ── 스트레스와 체중 관리

일상의 스트레스를 제때 해결하지 못하면
식사 관리를 실패할 확률이 높아집니다.

스트레스를 받을 때 나오는 코티솔 호르몬은
혈당 안정화에 방해가 되기 때문에
체중 감량을 어렵게 할 수 있습니다.

또한 스트레스 상황에서 식사를 할 경우
평소보다 과식 및 폭식할 확률이 높아지는데요.

잦은 스트레스성 과식은 비만을 유발하고,
고혈압, 당뇨병, 고지혈증, 심근경색 등
각종 만성질환의 원인이 될 수 있습니다.

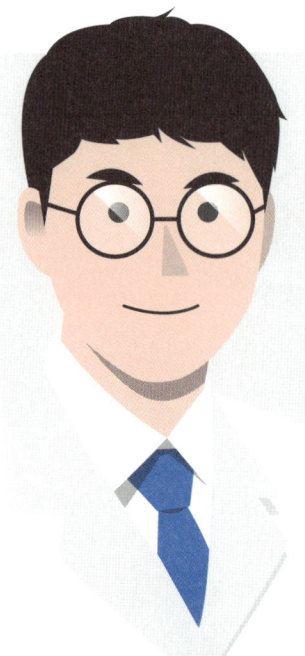

02 스트레스와 체중 감량의 **상관관계를 알려드릴게요!**

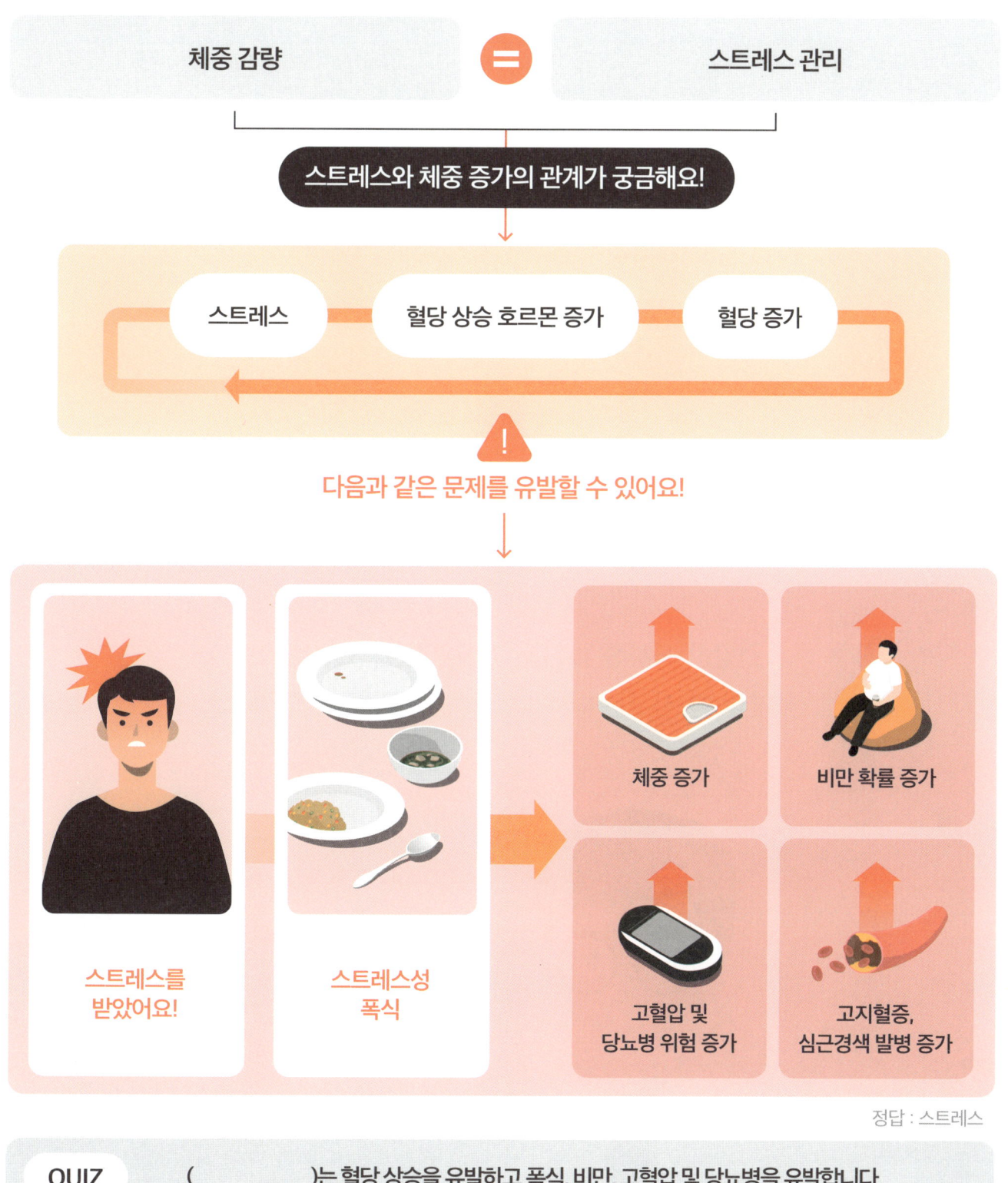

QUIZ ( )는 혈당 상승을 유발하고 폭식, 비만, 고혈압 및 당뇨병을 유발합니다.

정답 : 스트레스

> STEP. 03 목표 설정하기

03 ─── 즐거운 마음으로 식사하기

스트레스를 잠시 잊고, 즐겁게 식사를 하면
과식과 폭식을 자연스럽게 줄일 수 있습니다.

스트레스 상황에서 식사를 할 때는
입안의 음식의 맛과 향, 질감에만 집중해 보세요.
음식의 오묘한 맛은 스트레스를 잠시 잊게 해줍니다.

좋아하는 사람과 식사를 해보세요.
좋아하는 사람과의 기분 좋은 식사는
스트레스 해소에 도움이 됩니다.

건강한 식사를 즐기는 것에 기쁨을 느껴보세요.
건강한 식사는 나를 대접하는 건강한 방법입니다.

03 스트레스성 폭식을 해결하고 싶다면, '즐거운 마음으로 식사하기'를 추천드립니다!

즐거운 마음으로 식사하면 체중 감량에 도움을 줘요!

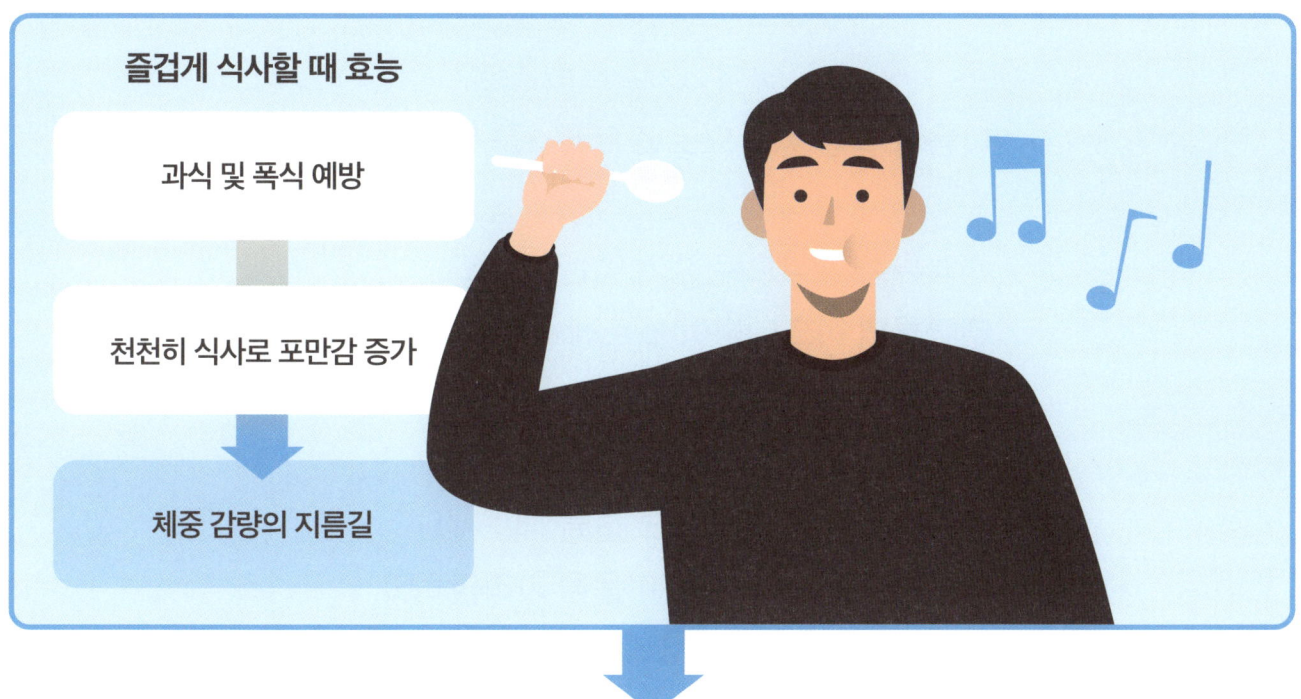

즐겁게 식사할 때 효능
- 과식 및 폭식 예방
- 천천히 식사로 포만감 증가
- 체중 감량의 지름길

즐겁게 먹기 위한 방법

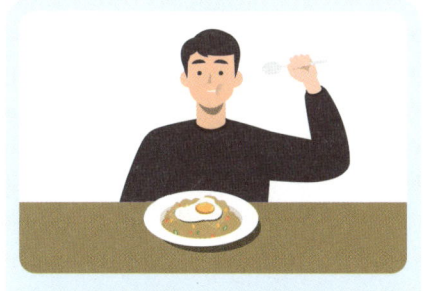

식사에만 집중하기

스트레스 상황 대신 식사에만 집중하세요!

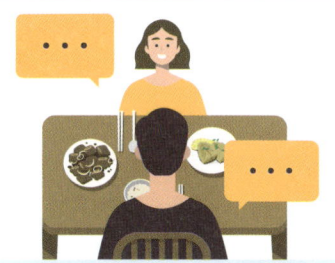

좋은 사람과 식사 자리 가지기

좋아하는 사람과 좋은 기운을 나누며 식사하세요!

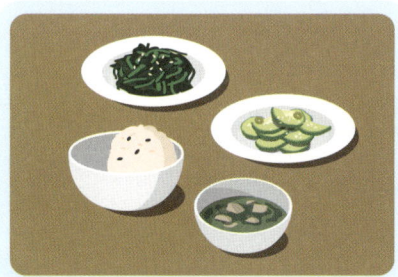

건강한 식사 챙겨 먹기

당류 가득 식사는 맛있지만 스트레스를 유발해요!

앞으로 식사할 때 즐거운 마음으로 먹을 건가요?

☐ 네! 체중 관리를 위해 스트레스 없이 먹을래요!

☐ 아니요. 식사 자체가 스트레스에요

☐ 어떻게 먹을지 잘 모르겠어요.

STEP. 04 도움받기

04 —— 스트레스 해소 방법

다음과 같은 행동으로 스트레스를 완화해 보세요

견과류를 간식으로 챙겨 먹는 거예요.
견과류의 마그네슘이 스트레스 완화에
도움을 주기 때문이에요.

스트레스가 심할 때 심호흡을 해보세요.
나의 감정을 바라보며 마음을 가라앉히고,
가벼운 산책을 즐겨 보세요.

스트레스가 정말 심하다면 아무 생각 없이
푹 쉬며 휴식에 몰두하는 것을 추천드려요.

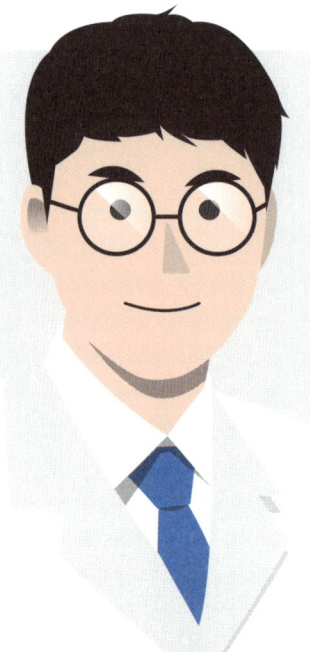

04 스트레스받을 때 이런 행동을 따라 해 보세요!

체중증가의 원인인 스트레스를 줄여보세요!

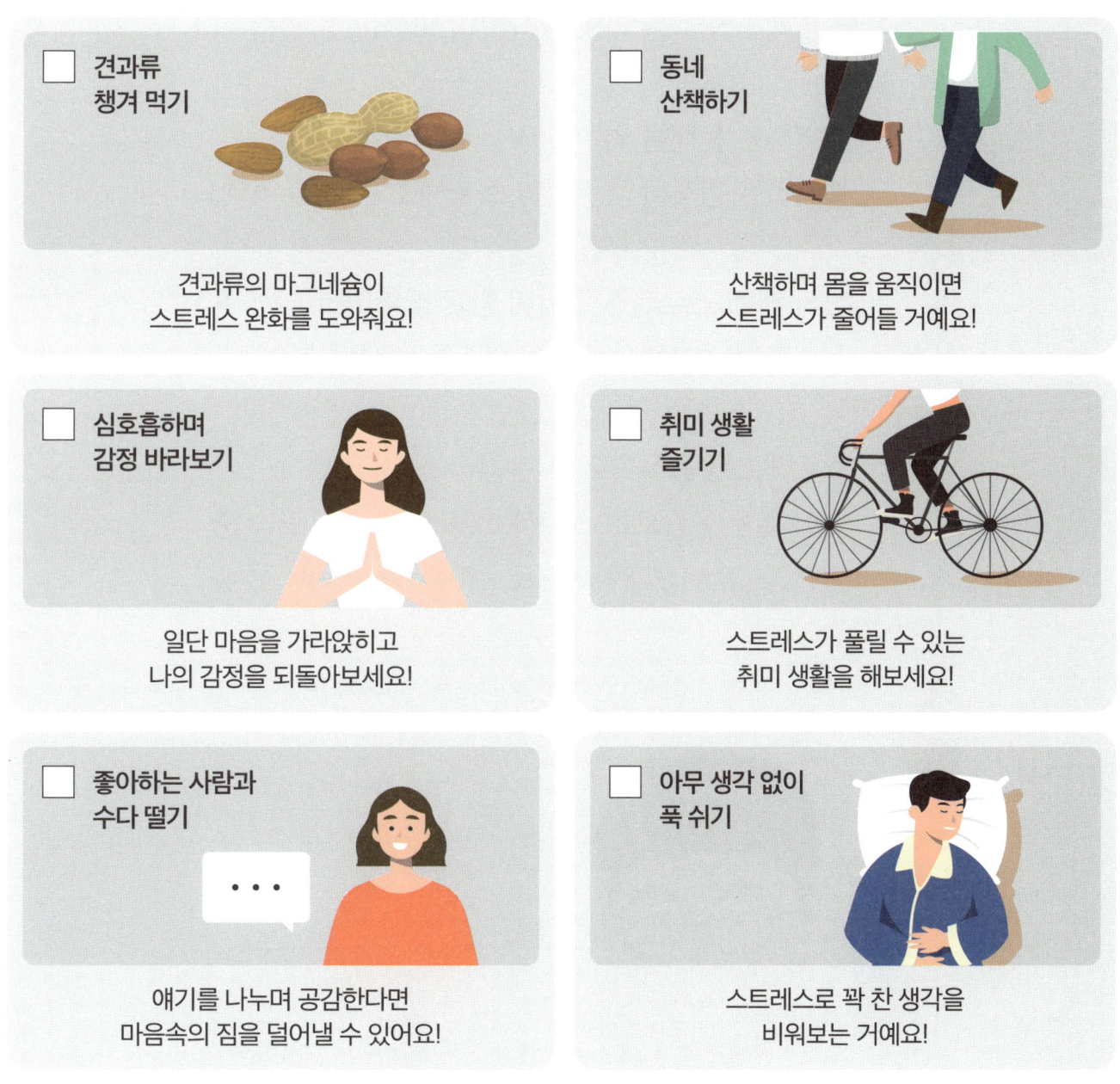

스트레스 완화 방법 목록

☐ 견과류 챙겨 먹기
견과류의 마그네슘이 스트레스 완화를 도와줘요!

☐ 동네 산책하기
산책하며 몸을 움직이면 스트레스가 줄어들 거예요!

☐ 심호흡하며 감정 바라보기
일단 마음을 가라앉히고 나의 감정을 되돌아보세요!

☐ 취미 생활 즐기기
스트레스가 풀릴 수 있는 취미 생활을 해보세요!

☐ 좋아하는 사람과 수다 떨기
얘기를 나누며 공감한다면 마음속의 짐을 덜어낼 수 있어요!

☐ 아무 생각 없이 푹 쉬기
스트레스로 꽉 찬 생각을 비워보는 거예요!

이 중에서 실천할 항목에 체크해 보세요!

STEP. 05 미션 도전하기

05 ── 식사 스트레스 상황 해결

즐거운 마음으로 식사를 하고 싶은 마음과 상관없이
스트레스를 주는 다양한 상황이 발생할 수 있습니다.

싫어하는 음식을 억지로 먹는 상황이라면?
좋아하는 음식을 주문하면 스트레스가 덜 할 거예요.

식사 전에 스트레스를 많이 받은 상황이라면?
심호흡이나 산책으로 스트레스를 달래보세요.

스트레스를 음식으로 푸는 경우가 잦다면?
음식 혹은 운동으로 스트레스를 푸는 나의 모습 중
어떤 모습이 더 매력적으로 보이는지 생각해 보세요.

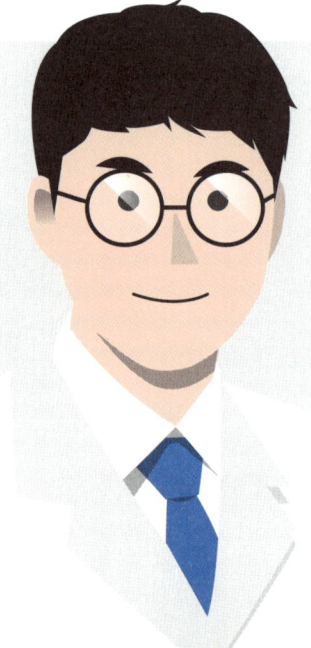

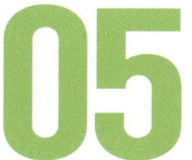

05 식사할 때 스트레스받는 상황을 **해결해 보세요!**

식사 시 스트레스받을 때 이렇게 행동해 보세요!

식사에서 스트레스받는 부분 차단하기

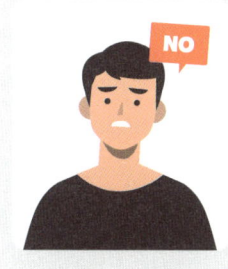
싫어하는 음식을 억지로 먹는 상황이에요!

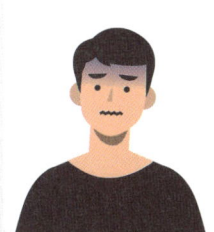
지금 먹는 밥이 너무 맛없어요!

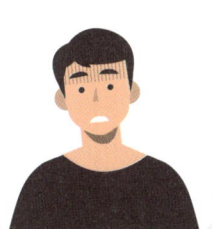
식욕 자체가 없어요!

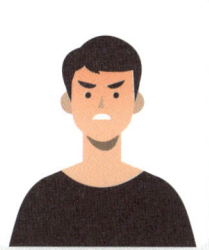
식전에 스트레스를 많이 받았어요!

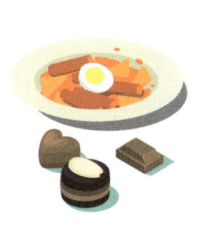
스트레스를 음식으로 풀어요

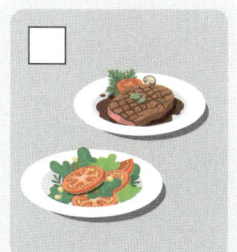
☐ 싫어하는 음식 외에 좋아하는 음식도 같이 주문하세요!

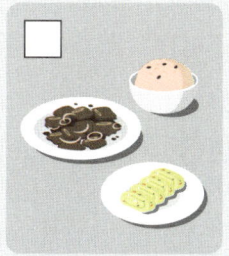
☐ 다음 식사는 좋아하는 음식으로 먹어요!

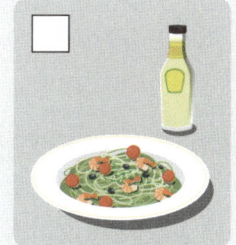
☐ 식초를 활용한 음식을 먹으면 식욕이 생길 거예요!

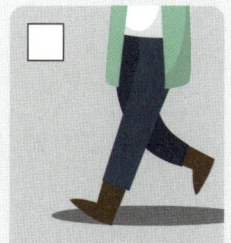
☐ 식사 전에 심호흡이나 산책 후 식사하세요!

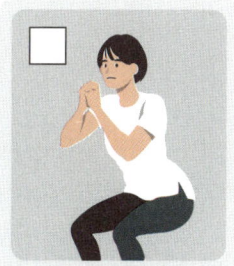
☐ 스트레스받을 때 음식 대신 운동하세요!

식사 때 느끼는 스트레스를 어떻게 해소할지 체크해 보세요!

글루어트 커리큘럼

DAY 19

숟가락 내려 놓기, 식사 마치기

Mission 배부르기 전에 숟가락 내려놓기

다이어트를 하면 평소보다 허기진 느낌이 듭니다.
식욕을 참다 보면 어느 순간 폭발해서
과식 후 자책하며 후회하는 분들이 많은데요.
오늘은 폭식이 아닌 기분 좋은 포만감을 주는
적절한 식사량에 대해 알려드리겠습니다.

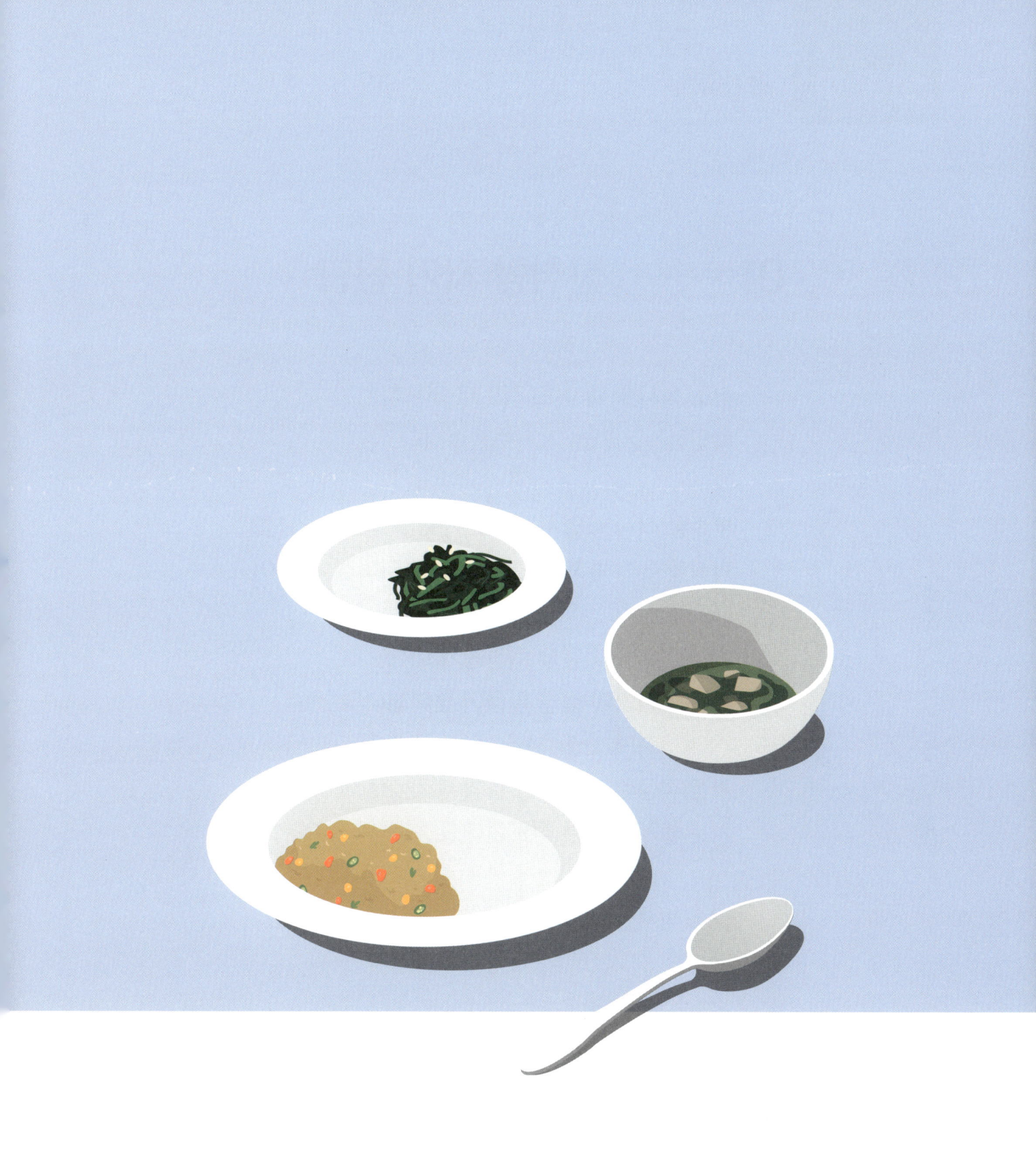

STEP. 01　평가하기

01 ── 섭취량 자가 진단

평소 식사할 때 어느 정도로 먹는지
확인하는 시간을 가져보겠습니다.

부족한 식사는 일시적으로 체중을 감소 시키지만,
과식을 유발해 체중 조절 실패로 이어질 수 있어요.

반대로 과식할 경우 체중증가 외에
각종 성인병에 걸릴 확률이 높아집니다.

가장 적당한 식사량은 살짝 배가 고프거나
기분 좋게 배부른 정도인데요.

평소 식사할 때의 배부름 정도를 생각해보세요.

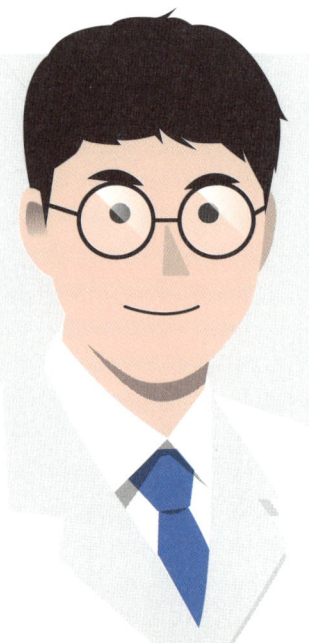

01 어떤 상태가 될 때까지 **밥을 먹나요?**

밥 먹을 때 얼마나 많이 먹는지 체크해 보세요!

식사할 때 얼마만큼 많이 먹나요?

- 어지럽고 머리가 아파서 집중할 수 없어요 ☐
- 매사에 짜증이 나고 신경질이 나요. 속도 안 좋고요 ☐

→ 너무 부족해요! 좀 더 먹어야 해요.

- 살짝 배고픔이 느낄 정도로 먹어요 ☐
- 맛있는 음식이 생각날 정도예요 ☐
- 배고프진 않지만, 그렇다고 배부르지 않아요 ☐
- 기분 좋게 배불러요 ☐

→ 적당량을 잘 먹고 있어요!

- 몸에서 '먹지 마!' 신호는 느끼는데, 계속 먹고 싶어요 ☐
- 배가 찢어질 것 같아요 ☐
- 몸이 무겁고, 옷이 꽉 조이는 느낌이에요 ☐
- 위랑 배가 꽉 차서 속도 불편하고, 음식만 보면 울렁거릴 정도예요 ☐

→ 과식할 정도로 너무 많이 먹어요! 양을 줄여야 해요.

평소 식사를 마친 후의 나의 모습에 체크해 보세요!

STEP. 02　조언 받기

02 ─── 식사량의 중요성

건강에 좋은 잡곡밥을 선택하더라도
체중 감량을 원한다면 적절히 섭취해야 합니다.

잡곡밥 1/2공기에는
약 37 g의 탄수화물이 들어 있습니다.

하루 탄수화물의 평균 필요량은 100 g이며,
1/2공기 정도씩 하루 3번 밥을 섭취할 경우
적정 필요 수준의 탄수화물을 섭취할 수 있어요.

필요 이상으로 밥을 섭취할 경우에
혈당은 급상승하고, 과도한 인슐린 분비를 유발해
체중을 증가시키게 됩니다.

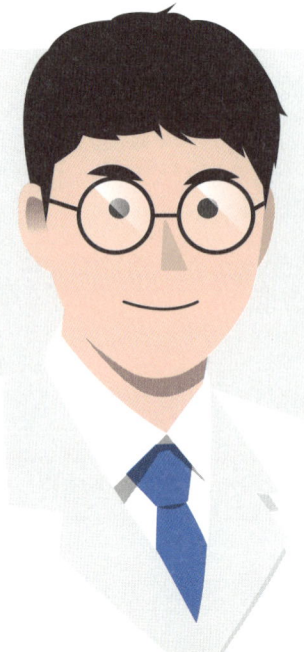

02 건강식이라 해도 식사량을 주의해야 해요!

같은 음식이라도 섭취량에 따라 달라요!

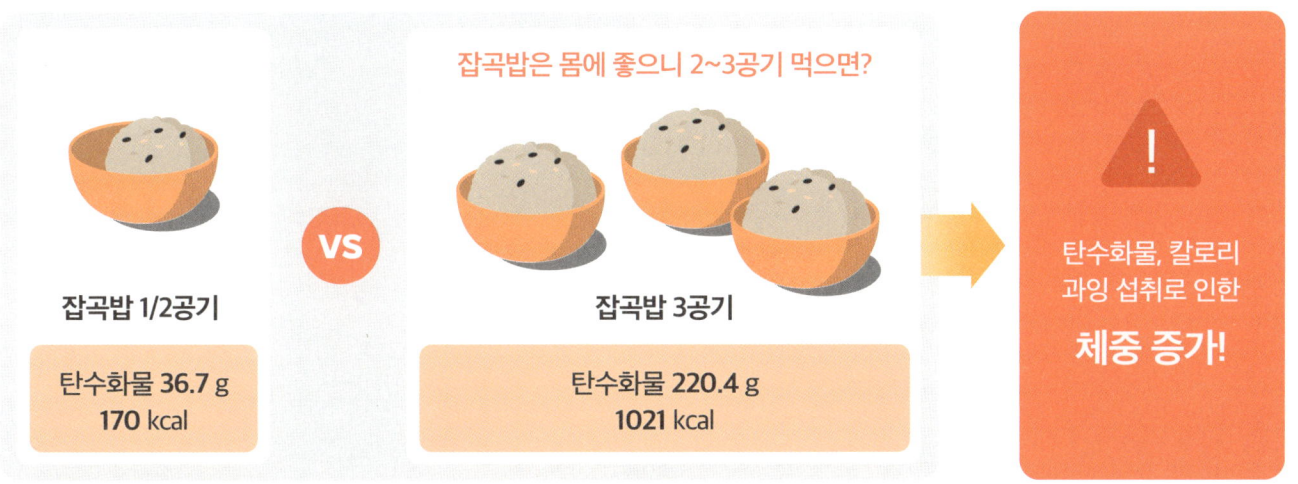

외식을 예를 들어 설명할게요!

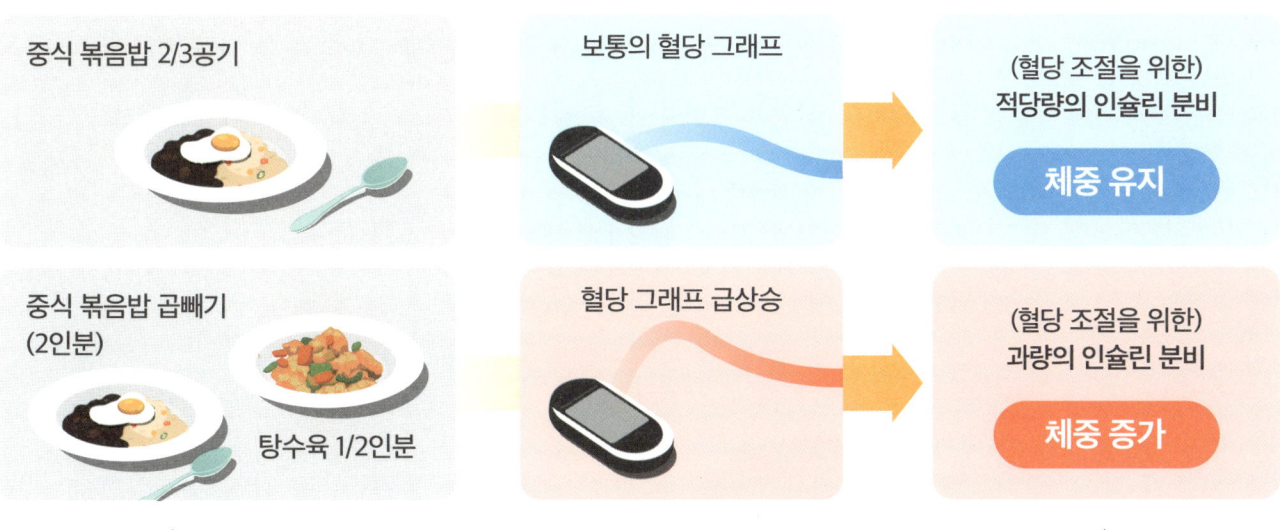

과식 시 탄수화물을 지방으로 바뀌게 하는 인슐린 호르몬이 많이 나오니까 양 조절이 필요해요!

앞으로 체중감량을 위해 식사량을 조절하실 건가요?

☐ 인슐린 과다 분비로 인한 체중증가 때문에 양 조절 할게요!

☐ 원래부터 식사량 조절을 신경 쓰면서 먹었어요.

☐ 원래 먹던 것처럼 양껏 먹을 생각이에요.

STEP. 03　목표 설정하기

03 ── 배부르면 숟가락 놓기

배부르기 전에 숟가락을 내려놓으면
자연스럽게 체중을 감량할 수 있습니다.

방법은 정말 간단한데요.
배부름을 느끼기 전이나 살짝 배부른 느낌이 들 때
바로 숟가락을 내려 놓는 거예요.

배고프지 않을까 걱정할 수 있지만
시간이 지나면 포만감이 생기기 때문에
고민하지 않아도 됩니다.

여기에 식사를 20분 이상 천천히 먹는다면
저절로 식사량을 조절할 수 있어요.

03 식사량을 조절해 체중 감량하고 싶다면, '배부르기 전에 숟가락 내려놓기'를 추천드립니다!

양조절을 위해 배부르기 전에 숟가락을 내려놓으세요!

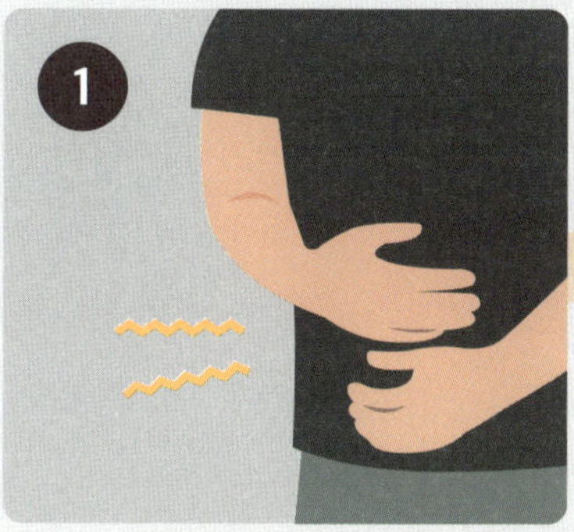

1 배고픔 (적당히)

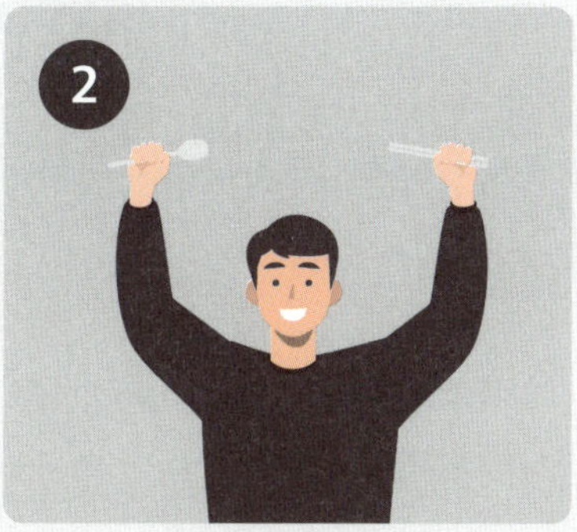

2 식사하기 (천천히)

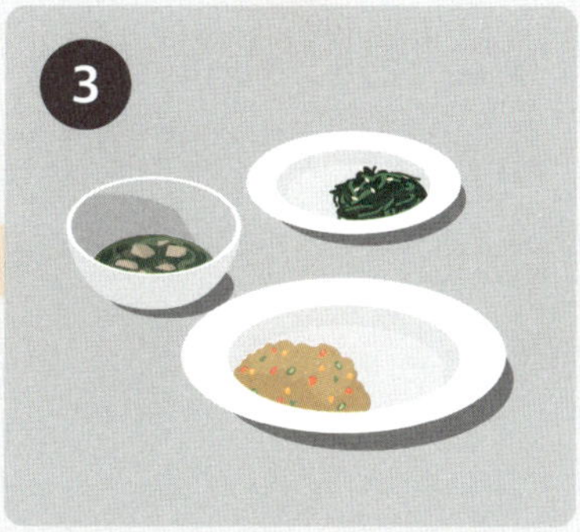

3 배부름을 느끼기 전 (적절히)

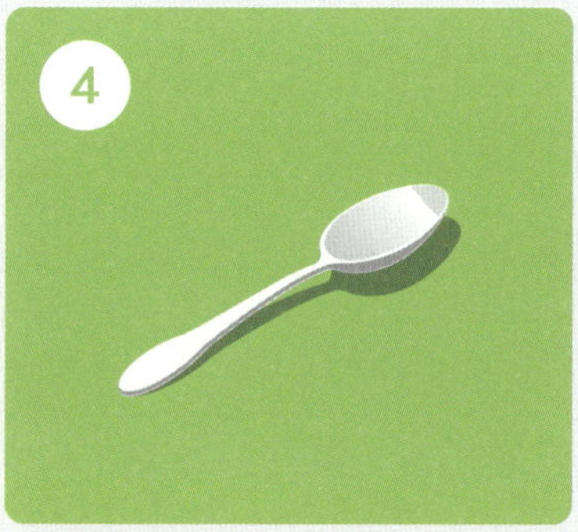

4 숟가락 내려놓기 (기분 좋게)

배부르기 전에 식사를 내려놓더라도 시간이 지나면 포만감이 생겨요!

식사량 조절도 하고 체중 감량도 할 수 있어요!

식사 시 양 조절을 위해 (배부르기 전에 / 배가 부를 때) 숟가락을 내려 놓을게요!

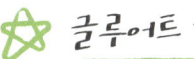 글루어트 꿀팁

TIP

배부르기 전의 느낌을 어떻게 알 수 있나요?

기분 좋게 배부르거나 음식을 좀 더 먹어도 되겠다 싶을 정도를 느끼면 숟가락을 내려놓으세요!

식사는 몇 분 동안 해야 하나요?

최소 20분 동안 식사한다 생각하면서 천천히 식사하기를 추천드려요!

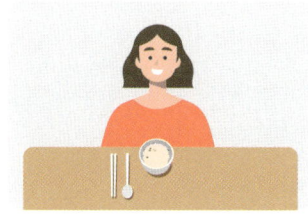

4주차 : 글루어트 19강

STEP. 04 도움받기

04 ─── 식사량 조절 TIP

일상에서 식사량을 조절하는 TIP을
알려드리겠습니다.

직접 음식을 만들어 먹고,
적당량을 본래 그릇에 담아서 먹으면
자연스럽게 양 조절을 할 수 있어요.

식사할 때 채소부터 먹으면서
급격한 혈당 상승을 예방하고,
재료 본연의 맛을 음미하며 천천히 먹으면
과식 방지에 도움을 줍니다.

오른쪽의 상황별 식사량 조절 TIP을 살펴보고,
과식하는 상황을 예방해보세요.

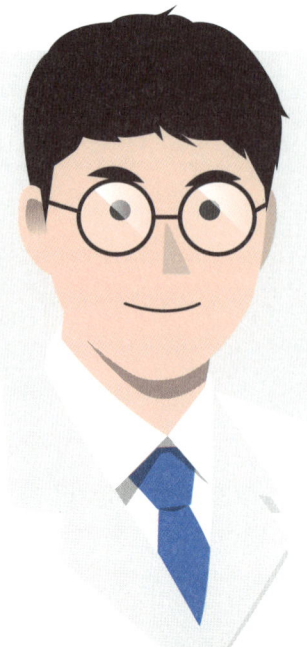

04 일상에서 식사량을 **조절하는 방법이에요!**

식사량 조절 TIP을 알려드릴게요!

상황별 식사량 조절 TIP

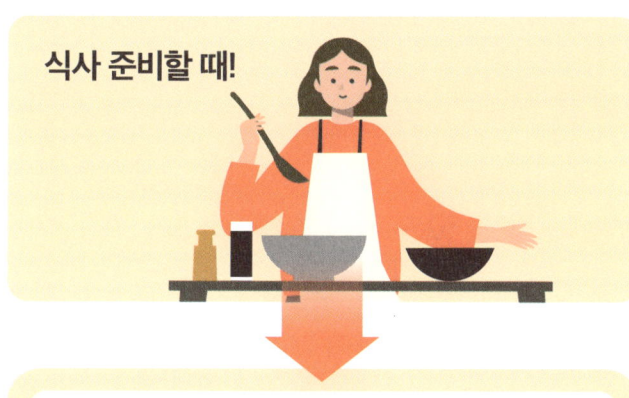

식사 준비할 때!

☐ 직접 음식을 준비해서 먹기

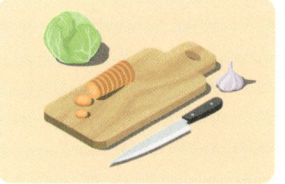

직접 만들어 먹으면 자연스럽게 양 조절이 가능해요!

☐ 음식을 한꺼번에 많이 만들지 않기

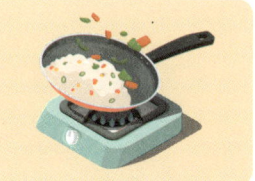

음식을 먹을 만큼만 만들어 먹으세요!

☐ 음식의 본래 그릇에 담아 먹기

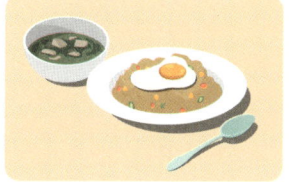

음식에 맞는 그릇에 담아 먹는 것을 권장드려요!

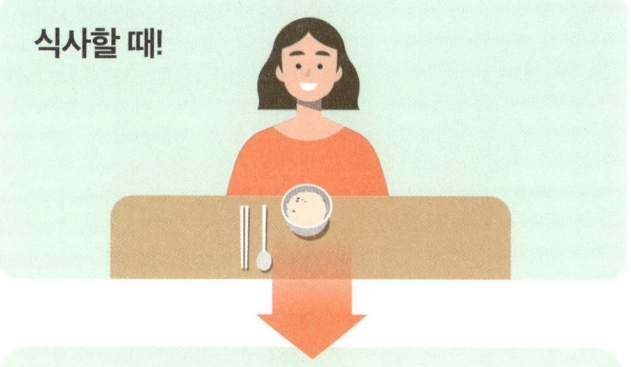

식사할 때!

☐ 채소부터 먼저 먹기

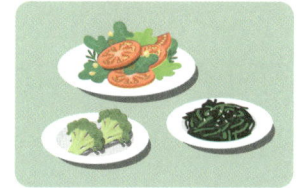

채소 반찬이나 쌈채소가 있으면 먼저 먹어 보세요!

☐ 음식 맛을 느끼며 천천히 먹기

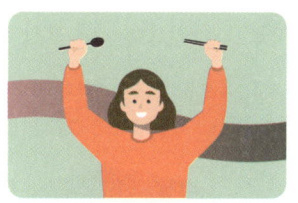

음식 맛을 하나하나 느끼면서 천천히 먹어요!

☐ 최소 20번 이상 꼭꼭 씹어 먹기

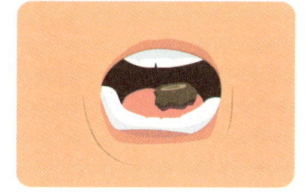

꼭꼭 씹어 먹기는 과식 방지에 도움을 줘요!

이 중에서 실천할 수 있는 부분을 체크해 보세요!

STEP. 05　미션 도전하기

05 ── 진짜 배고픔 가짜 배고픔

식사량을 조절할 때
진짜 배고픔과 가짜 배고픔을 구별해야 합니다.

식사한 지 얼마 되지 않았는데 배가 고프거나,
맵거나 짠 특정 자극적인 음식이 마구 당기거나,
스트레스 상황에서 배가 고플 때는
가짜 배고픔 일 수 있어요.

진짜 배고픔은 시간이 지날수록 배고픔이 커지거나,
식사를 하고 싶은 욕구가 생기거나 배에서 꼬르륵 소리가
납니다. 또한 음식을 먹은 후에 행복하고 만족스럽습니다.

즉, 나의 배고픔이 무엇인지 잘 파악할 수 있다면
식사량 조절과 체중 관리가 좀 더 쉬워져요.

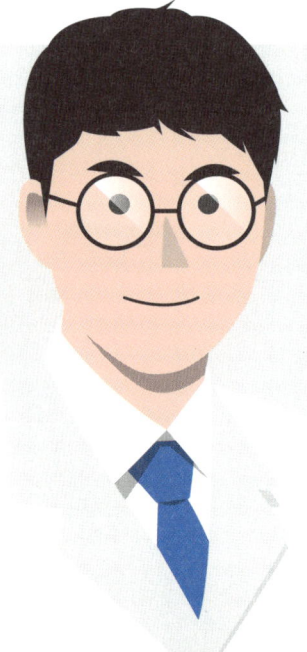

05 진짜 배고픔과 가짜 배고픔을 **확인해 보세요!**

식사 전에 정말 배고픈지 아닌지 확인하고 먹어야 해요!

가짜 배고픔

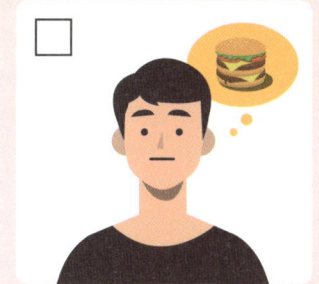
식사한 지 얼마 안 됐는데 배가 고파요.

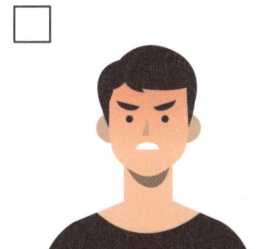
스트레스를 받는 상황이면 배고픔이 심해져요

달거나 자극적인 특정 음식이 먹고 싶어져요.

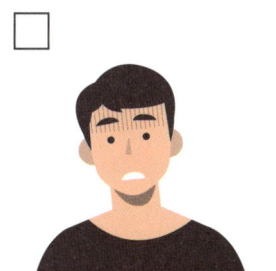
음식을 먹어도 먹은 느낌이 안 들어요.

진짜 배고픔

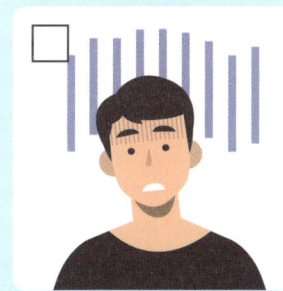
시간이 지날수록 배가 너무 고파서 힘들어요.

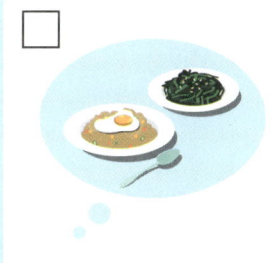
뭐라도 먹어야겠다는 욕구가 생겨요.

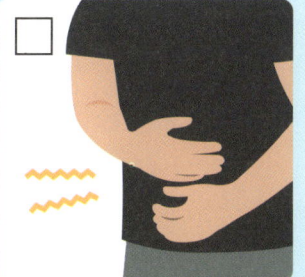
배에서 꼬르륵 소리가 나고 배고픈 느낌이에요.

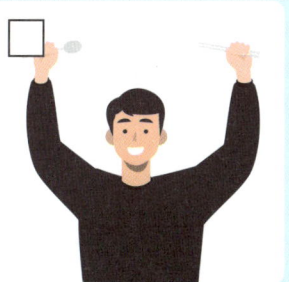
음식을 먹을 때 행복하고 만족스러운 느낌이에요.

진짜 배고픔, 가짜 배고픔인지 확인 후 식사량을 조절하세요!

TIP 진짜 배고픔, 가짜 배고픔을 쉽게 구분하는 방법이 있나요?
→ 물 한 잔을 마셔보세요. 만약 한 잔 마시니 배가 찬 느낌이라면 가짜 배고픔, 배고픔이 심해지면 진짜 배고픔이에요!

앞으로 (진짜 배고픔 / 가짜 배고픔   )일때 적당량 식사할게요!

글루어트 커리큘럼

DAY 20　글루어트 습관 성형

Mission　나만의 다이어트 습관 만들기

혈당 관리를 통한 체중 감량의 여정은 어떠셨나요?
혈당 관리와 체중의 상관관계를 알고, 실천만 한다면
앞으로 언제든 체중 감량에 성공할 수 있습니다.
오늘은 그동안 배운 내용을 바탕으로
나만의 다이어트 습관을 만드는 시간을 가져보겠습니다.

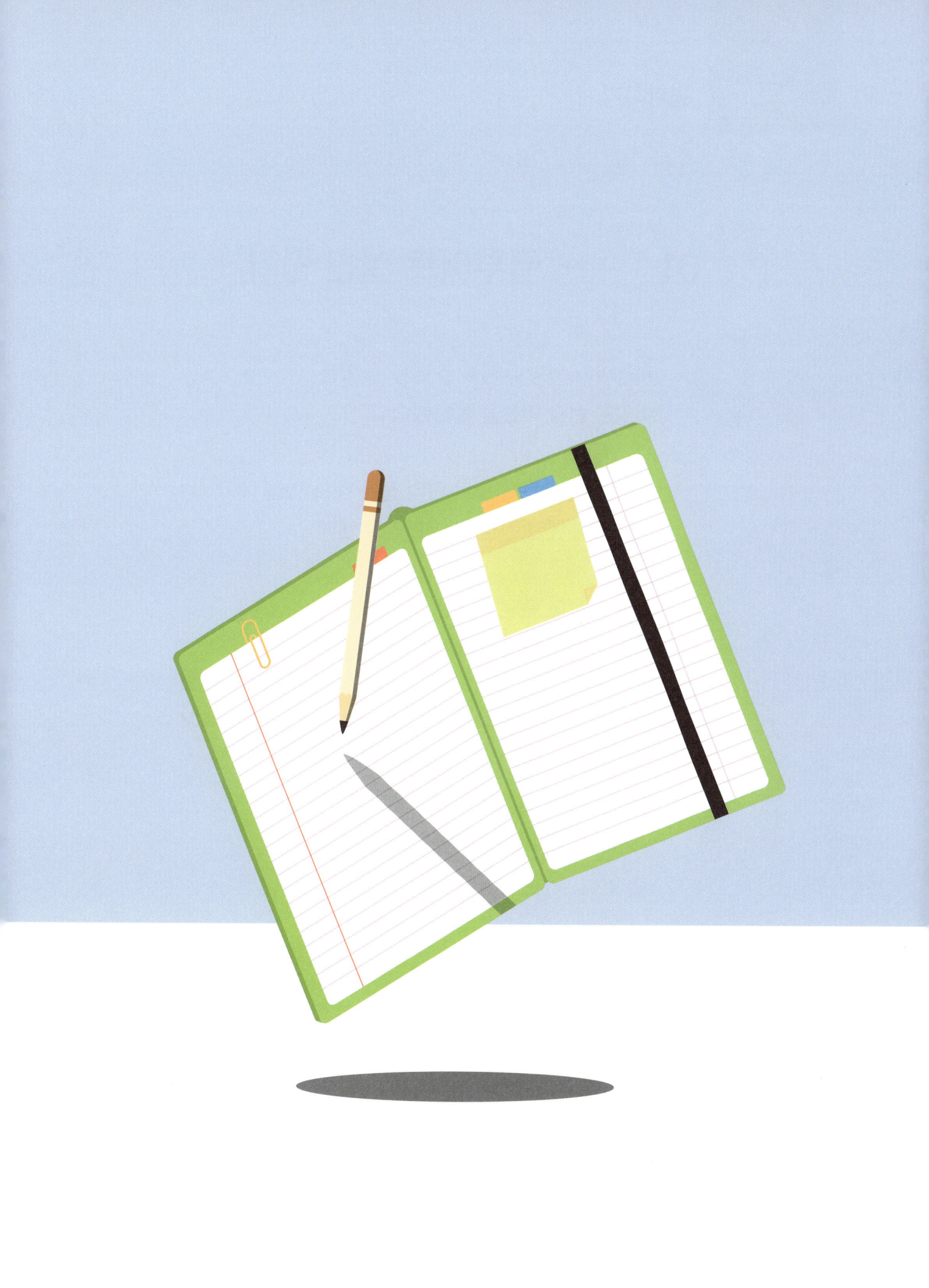

STEP. 01 평가하기

01 ── 글루어트 실천 평가

지금까지 혈당 수치를 조절할 수 있는
수많은 건강 미션을 실천했습니다.

건강 미션 중 습관으로 자리 잡은 것도 있을 테고,
다소 미흡했던 건강 미션도 있을 텐데요.

가장 도움이 됐던 미션은 어떤 것이 있었나요?
지난 미션들을 돌아보며 셀프 점수를 매겨 보세요.

점수가 좋다면, 앞으로도 좋은 습관을 잘 유지해 주세요.

만약 점수가 낮게 나왔어도 괜찮습니다.
다시금 건강 미션을 실천하면 되니까요.

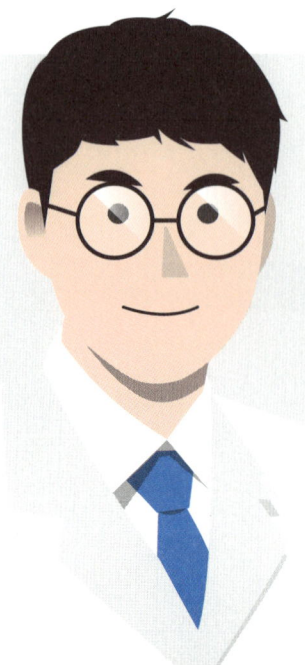

01 글루어트 커리큘럼을 잘 실천했는지 확인해 보세요!

(1 : 실천 안 함 ~ 5 : 매일 실천)

글루어트의 다양한 미션을 잘 수행했는지 점수를 매겨 보세요!

01 목표 체중 설정하기	1 2 3 4 5	
02 채소부터 먼저 먹기	1 2 3 4 5	
03 밥은 1/2공기 먹기	1 2 3 4 5	
04 영양정보 확인하기	1 2 3 4 5	
05 탄수화물에 영양소 추가하기	1 2 3 4 5	

06 고기, 생선, 달걀, 콩류 챙겨 먹기   1 2 3 4 5
07 지방과 친해지기   1 2 3 4 5
08 식단에 식초 추가하기   1 2 3 4 5
09 식후 10분 걷기 운동하기   1 2 3 4 5
10 대체 설탕으로 단맛 즐기기   1 2 3 4 5

1주차 점수합계 _____ 점   **2주차 점수합계** _____ 점

11 20분 동안 천천히 먹기   1 2 3 4 5
12 균형식으로 식사하기   1 2 3 4 5
13 식이섬유 챙겨 먹기   1 2 3 4 5
14 음료에서 당류 줄이기   1 2 3 4 5
15 당지수 낮은 간식 즐겨 먹기   1 2 3 4 5

16 정해진 시간에 식사하기   1 2 3 4 5
17 주스 대신 생과일 먹기   1 2 3 4 5
18 즐거운 마음으로 식사하기   1 2 3 4 5
19 배부르기 전에 숟가락 내려 놓기   1 2 3 4 5
20 나만의 다이어트 습관 만들기   1 2 3 4 5

3주차 점수합계 _____ 점   **4주차 점수합계** _____ 점

여러분의 점수는 몇점인가요? : 총합(   )점

~59점	60~69점	70~79점	80~89점	90~100점
지금부터 딱 한 가지 습관이라도 실천하세요!	글루어트를 조금씩 실천하세요!	조금 더 노력하면 아주 좋아요!	지금도 잘하고 있지만 조금만 더 힘내 볼까요?	글루어트를 잘 실천하고 있어요!

STEP. 02 조언 받기

02 —— 글루어트 실천 원리

혈당 조절을 통한 과학적인 체중 감량,
이제 마지막 복습을 해보겠습니다.

탄수화물을 과잉 섭취하면 혈당이 급격히 오르고,
이 혈당을 낮추기 위해 인슐린이 과도하게 분비됩니다.

인슐린은 혈당을 떨어뜨리는 호르몬이지만,
동시에 지방을 축적시키는 호르몬이기도 하죠.
즉, 인슐린은 체중을 증가시키는 호르몬입니다.

혈당 스파이크는 체중 증가를 유발합니다.
반대로 완만한 혈당은 자연스러운 체중 감량을 약속합니다.

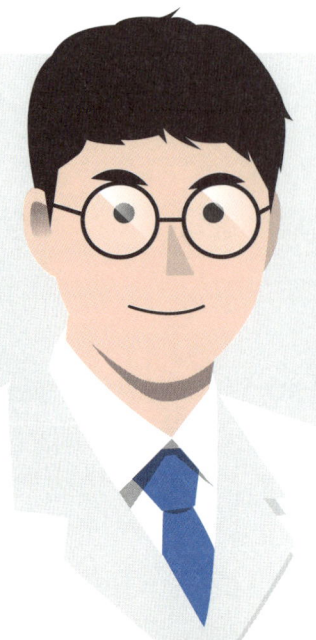

02 글루어트 커리큘럼의 원리를 **알려드릴게요!**

글루어트는 혈당 조절을 통한 과학적인 체중 감량 방법입니다.

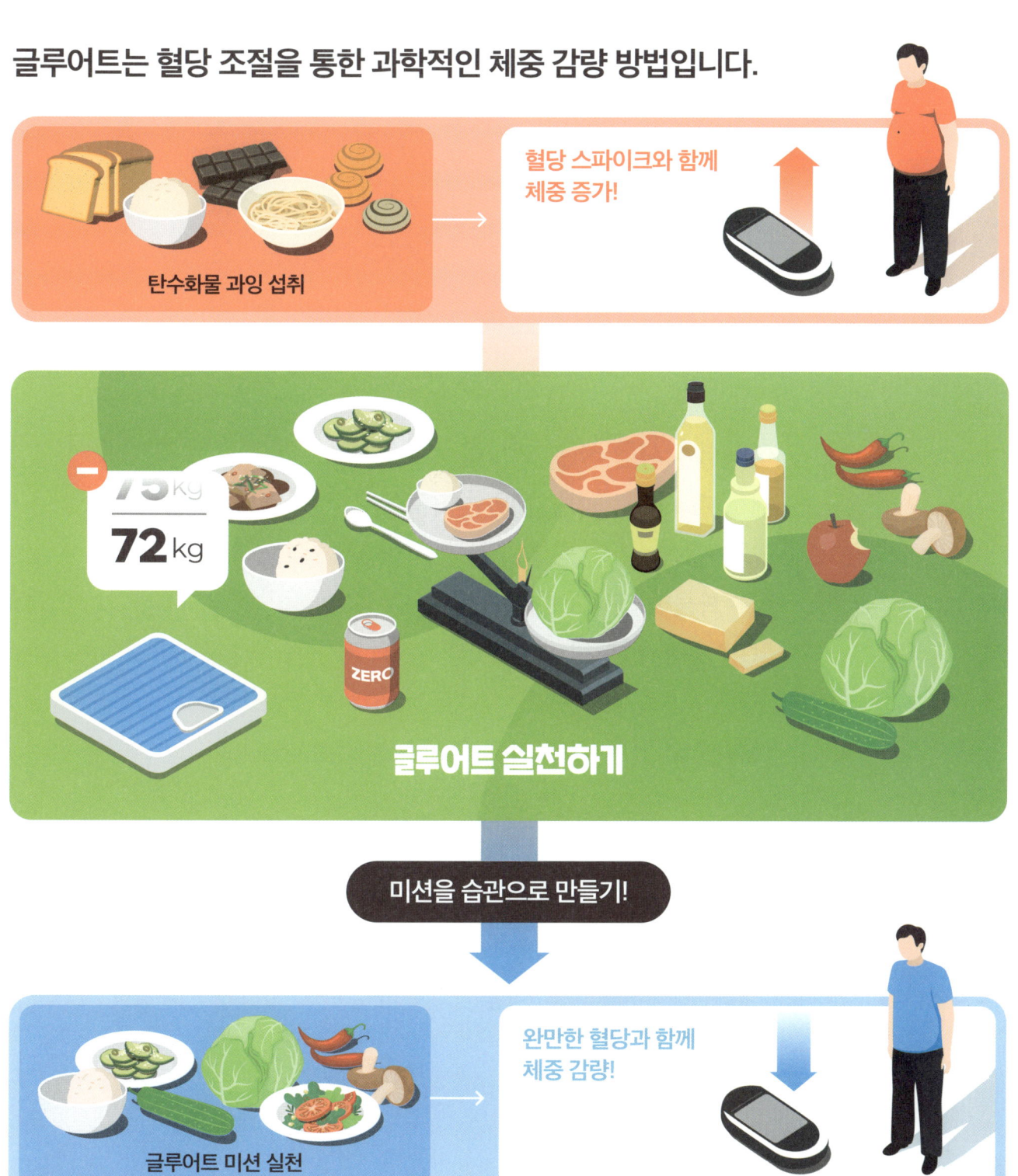

(글루어트 커리큘럼)을 직접 실천하면 다이어트를 성공할 수 있어요!

> STEP. 03   목표 설정하기

03 ── 다이어트 습관 만들기

지금까지의 건강 미션을 내 것으로 만들려면
나만의 다이어트 습관으로 만들어야 합니다.

다양한 일상에서 건강 미션을 적극 실천해 보세요.

집에서 식사를 하든, 외식을 하든
채소부터 먼저 먹을 수 있습니다.
고기, 생선, 달걀, 콩류를 챙겨 먹을 수도 있습니다.
탄수화물에 영양소를 추가할 수도 있고,
20분 동안 천천히 식사도 얼마든지 가능합니다.

실천할 수 있는 건강 미션을 계속 늘려보세요.

03 지금까지 배운 커리큘럼을 내 것으로 만들고 싶다면, '나만의 다이어트 습관 만들기'를 추천드립니다!

글루어트 미션을 다이어트 습관으로 만들어 보세요!

집에서 밥 먹을 때	외식할 때
☐	☐
☐	☐
☐	☐
☐	☐
☐	☐

간식 먹을 때	식사를 준비할 때
☐	☐
☐	☐
☐	☐
☐	☐
☐	☐

점심 식사를 할 때	단 음식이 먹고 싶을 때
☐	☐
☐	☐
☐	☐
☐	☐
☐	☐

글루어트 미션

1. 목표 체중 설정하기
2. 채소부터 먼저 먹기
3. 밥은 1/2공기 먹기
4. 영양정보 확인하기
5. 탄수화물에 영양소 추가하기
6. 고기, 생선, 달걀, 콩류 챙겨 먹기
7. 지방과 친해지기
8. 식단에 식초 추가하기
9. 식후 10분 걷기 운동하기
10. 대체 설탕으로 단맛 즐기기
11. 20분 동안 천천히 먹기
12. 균형식으로 식사하기
13. 식이섬유 챙겨 먹기
14. 음료에서 당류 줄이기
15. 당지수 낮은 간식 즐겨 먹기
16. 정해진 시간에 식사하기
17. 주스 대신 생과일 먹기
18. 즐거운 마음으로 식사하기
19. 배부르기 전에 숟가락 내려 놓기

집에서 밥 먹을 때
☑ 채소부터 먼저 먹기
☑ 균형식으로 식사하기

글루어트 미션을 바탕으로 다이어트 습관을 만들어 보세요!

STEP. 04 도움받기

04 ── 다이어트 습관 형성 TIP

나만의 다이어트 습관을
더욱 쉽게 만드는 방법을 알려드릴게요.

습관 형성에 실패했다면
좌절하지 않고 내일부터 다시 시작하세요.

건강 행동 습관의 개수가 너무 많아서
다 지킬 수 있을까 걱정할 수 있지만,
할 수 있는 것 하나부터 실천해 보세요.

혈당 수치 때문에 식사가 부담스럽고 스트레스라면,
혈당은 숫자일 뿐이니 연연하지 않고
작은 습관부터 먼저 실천해 보세요.

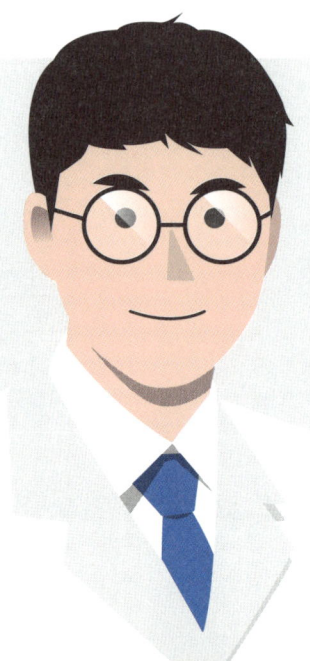

04 다이어트 습관 형성 TIP을 **알려드릴게요!**

습관 형성이 어렵다면, 다음의 TIP을 활용해 보세요!

나만의 다이어트 습관 쉽게 만들기 TIP

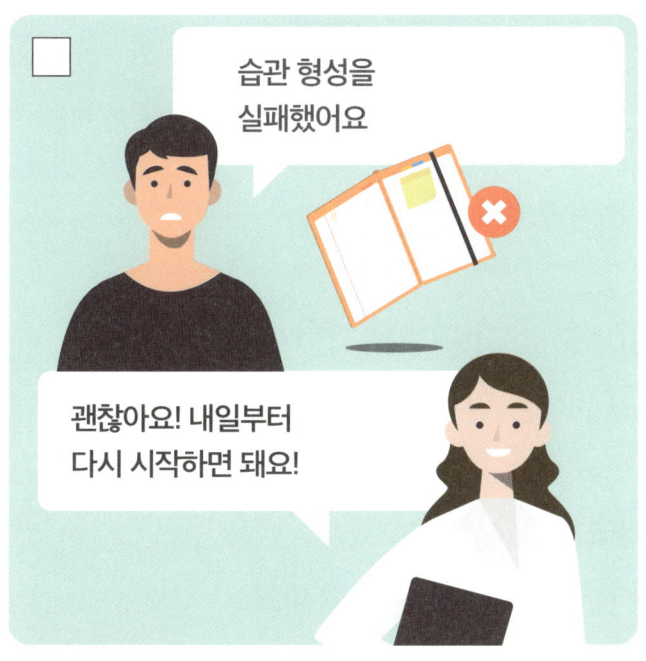
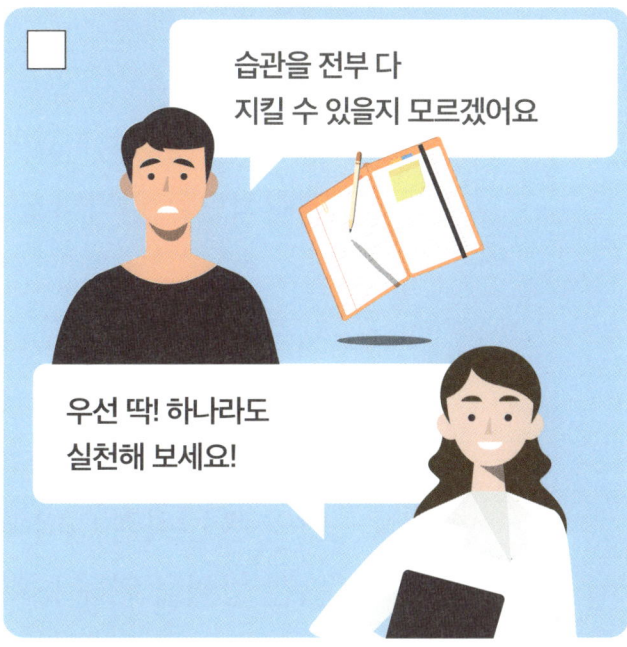
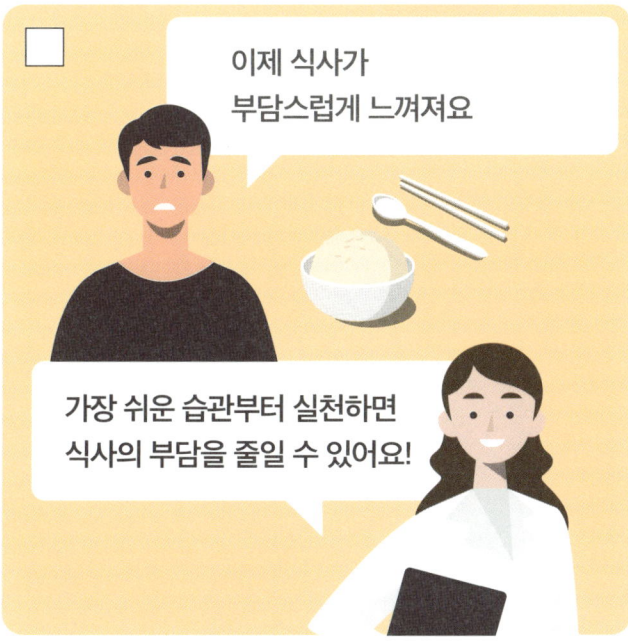
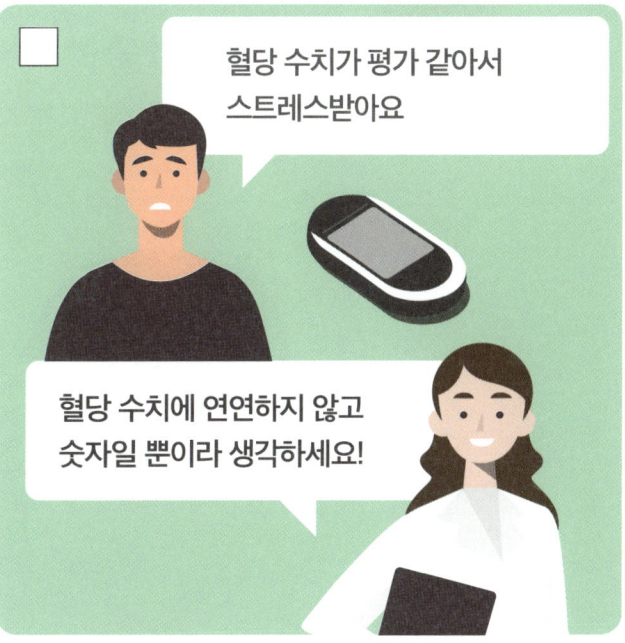

이 중 해결한 궁금증을 체크해 보세요!

STEP. 05 미션 도전하기

05 ── 전과 후 비교하기

나의 몸 상태를 있는 그대로 살펴보세요.

몸무게와 몸 상태 외에도
외형적으로 얼마나 달라졌는지 비교해 보세요.

체중이 줄지 않아도 근육이 붙고 지방이 빠지면서
옷 사이즈가 변할 수 있으니 걱정 마세요.

만약 큰 변화가 없다 하더라도 괜찮아요.
습관 형성을 위해 노력한 나 자신을 칭찬해 보세요.

혈당 관리를 통한 과학적인 체중 관리를 통해
평생 살찔 걱정 없는 여러분을 응원합니다.

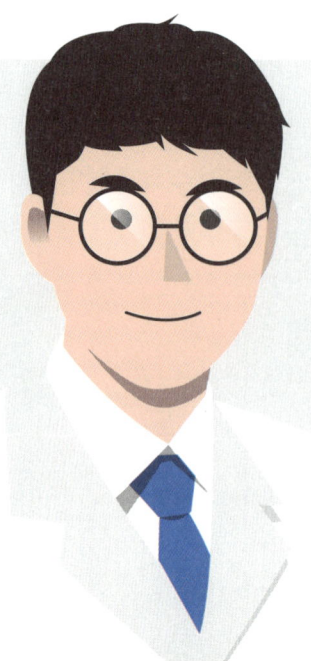

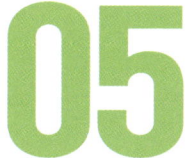

05 글루어트를 하기 전과 후를 **비교해 보세요!**

글루어트로 달라진 몸 상태를 확인해 보세요!

글루어트로 변한 나의 몸 확인하기!

다이어트 전과 후 달라진 부분이 있나요?

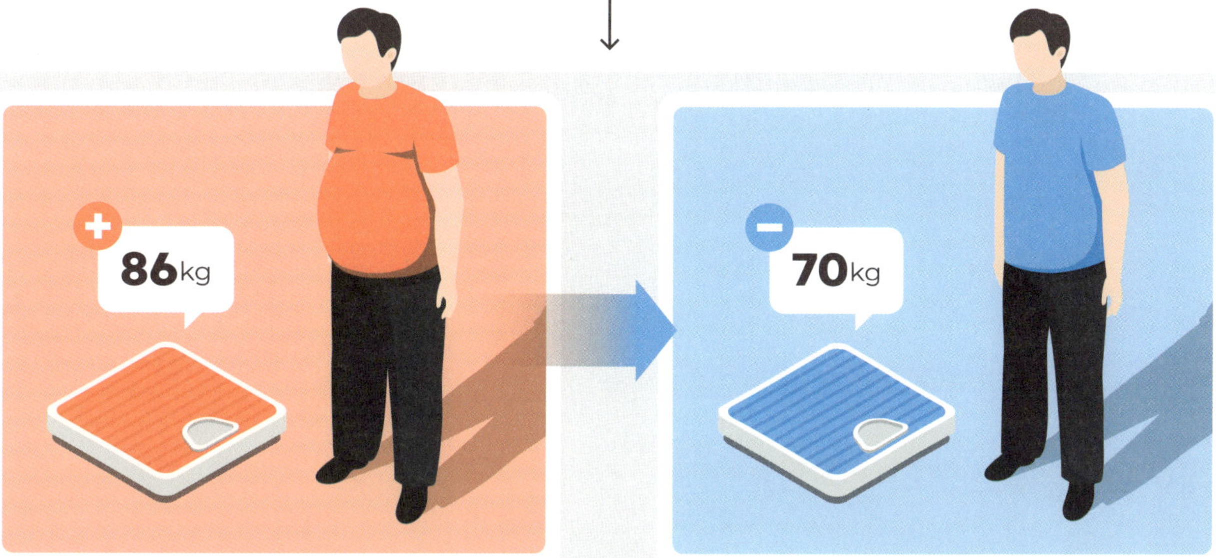

글루어트 실천 전

몸무게	(60kg)
몸 상태 변화	(몸이 찌뿌둥함)
눈바디	(복부가 부었음)
기타	(옷 사이즈 변화)

글루어트 실천 후

몸무게	(50kg)
몸 상태 변화	(아침에 개운함)
눈바디	(허리라인이 생김)
기타	(옷 사이즈 변화)

● 변화가 거의 없다고 해도 괜찮아요!
습관을 형성한 나 자신을 칭찬하세요!

전과 후의 변화를 직접 확인해 보세요!

4주차 : 글루어트 20강

이 책을 만든 사람들

글루어트 (글루코스 다이어트)

2판 1쇄 2023년 6월 13일

펴낸곳	(주)닥터다이어리
주소	서울특별시 강남구 대치동 890-8 연봉빌딩 8층 (주)닥터다이어리
전화	02-2135-2098
홈페이지	www.drdiary.co.kr

이 책을 만든 사람들	총괄	이산인군
	콘텐츠 제작 및 기획	김연수 / 박세연 / 임사라 / 김은혜
	편집·디자인	박길주
	영상 촬영 및 편집	김현민 / 양세윤

정가 26,000원
ISBN 979-11-92593-56-2

---

* 본 교재의 저작권은 (주)닥터다이어리에 있습니다.
  본 교재의 내용의 전부 또는 일부를 재사용하려면 반드시 저작권자의 서면 동의를 받아야 합니다.